现代临床
神经内科学

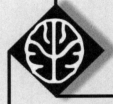

于谭方 等 主编

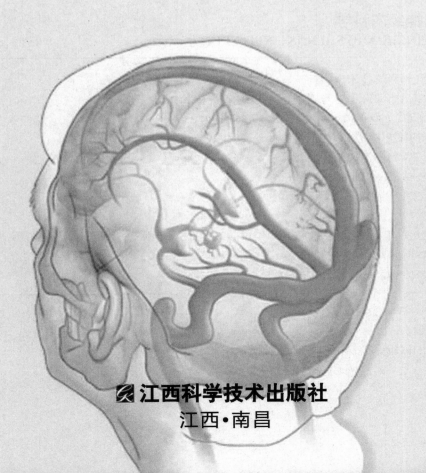

江西科学技术出版社

江西·南昌

图书在版编目（CIP）数据

现代临床神经内科学 / 于谭方等主编 . -- 南昌：
江西科学技术出版社，2020.12（2024.1 重印）
ISBN 978-7-5390-7525-9

Ⅰ . ①现… Ⅱ . ①于… Ⅲ . ①神经系统疾病－诊疗
Ⅳ . ① R741

中国版本图书馆 CIP 数据核字 (2020) 第 177581 号

选题序号：ZK2020156

责任编辑：宋涛

现代临床神经内科学
XIANDAI LINCHUANG SHENJING NEIKEXUE

于谭方 等 主编

出版发行	江西科学技术出版社
社　　址	南昌市蓼洲街 2 号附 1 号
	邮编：330009　　电话：（0791）86623491　　86639342（传真）
经　　销	全国新华书店
印　　刷	三河市华东印刷有限公司
开　　本	880mm×1230mm　　1/16
字　　数	287 千字
印　　张	9.75
版　　次	2020 年 12 月第 1 版　　2024 年 1 月第 1 版第 2 次印刷
书　　号	ISBN 978-7-5390-7525-9
定　　价	88.00 元

赣版权登字：-03-2020-335

编 委 会

获取临床医生的在线小助手

开拓医生视野
提升医学素养

微信扫码

临床科研 〉 介绍医学科研经验，提供专业理论。

医学前沿 〉 生物医学前沿知识，指明发展方向。

临床资讯 〉 整合临床医学资讯，展示医学动态。

临床笔记 〉 记录读者学习感悟，助力职业成长。

医学交流圈 〉 在线交流读书心得，精进提升自我。

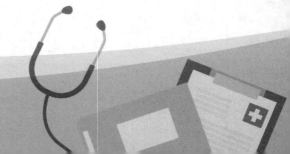

前　言

　　神经内科疾病具有高致残率的特点，该的患病率及病死率日趋升高。随着社会的发展，人们生活水平的提高，神经内科疾病引起社会及医学界的高度重视。近年来，国内外在神经系统疾病的危险因素、早期预防、早期诊断及治疗等方面有很大突破。随着国内外研究的进展日益深入，一系列治疗指南和专家建议的出台，使得神经系统疾病的诊断和治疗在国际范围内日趋规范化，特别在神经影像学、分子生物学技术飞速发展的今天，神经科学知识的更新，使许多以往难以被人认识或发现的脑部病变的早期征象得以呈现，为早期诊断与治疗提供了有利条件。鉴于对神经疾病相关认识的逐渐加深，我们特组织相关专业人员认真编写了此书。

　　本书内容包括：神经系统的结构与功能、心肺脑复苏技术、头痛、眩晕、痴呆、癫痫、脑血管疾病、神经系统感染性疾病、周围神经疾病、脱髓鞘疾病、脊髓疾病及椎体外系疾病等内容。本书在对内容的选取上，力求丰富广泛，突出重点，注重实用；在文字的表达上，力求简明扼要，通俗易懂，便于理解和记忆，希望本书能为广大临床医务人员提供微薄帮助。

　　本书在编写过程中，编者们认真总结自身多年的临床工作经验，在参阅了近年来大量国内外文献和资料的基础上，以临床为基点，认真编写本书。在编写过程中，求做到格式统一，但由于编委人员众多，写作风格不尽一致，编校水平有限，书中难免存在错误及不足之处，还望各位读者朋友给予谅解并提出意见及建议，以起到共同进步。

编　者

2020 年 12 月

目 录

第一章 神经系统的结构与功能 1
    第一节 中枢神经系统解剖结构 1
    第二节 中枢神经系统生理功能 4

第二章 心肺脑复苏技术 6
    第一节 心脏骤停 6
    第二节 脑死亡 8
    第三节 心肺脑复苏 8

第三章 头痛 13
    第一节 头痛概述 13
    第二节 偏头痛 15
    第三节 紧张性头痛 19
    第四节 丛集性头痛 22
    第五节 药物过度使用性头痛 24
    第六节 低颅压性头痛 25

第四章 眩晕 28
    第一节 眩晕概述 28
    第二节 梅尼埃病 31
    第三节 良性阵发性位置性眩晕 35
    第四节 前庭神经炎 39
    第五节 前庭性偏头痛 41
    第六节 前庭阵发症 42
    第七节 持续性姿势－知觉性头晕综合征 43
    第八节 后循环动脉疾病导致的眩晕 45

第五章 痴呆 47
    第一节 痴呆概述 47
    第二节 阿尔茨海默病 48
    第三节 额颞叶痴呆 51
    第四节 路易体痴呆 54
    第五节 血管性痴呆 56

第六章 癫痫 59
    第一节 癫痫概述 59

第二节　癫痫的分类 59
第三节　癫痫的诊断 61
第四节　癫痫的药物治疗 64
第五节　癫痫持续状态及治疗原则 68
第六节　热性惊厥的诊断及治疗 70

第七章　脑血管疾病 73
第一节　腔隙性脑梗死 73
第二节　血栓形成性脑梗死 76
第三节　脑栓塞 92

第八章　神经系统感染性疾病 96
第一节　神经系统感染性疾病概述 96
第二节　单纯疱疹病毒性脑炎 97
第三节　病毒性脑膜炎 100
第四节　结核性脑膜炎 102

第九章　周围神经疾病 107
第一节　三叉神经痛 107
第二节　舌咽神经痛 110
第三节　特发性面部神经麻痹 113
第四节　偏侧面肌痉挛 114

第十章　脱髓鞘疾病 117
第一节　视神经脊髓炎 117
第二节　急性播散性脑脊髓炎 123
第三节　渗透性脱髓鞘综合征 126
第四节　脱髓鞘性假瘤 129

第十一章　脊髓疾病 132
第一节　脊髓空洞症 132
第二节　脊髓亚急性联合变性 135

第十二章　椎体外系疾病 137
第一节　风湿性舞蹈病 137
第二节　慢性进行性舞蹈病 138
第三节　特发性震颤 143

参考文献 145

第一章　神经系统的结构与功能

脑是循环系统供血的主要靶器官之一，它由前面的左、右颈内动脉和后面的左右椎动脉 – 基底动脉共 4 条动脉组成多层次的复杂动脉网络供应血流。心脏有左右两条冠状动脉供血。每个肾脏只有一条肾动脉。

第一节　中枢神经系统解剖结构

脑血流供应来自两个动脉系统：颈内动脉系统和椎 – 基底动脉系统。

（一）颈内动脉系统（脑前循环）

每侧颈总动脉分叉为颈外动脉和颈内动脉，后者在颈部没有分支，垂直上升至颅底，穿颞骨岩部经颈动脉管抵岩骨尖，通过破裂孔入颅内，穿硬脑膜经海绵窦，依次分出眼动脉、后交通动脉、脉络膜前动脉，在视交叉两旁分为两个终支：大脑前动脉和大脑中动脉。颈内动脉系统供应额叶、颞叶、顶叶和基底节等大脑半球前 3/5 部分的血流，故又称"前循环"。

1. 脉络膜前动脉

为颈内动脉，分为大脑前、中动脉前或从大脑中动脉近端发出的大穿通支。它先发出些小穿通支供应尾状核、内囊一部分及大脑脚、外侧膝状体的一半。

2. 大脑前动脉

有人称为大脑内动脉。由颈内动脉发出后，在额叶眶面向内前方行走。有前交通动脉吻合两侧大脑前动脉。沿途发出的穿通支主要供应下丘脑、尾状核和豆状核前部以及内囊前肢。皮质支主要供应大脑半球内侧面顶枕裂以前的全部；大脑半球背外侧面的额上回、额中回上半、中央前后回的上 1/4、旁中央小叶等。

3. 大脑中动脉

实际上是大脑外动脉，是颈内动脉的直接延续，分出后进入外侧裂，发出很多细小穿通支，供应壳核、尾状核以及内囊后支前 3/5（相当锥体束通过处），这些分支称为外侧豆纹动脉，是高血压脑出血和脑梗死的好发部位。大脑中动脉主干分出许多皮质支分布于大脑半球外侧面的大部分。

（二）椎 – 基底动脉系统（脑后循环）

主要供应脑后部 2/5 的血流，包括脑干、小脑、大脑半球后部以及部分间脑，故又称后循环。

1. 椎动脉

由锁骨下动脉发出，通过上部 6 个颈椎横突孔，在寰枕关节后方成环状，经枕骨大孔入颅后，两侧椎动脉立即发出分支组成脊髓前动脉。椎动脉发出长旋支小脑后下动脉，供延髓后外侧和小脑半球下部。其短旋支和旁中央支供应延髓其余部分。

2. 基底动脉

两侧椎动脉逐渐向中线靠近，合成一条基底动脉，两侧发出多支旁中央支，供应中脑、脑桥，主干延伸至脑桥上缘水平，分叉成为左右大脑后动脉。

3. 大脑后动脉

围绕大脑脚和小脑幕切迹水平的中脑，两侧大脑后动脉向上呈环状，并发出多支丘脑穿通支、丘脑膝状体穿通支和脉络膜后、内动脉。其他穿通支供应丘脑结节、前乳头体和邻近的间脑结构。两大动脉系统分支大体分为两类：①穿通支又称深支或中央支、旁中央支，主要由脑底动脉环，大脑中动脉近侧段及基底动脉等大分支直接发出，随即垂直穿入脑实质，供应间脑、纹状体、内囊和脑干基底部的中线两侧结构。②皮质支或旋支，这类分支在脑的、腹面绕过外侧至背面，行程较长，主要供应大脑半皮质及皮质下白质与脑干的背外侧。供应壳核、丘脑、内囊部分的中央支及供应脑桥的旁中央支是高血压性脑出血和脑梗死的好发部位。

（三）脑动脉的侧支循环网络

1. 脑底动脉环（Willis 环）

颈内动脉系统与椎 – 基底动脉系统是两个独立的供血系实际上彼此存在广泛的侧支循环，其中最重要的是脑底动脉环（Willis 环）。两侧大脑前动脉由一短的前交通动脉互相连接：两侧颈内动脉和大脑后动脉各由一后交通动脉连接起来，共同组成脑底动脉环。在正常情况下，组成环的各动脉内血流方向一定，相互并不混合，只是在某动脉近端血流受阻，环内各动脉间出现压力差时，脑底动脉环才发挥其侧支循环作用。因此，要认识单支脑动脉闭塞可能出现什么症状，就必须了解脑底动脉环的状况。脑底动脉环可发生多种先天变异，有可能使侧支循环不能迅速、有效地发挥作用。这是脑梗死发生的重要影响因素之一。据统计该环完整者仅 50% 左右。有报道，死于非脑梗死疾病的病人，正常环为 52%，而脑梗死病人只有 33%。另有人报道，此环的异常发生率达 79%。

此环最异常的为颈内动脉发出的后交通动脉细小及大脑后动脉由颈内动脉分出。在一组未经选择的尸检中，后交通动脉直径小于 1 mm 的为 32%；大脑后动脉的一侧或两侧由颈内动脉发出的为 30%，其他常见的异常有前交通动脉发育不全，占 29%，前交通动脉增为 2 支的占 33%。颈内动脉与前交通动脉间的大脑前动脉仅为一细支的为 13%。在一组脑梗死病人中，后交通动脉直径小于 1 mm 的占 38%，而没有梗死的占 22%，大脑后动脉起自于颈内动脉的占 29%，而正常的为 15%。在另一组报道中，脑梗死细小后交通动脉的为 59%，较非脑梗死病人（39%）多得多，无一侧或两侧后交通动脉或仅留残迹者，高达 15%；大脑前动脉融为单支或分成 3 支达 12%；有 15% 人的大脑后动脉来自前循环颈内动脉系统而非来自后循环。

2. 其他侧支循环

除脑底动脉环外，还存在其他部位的脑动脉吻合，可以起侧支循环作用。①在大脑表面大脑前、中、后动脉皮质支之间彼此交通，密如蛛网；②颈内、外动脉围绕眼、耳、鼻的深浅分支互相吻合；③大脑动脉皮质支与脑膜动脉（颈外动脉分支）分支也存在丰富的侧支吻合，当颈内动脉狭窄或闭塞时可起重要作用；④中央支（穿通支）常被认为是终末动脉。其实可以通过各支形成的毛细血管相互吻合。

前、后循环分水岭在皮质位于顶、颞、枕交界处，在深部则在丘脑水平。侧支循环开放的有效性除取决于其结构是否完整外，还取决于当时两端的血压差和主血管闭塞的速度，从狭窄发展至闭塞慢，侧支循环代偿功能越完全，甚至完全代偿血流供应而无任何脑缺血的临床症状。

（四）脑毛细血管网络

实际上，脑动脉小穿通支在脑组织内越分越细，直至形成毛细血管。虽然脑组织内的小穿通动脉很少有直接吻合，但毛细血管间却相互吻合连续交织成网。没有一个神经细胞能远离供应它的毛细血管。从形态学上看，脑毛细血管 85% 的表面积都被星形胶质细胞的终足所包绕，神经元和毛细血管形成完全的神经胶质鞘。同一胶质细胞的一些终足与毛细血管壁接触，另一些则与神经元相接触。平均每立方毫米的灰质具有 1 000 mm 毛细血管，营养 – 立方毫米容积内的 100 000 个神经元。说明完善、精密的脑循环网络能保证神经组织获得充足的血流供应。

总之，脑血管系统就解剖学上说，一方面，通过长期的进化，形成了十分有效的多层次的血流供应网络和缺血代偿保障机制，有些人一侧颈内动脉或大脑中动脉完全闭塞可以全无症状。另一方面，脑血管的先天变异或发育不良相当常见，侧支循环开放的可能性和有效程度因人而异，这使得有时仅从临床症状来确定那条血管受损是非常困难的。如一侧椎动脉闭塞后至少可发生从枕叶皮质到延髓七个水平的大小不同的梗死灶，可单独或同时出现。

另外，长期高血压脑内小动脉硬化及造成的微血管稀疏对脑组织内外侧支循环的影响与腔隙性脑梗死和白质疏松的关系，还缺乏研究和重视。

因此，我们若要对颅内外动脉的局部狭窄和闭塞的介入治疗，必须全面评估 Willis 环和颅内、外侧支循环的完整性、有效性，避免劳而无功，甚至诱发新的卒中。

（五）脑动脉横向结构

颅内动脉如大脑中、前、后动脉，基底动脉及它们的脑外主要分支，属中等肌性动脉，也由内、中、外膜构成，但与相同口径的颅外动脉相比，内膜相似，中、外膜则明显薄弱。

内膜：由一层内皮细胞和内弹力膜组成。内皮为扁平细胞，与动脉长轴平行。内弹力膜为均匀基质，较厚的内弹力膜可缓冲血流对动脉壁的冲击。

中膜：由 10～12 层平滑肌环组成，肌纤维呈轻螺旋形排列，平滑肌间散在少量弹力纤维和胶原纤维。微动脉中膜只有 1～2 层平滑肌。

外膜：由结缔组织、神经纤维和滋养血管组成。结缔组织中以网状纤维和胶原纤维为主，弹力纤维稀少，没有外弹力膜。神经纤维网位于外膜下、中膜上。但神经末梢并不连接中膜平滑肌，而分泌神经递质。包括肾上腺素能、胆碱能和肽能神经纤维。

脑实质内小动脉缺乏外膜，而由蛛网膜延伸的血管周围膜代替。

总之，脑动脉的横向结构特点是内弹力膜较厚，中、外膜较薄，弹力纤维减少，没有外弹力膜。因而脑动脉搏动较少。

（六）脑血管的神经支配

脑血管有丰富的自主神经支配，包括肾上腺素能神经、胆碱能神经和肽能神经。在支配脑血管的神经纤维中已经发现 10 多种神经递质。除经典的去甲肾上腺素、乙酰胆碱和 5-羟色胺（5-HT）外，还有多种神经肽，包括血管活性肠肽（VIP）、神经肽 Y（NPY）、降钙素基因相关肽（CGRP）等。

脑血管有丰富的肾上腺素能神经，颈内动脉、大脑中动脉、前动脉、后动脉和后交通动脉分布更为致密。神经纤维呈节段性走入动脉外膜，组成网络。一般认为颈内动脉系的肾上腺素能神经来源于同侧颈上节，椎动脉系的来自同侧星状节。肾上腺素能神经可收缩动脉参与调控血压变化时脑血流量。含 5-HT 的神经属肾上腺素能性质，5-HT 可能不是由神经细胞本身合成，而是从周围基质中摄取的。中缝核群释放的 5-HT，部分进入脑脊液，很快被血管周围的神经摄取。5-HT 作用其受体引起脑动脉收缩，并能增强去甲肾上腺素的缩血管能力。

脑血管胆碱能神经范围与肾上腺素能神经类似。主要来源于三叉神经的蝶腭节和耳节。可引起脑血管舒张，增加血流量。

肽能神经中含 VIP 神经在软脑膜中呈螺旋形走行，纤维主要起源于蝶腭神经节和颈内动脉小神经节等处，分布于同侧脑底动脉环的前部及其分支。VIP 能使动脉呈浓度依赖性舒张。

含 NPY 神经可与肾上腺素共存于交感神经中，也可与 VIP 共存于非肾上腺素能轴突中，它们对脑血管的作用可能是打开神经肌肉接头突触后膜上的钙离子通道来诱导血管收缩反应。

含 SP 神经较纤细，呈网状分布于脑血管周围，可与多种经典递质和多肽共存，可起源于三叉神经节和颈内动脉小神经节，分别分布于前、后部血管。SP 是脑动脉扩张剂。支配脑血管及周同硬脑膜的三叉神经感觉纤维，与多种头痛有关，尤其与偏头痛。

分布在脑底动脉环及其分支的含 CCRP 神经呈网状或螺旋形走行，多来自三叉神经眼支和上颌支，分布在椎-基动脉者多起源于第 1、2、3 颈神经后根节。CGRP 是更为强烈的血管扩张剂，可直接作用于血管平滑肌而引起动脉扩张。

第二节　中枢神经系统生理功能

脑与其他器官一样，为了维持正常的功能，必须从血流供应中获得其代谢所需的氧气、葡萄糖和营养物质，运走二氧化碳和代谢产物。脑是高级神经中枢，是人体最重要器官，血液供应十分丰富，脑重量只占体重的 2% ~ 3%，安静时心脏每搏排出量的 1/5 进入脑。人脑组织利用了全身氧耗量的 20% ~ 25%，葡萄糖的 25%。脑组织的氧、葡萄糖和糖原贮备甚微，一旦完全阻断血流，6 s 内神经元代谢受影响，10 ~ 15 s 内意识丧失，2 min 脑电活动停止，几分钟内能量代谢和离子平衡紊乱，这样持续 5 ~ 10 min 以上，细胞就发生不可逆损害。可见，脑血流供应正常是脑功能正常和结构完整的首要条件。而正如上一节所述，脑循环网络又受自主神经网络支配、调控。按复杂网络理论，脑循环网络与脑神经网络构成典型的复杂的相依网络（interdependent networks）。

（一）正常脑血流量

正常每分钟约有 750 mL 血液通过脑，其中 220 ~ 225 mL 由基底动脉流入，其余流经颈内动脉。成年人平均脑血流量为 55 毫升（mL）/100 克（g）脑组织 / 分（min）。实际脑血流分布并不均匀，白质脑血流量为 14 ~ 25 mL/（100 g·min）；大脑皮质为 77 ~ 138 mL/（100 g·min）。脑血流量还随体位、活动、年龄而变化。

（二）影响脑血流量的主要因素

通过脑动脉的血流量（CBF）是由脑的有效灌流压和脑血管阻力（r）所决定。有效灌流压为平均动脉压（MAP）和颅内压（ICP）之差。正常情况下，颅内压约等于颈内静脉压为 0。平均动脉压等于（舒张压 + 1/3 脉压，或 1/3 收缩压 + 2/3 舒张压），以公式表示：CBF =（MAP–ICP）/R，又按照泊肃叶定律即：$R = 8\eta \cdot L/\pi r^4$，故 CBF =（MAP–ICP）$\cdot \pi r^4/8\eta \cdot L$。

可见，脑动脉血流量最主要的影响因素是血管口径，它与 CBF 是 4 次方的正相关；其次是平均动脉压和颅内压，次要影响因素为血黏度。平均动脉压主要取决于心脏功能和体循环血压；血管口径则主要取决于神经、体液因素调控下血管壁本身的舒缩功能。在正常血流速度下，血黏度可视为常量。这一公式是我们理解脑血管疾病发病机制的理论基础。当然，心脏功能和血压的维持还要有稳定的循环血容量保证。

（三）脑血流量的调控

正常情况下，平均动脉压在 60 ~ 160 mmHg（8 ~ 21.3 kPa）范围内变化时，可以通过改变血管口径（舒张或收缩）来代偿，使脑血流量保持不变，这种作用称为脑血流的自动调节功能。平均动脉压下降至 60 mmHg 时，血管舒张已达最大限度，再降低，脑血流量减少，这个血压临界值称为自动调节的下限；平均动脉压升至 160 mHg 时，血管收缩已达最大限度，再升高，脑血流量增加，这个血压临界值称为自动调节的上限。慢性高血压患者，由于血管壁硬化，舒缩功能差，自动调节的上下限都高于正常人，较能耐受高血压，不能耐受低血压（图 1-1）。

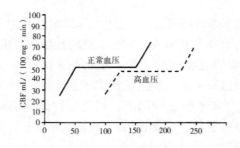

图 1-1　脑血流量与 MAP

当平均动脉压在 50 ~ 150 mmHg 范围变动时，脑自动调节功能可维持脑血流量相对不变。在慢性高血压患者，整条曲线右移

脑自动调节功能包括压力自动调节和代谢自动调节。两者都是通过调控脑内阻力小动脉的口径实现的。压力自动调节是，当脑灌注压高时，阻力小动脉中膜平滑肌收缩，口径缩小，阻力增大，使血流量减少，维持原来的脑血流量不变。反之，脑灌注压降低时，小动脉平滑肌舒张，平均动脉压（MAP）CBF＝脑血流量；mL/（100 g·min）＝毫升血/100 克脑/每分钟口径增大，阻力减少，足以代偿因灌注压下降可能引起的血流量减少。代谢自动调节同样，当脑代谢增高时，脑组织氧利用增加，CO_2乳酸、组胺等代谢产物的堆积和腺苷增多，引起小动脉舒张，阻力减少，血流增多，以利于尽快带走代谢产物。反之，脑小动脉收缩，脑血流减少。压力自动调节使体循环血压大幅波动时，仍能保持脑有效灌注。代谢自动调节对脑血流量的脑内合理分配有重要作用。它们都是复杂的生理过程，并有非常复杂的调控机制。

正常脑循环还能在血氧分压（PaO_2）和二氧化碳分压（$PaCO_2$）明显变化时，通过血管舒缩调节，维持脑血流量不变，这一作用有人称为脑血管运动调节（vasomotor control）。

吸入氧（85%～100%）可引起脑微动脉收缩，脑血流下降。PaO_2超过 18.6 kPa（140 mmHg）时，脑血管开始收缩，脑血流量与脑血容量减少，颅内压也随之下降。故临床上常用过度换气，提高 PaO_2来治疗颅内高压症。当 PaO_2低于 8 kPa（60 mmHg）时，脑血管开始扩张，脑血流量增多，颅内压也随之升高。这是高原低气压、低 PaO_2致高山反应或高山病的原因。

CO_2吸入可增加脑血流量，$PaCO_2$平均正常值为 5.3 kPa（40 mmHg），每升高 0.13 kPa（1 mmHg），可增加脑血流量3%。$PaCO_2$超过 9.3 kPa（70 mmHg）时，脑血管自动调节功能就可丧失。

当脑血管极大扩张，即脑血管容量（CBV）也相应极大增加，仍不能保证有足够时，脑组织还有另一个代偿机制：随着脑血流减慢，脑血流通过时间延长，增加了脑组织对血氧的吸收，即提高氧摄取分数（OEF）。此时，脑氧代谢率（$CMRO_2$）以及脑葡萄糖代谢率（CM-Rglu）维持不变，脑组织的结构与功能还保持正常。

第二章 心肺脑复苏技术

第一节 心脏骤停

一、心脏骤停的分类

心脏骤停时，虽然心脏丧失了泵血功能，但并非心电和心脏活动完全停止。依据心电图表现，心脏骤停可分为：①心室颤动（ECG 示 QRS 波群消失，代之以不规则的连续的、每分钟 200～400 次的室颤波）。②电－机械分离（缓慢而无效的心室自主心律，ECG 示间断出现的、宽而畸形，低振幅的 ORS 波群，每分钟 20～30 次以下）。③心室停搏（ECC 示直线无心室波或仅可见心房波）。心脏骤停分心源性心脏骤停和非心源性心脏骤停。

（一）心源性心脏骤停

心血管疾病是心源性心脏骤停最常见且最重要的原因。其中以冠心病最常见，特别是急性心肌梗死的早期，约占 80%。

（二）非心源性心脏骤停

1. 电解质和酸碱平衡失调

高钾血症（>6.5 mmol/L）时，可抑制心肌收缩力和心脏自律性，引起心室内传导阻滞，心室自主心律或缓慢的心室颤动而发生心脏骤停；低钾血症时可引起多源性室性期前收缩，反复发作的短阵室性心动过速、心室扑动和室颤，均可导致心脏骤停。低钠和低钙可加重高钾血症的影响。如伴有低钙血症的肾功能不全的患者，更易发生心脏骤停。酸中毒时，细胞内钾外移，加重高钾血症，严重的高钙血症可导致房室和室内传导阻滞，室性心律失常以致发生室颤；严重的高镁血症也可引起心脏骤停；低镁血症可加重低钾血症。

2. 呼吸停止

各种原因引起的呼吸停止，气体交换中断，心肌和全身器官组织严重缺氧，可致心脏骤停。

3. 药物中毒和变态反应

锑剂、洋地黄类、氯喹、奎尼丁等抗快速性心律失常药物的毒性反应；混合不均并快速注射心得安、利多卡因、苯妥英钠、异搏定、氨茶碱或氯化钙时；青霉素、链霉素和血清制品等猝发变态反应均可致心脏骤停。

4. 手术治疗

操作和麻醉意外可致心脏骤停

5. 突然意外事件

如雷击、溺水等。

二、病理生理

心脏骤停后主要病理生理改变是缺氧，迷走神经张力增高，酸碱与水电解质失调。心脏骤停后，体内立刻发生酸碱度和水电解质的急剧变化，细胞内酸中毒，细胞外钾浓度增高，自由基增多，细胞膜功能障碍，钙内流增加，最终发生线粒体和溶酶体破裂，细胞死亡和自溶，进入生物学死亡阶段。

人体内各组织对缺氧的耐受性不同：最敏感的是中枢神经系统（尤其是大脑），循环停止 8 ～ 10 min 内，即可导致脑细胞的不可逆性损伤，受累部位依次是脑干、基底神经节、丘脑和皮质。其次是心脏，心脏在缺氧、酸中毒的情况下，心肌收缩力严重受到抑制，处于弛缓状态，周围血管张力减低，两者对儿茶酚胺的反应性大为减弱，最终心肌细胞停止收缩。再次是肝脏和肾脏，肝脏在心脏骤停后首先发生肝小叶中心坏死，肾脏则产生肾小管坏死而致急性肾衰竭。如心脏骤停后抢救不及时，脑、心、肾等重要脏器的缺氧性损害变为不可逆时，便失去了抢救机会。故心脏骤停的抢救必须争分夺秒。

心脏性猝死（SCD）是指由于心脏原因意外地引起猝然死亡。世界卫生组织推荐定义为发病 6 h 内的死亡为猝死，但多数心脏病学者主张 1 h 内的死亡为猝死。

三、临床表现

心脏骤停造成血液循环停止，由于脑组织对缺氧最敏感，临床立即出现循环系统和神经系统的症状。

（一）先兆征象

1. 病情危重

特别是低心排出量状态者，如急性心肌梗死、大出血或急性肺栓塞。

2. 神经系统体征

神志不清，叹息样呼吸，瞳孔散大等严重脑缺血、缺氧表现。

3. 心律失常

常出现室性期前收缩，室性心动过速，心动过缓，房室传导阻滞等。

（二）典型临床表现

1. 心音消失。

2. 脉搏触不到，血压测不到。

3. 意识突然丧失或伴有短阵抽搐，常为全身性，持续时间不等，多发生于心脏停搏 10 s 内，有时伴眼球偏斜。

4. 呼吸断续，呈叹息样，随后停止，多发生于心脏停搏后 20 ～ 30 s 内。

5. 意识丧失，深度昏迷，多发生于心脏停搏后 30 s 后。

6. 瞳孔散大，多在心脏停搏后 30 ～ 60 s 内。在完全性房室传导阻滞或病窦综合征患者中，可反复发作短暂的心脏骤停，称为阿－斯综合征（心源性脑缺氧综合征），有自限性，多在 1 ～ 2 min 内恢复，如持续时间长，超过 4 ～ 6 min，可致严重的脑缺氧性损害或死亡。

四、诊断标准

（1）意识突然丧失。

（2）大动脉搏动消失，如颈动脉、股动脉。

一般以一手拍喊患者断定意识是否存在，同时另一手触其大动脉以了解有无搏动，若两者均消失，即可肯定心脏骤停的诊断，立即心肺复苏。

成人心尖搏动和心音消失，血压测不到也未必都是心脏骤停。故怀疑心脏骤停的患者反复听诊心音或测血压是徒劳之举，只能延误复苏进行。另外，瞳孔改变亦不能视为心脏骤停的可靠依据。

第二节 脑死亡

脑死亡的前提条件：①原发性脑器质性障碍；颅脑损伤、脑血管障碍（脑卒中）和颅内占位病变；自主呼吸停止；深昏迷。②原发病因已确诊，已进行全部合适的治疗，但因病变的性质患者已不可能恢复生命。

脑死亡：又称过度昏迷或不可逆性昏迷，是颅内结构的最严重损伤，一旦发生，即意味着生命终止。许多国家制定出脑死亡的诊断标准，归纳起来如下：①自主呼吸停止，表现为至少需进行 15 min 的人工呼吸后仍无自主呼吸。②深度昏迷：患者意识完全丧失，对一切刺激全无知觉，也不引起运动反应，GGS 评分 3 分。③脑干反射消失（眼脑反射、眼前庭反射、光反射、角膜反射、吞咽反射、瞬目反射、呕吐反射等均消失）。④脑生物电活动消失：EEG 呈电静止，AEP 的各波消失。如有脑生物电活动可否定脑死亡诊断，像中毒等疾患时 EEG 可呈直线而不一定是脑死亡。上述条件经 6 ~ 12 h 观察和重复检查仍无变化，即可诊断。

在没有脑血管造影和脑电图的条件下，没有人工呼吸机进行抢救时，一般可根据心跳和呼吸永久性停止来诊断脑死亡。因临床已证明，心跳和呼吸不可逆性停止如不做抢救，很快就会导致全脑功能永久性丧失。

脑死亡应除外的病例：① 6 岁以下的儿童。②急性药物中毒。③低体温，直肠温度在 32℃ 以下。④代谢内分泌系统障碍、肝性脑病、尿毒症或高渗性昏迷等。

第三节 心肺脑复苏

无论是何种原因引起心脏骤停或心脏性猝死，一旦发现患者心跳、呼吸停止，应立即采取心肺脑复苏。复苏成功的关键在于时间。规范化的复苏一般分为 3 个阶段，9 个程序。

3 个阶段：

一期复苏：支持基础生命活动，即基础复苏（BLS）。

二期复苏：进一步支持生命活动，即高级复苏（ALS）。

三期复苏：心搏恢复后的处理即脑复苏（PLS）。

9 个程序：

A. 畅通气道（Airway）；B. 人工呼吸（Breathing）；C. 人工循环（Circulation）；D. 药物治疗（Drug）；E. 心电监护（Electrocardiogrph）；F. 除颤（Fibrillation treatment）；G. 评价，检测（Gauge）；H. 低温（Hypothermia）；I. 重症监护（Intensive）。

一、一期复苏

即基础复苏（BLS），目的在于建立有效氧合血液循环，维持脑部氧合及血供，维持基础生命活动，为进一步复苏处理创造条件。此期关键是争分夺秒地规范化地施行畅通气道、人工呼吸、人工循环三部曲。

确定患者需要复苏时，首先呼唤及轻摇患者，以判断其知觉程度，使患者仰卧平放，紧急呼救。

（一）畅通气道

意识丧失患者，常因舌后坠和异物堵塞气道，故首先要畅通气道。

1. 仰头抬颏法

食指和中指托起下颏，使下颏前移，舌根离开咽喉后壁，气道即可通畅。此法简单易行，效果好。

2. 仰头抬颈法

一手置于额部使头后仰，另一手抬举后颈，打开气道。

3. 对疑有颈部损伤者

仅托下颏，以免损伤颈髓。

4. 如有异物

需迅速清除，或在其背后猛击一下；如仍无效，则采用 HeimLich 动作。

（二）人工呼吸

1. 畅通气道后

通过一看（胸部有无呼吸动作）、二听（把耳放在患者口和鼻上有无呼吸音）、三感觉（将面部靠近口鼻以感觉有无气流）同时进行，判断有无自主呼吸。

2. 人工呼吸

①口对口人工呼吸。②口对鼻人工呼吸。进行人工呼吸时，应注意观察患者胸壁的起伏，呼吸道的阻力和间歇有无呼气。在开始复苏时，应予连续 2 次吹气，使呼吸道内维持正压，使肺膨胀。吹气时间 1 ~ 1.5 s，间歇 1.5 s。在单人复苏时，按压和通气比为 15/2，双人时为 5/1。在进行人工呼吸时，常可致胃胀气，使横膈抬高，肺容量减少，并可发生胃内容物反流（气管插管时可避免发生），严重胀气者需使胃内气体排出后再进行。③咽气管通气道（PTL）：该通气道由一长一短 2 个组合在一起的导管和 2 个一近一远能同时充气的气囊组成。在急救时，可盲目插入，如进入气管导管充气后通过长的导管即可进行人工呼吸；若插到食管充气后远端气囊将食管堵塞，近端气囊将口鼻部堵塞，通过短的导管进行人工呼吸。④食管气管联合导管：为了尽快进行人工呼吸，在急救时可先插入食管气管联合导管，该管由 2 个腔和 2 个气囊组成。急救时可盲目插入，如进入气管，充气后即可进行人工呼吸；若插入食管，2 个气囊充气后将食管堵塞，人工呼吸时，可通过另一孔进入气管进行有效通气。同时也可防止胃内容物反流而致误吸。⑤喉罩（LMK）：插入较容易，气囊充气后，将咽部密闭，可以进行通气；或经喉罩置入气管导管。CPR 中使用喉罩尚需进一步研究。⑥面罩通气和气管插管：患者一旦发生呼吸心跳停止，应立即进行面罩通气，同时准备气管插管。

（三）人工循环

人工胸外按压是建立人工循环的主要方法。

1. 判断有无脉搏（检查颈动脉或股动脉有无搏动）

如无搏动则进行胸外按压。

2. 人工胸外心脏按压

①水平位，头部不应高于心脏水平，否则由于重力作用而影响脑血流。下肢可抬高，以促进血液回流和加强人工循环。②左手与患者长轴方向平行置于胸骨前方，掌根相当于胸骨中下 1/3（剑突上 2 cm），右手掌根重叠其上，双肘关节伸直，自背肩部直接向前臂掌根加压，使胸骨下端下陷 4 ~ 5 cm。按压后迅速放松，使胸廓复原，胸腔内压下降，血液回流（胸腔压力的改变，改善全身血流量）。平均80 ~ 100 次 /min，规律地、均匀地、不间断（在开始 8 ~ 10 次按压期间心排出量呈累积增加，故短暂的中断也是有害的）地进行。按压与放松时间比为 1 : 1，脑及心脏灌注较好。③并发症：按压不当，可发生骨折、血气胸、肺挫伤、肝脾破裂和脂肪栓塞等。④按压有效的判断标准：可触及大动脉搏动；收缩压可达 11.6 ~ 13.3 kPa；唇、皮肤变红；已散大的瞳孔缩小，睫毛反射存在；恢复自主呼吸；肌张力增加，患者挣扎。

有人主张在胸外按压前先心前区叩击，认为通过机械 – 电转换产生 – 低能电流而中止异位心律的折返通路。但实验证明，心前区叩击可能使有些室性心动过速中止，但也可使之转为更严重的室扑或室颤，而对室颤和心室停顿无效；它又不具有胸外心脏按压推动血流的作用，故不主张作为心脏复苏抢救的常规措施。此法只在有心电监护和备有除颤器的条件下试用。

3. 气动 CPR 背心

为机械胸外按压器，完全是根据胸泵机制设计的，能提供更适当按压频率、力量和时间，并节约急救者体力。

4. 插入式腹部反搏术（简称 IAC-CPR）

插入式腹部反搏术是在胸外心脏按压的舒张期进行腹部按压，可增加主动脉张力和冠状动脉灌注压，增加静脉回流和强化胸泵机制。

5. 主动加压 – 减压 CPR

是应用负压吸引技术，提起胸部和胸骨，使胸腔主动减压，增加静脉血回流，改善血流动力学状态。可增加复苏成功率，但存活率无区别。

二、二期复苏

即高级复苏（ALS），进一步支持心脏生命活动，包括进一步维持有效的换气和人工循环，建立液路，复苏药物应用，心电监测和心律失常（除颤）治疗以及增加心排血量和维持血压。

（一）进一步维持有效的换气和循环

面罩或气管插管给氧，人工简易呼吸器或呼吸机人工呼吸。及早气管插管可以保证气道通畅和高浓度氧进入肺组织，是十分重要的复苏措施。开胸心脏挤压指征：①胸廓或脊椎畸形，或其他原因所致心脏移位。②某些心脏病变如室壁瘤、心房黏液瘤、严重二尖瓣狭窄、心肌撕裂或穿孔、人工瓣膜置换术后或心包填塞等。③某些胸部病变，如严重肺气肿、气胸、血胸和胸部挤压伤等。④发生于手术过程或妊娠后期的心脏骤停。

（二）建立静脉液路

为给予必要的液体和药物，应尽早建立静脉液路，这是高级复苏阶段的重要措施。循环骤停后皮下或肌肉注射均不能奏效，也可采用气管内给药。实验证明，心内、静脉、气管内给药效果相似。心内注射只有在静脉通道和气管插管未能建立的情况下作为应急措施。因心内注射易误伤冠状动脉而导致破裂、出血、心包填塞或气胸等；心内注射常干扰胸外心脏按压和人工呼吸的正常进行而影响 CPCR 效果。

（三）药物治疗

1. 静脉输液

5% 葡萄糖可用，推荐用生理盐水或林格氏液；扩充血容量宜用胶体液如全血、代血浆等，但对于没有血容量减少指征的心脏骤停患者不主张扩容，因其结果可致脑和冠脉循环中的血流减少。

2. 抗心律失常药

利多卡因：是治疗室性心律失常的首选药物。用药指征：①室早频发 > 6 次 /min。②成对的、多形性、2 个或更多的连续的短阵发作。③ RonT。④室性心动过速。⑤除颤及注射肾上腺素无效的室颤，为改善电治疗的效果而试用。用法：心脏停搏时，开始需一次静推 1.0 ~ 1.5 mg/kg，5 ~ 10 min 可追加静推 0.5 ~ 1.5 mg/kg，总剂量可达 3 mg/kg。复苏成功后，予 2 ~ 4 mg/min 维持。24 h 后剂量减少，否则易引起中毒反应。

普鲁卡因：与利多卡因一样抑制室早。用于利多卡因有禁忌或无效的次选药。用法：每次 50 mg，5 min 后可重复使用，总量可达 17 mg/kg。

阿托品：是副交感神经阻滞剂，能解除迷走神经对心脏的抑制而提高窦性心律，并促进房室传导。用于窦缓、心室静止、房室结水平的房室阻滞。用法：每次 1.0 mg 静注，3 ~ 5 min 后可重复。

其他如溴苄胺、心得安、异丙肾上腺素、异搏定等也可选用。

3. 增加心排血量和维持血压的药物

肾上腺素：一线和首选用药，具有兴奋 α 和 β 肾上腺素能神经受体作用。α 样作用使血管收缩，提高灌注压，改善冠脉循环和脑的血供；β 样作用可增强心肌收缩力，刺激心脏自动收缩，并可使室颤的细波变粗而易被电除颤。目前主张肾上腺素剂量为 1 mg 静注稀释至 10 mL 气管内注入，每 3 ~ 5 min 使用 1 次。如果对常规标准剂量无效，则必要时用大剂量 5 mg 静注。

去甲肾上腺素：心脏正性肌力药，强烈的血管收缩剂，是肾上腺素能神经的主要介质。主要兴奋 α 受体。

碳酸氢钠：循环骤停后，由于酸中毒和高血钾的发生和进行性加重，进一步抑制心肌的电活动和机械功能，因此必须用碱性药物。纠正酸碱平衡的主要措施是保证充分通气。依照"稍酸勿碱"的原则，对心血管系统的功能既无明显抑制，又有利于血钾水平和 HbO_2 对组织的氧供，只有在心脏骤停 10 min 后，pH < 7.2，或心跳停止前已有代谢性酸中毒或高血钾，或孕妇心跳停止，pH < 7.3 时方可

考虑给予碳酸氢钠以纠酸，剂量为 1 mmol/kg（5% $NaHCO_3$ 溶液 1 mL = 0.6 mmol）。

其他如多巴胺、多巴酚丁胺、间羟胺、洋地黄、钙剂等也可选用。

4. 心电监测和电除颤

心电监测，以明确心脏骤停的性质，了解迅速变化的心律及其治疗的反应，指导治疗。性质未明的心脏骤停患者可先盲目除颤。电起搏，多采用心外起搏器。

二期复苏有效的指征：患者恢复自动心搏，并可扪及大动脉搏动（若心电图显示有满意的心律但触不到脉搏，则继续胸外按压和给药）；继之，皮肤变红，瞳孔缩小，出现自主呼吸，意识恢复。但由于心脑肾缺血缺氧，加之代谢紊乱，功能受损，需进一步以脑复苏为重点进行处理。

三、三期复苏

持续生命支持，即以脑复苏为中心的心搏恢复后的处理。

BLS 和 ALS 的 CPR 手法抢救及时并得当，心搏有较大可能恢复，但往往自主呼吸不能恢复，此时，脑经历了急性缺血缺氧的损害之后，又遭受"再灌注损伤"的第二次打击。故脑复苏是复苏成功与否的关键。

（一）心血管的管理（核心是维持有效循环）

1. 控制心律失常

心搏恢复后，反复心律失常是死亡的最主要原因。此时要合理选用抗心律失常药物，或安装临时人工心脏起搏器，纠正低血压，改善缺氧，维持水电解质和酸碱平衡，以防止体温过低等。

2. 纠正心功能障碍

①纠正酸中毒和正性收缩药物的应用。②根据血流动力学监测指导治疗。

（二）呼吸管理

在自主呼吸未完全恢复之前，需人工机械通气维持呼吸（气管插管、气管切开）。呼吸兴奋剂不能改善呼吸中枢的缺氧状态，没有根本性的治疗作用。当循环已恢复，具备了呼吸中枢恢复功能的物质基础后，方可选用呼吸兴奋剂。

（三）脑缺氧和脑水肿的防治

心搏停止 10 s，脑内可利用氧将耗尽，有氧代谢三羧酸循环停止，代之以无氧糖酵解，随之糖原耗尽，4 ~ 5 min 内 ATP 耗竭，所有能反应均停止。因此，脑复苏时既要加强有效循环功能以维持平均动脉压，又要降低颅内压，以维持足够的脑灌注压，促进脑血流的再流通。

1. 过度换气

使动脉血 $PaCO_2$ 保持在 3.33 ~ 4.67 kPa，Paq > 13.33 kPa 水平。使肺泡和血中的 $PaCO_2$ 降低导致低碳酸血症，直接作用于血管壁的肌层，引起脑阻力血管的收缩和脑血流减少，增加颅内顺应性，从而使颅内压降低，循环自主调节恢复。

2. 冬眠低温

降低脑代谢，减少脑血流量与血压，缩减脑体积和降低颅内压，提高脑细胞对氧的耐受力。要及早、足够、持久。亦有人认为低温增加血液黏稠度，减少心排血量，诱发严重心律失常，并易感染，程度不易控制，主张正常体温为好。故无冬眠降温条件，并不强调。

3. 脱水利尿

① 20% 甘露醇：渗透性脱水剂。不易从毛细血管透入组织，故血浆渗透压升高，将组织中水分吸回血浆，产生组织脱水作用：从而降低颅内压。作用持续 4 ~ 8 h，需快速静点，一般 15 ~ 30 min 内输入 250 mL，一般每次 1 ~ 2 g/kg，每天 3 ~ 4 次，每克甘露醇约排尿 10 mL。进行性肾衰、肺水肿、颅内活动性出血（开颅手术除外）者慎用，老年及心衰者联合应用呋塞米。② 10% 复方甘油：渗透性脱水剂，0.7 ~ 1 g/kg，1 ~ 2 次 /d。滴速每分钟不超过 2 mL 为宜，过快，易出现血红蛋白尿或血尿。心脏病及心衰患者慎用。③呋塞米：强利尿剂，静注 2 ~ 5 min 起效，维持 2 ~ 3 h，与甘露醇合用，可增强脱水效果。每次 0.5 ~ 2 mg/kg，1 ~ 6 次 /d。

4. 高压氧

通过高压氧治疗，动脉 $PaCO_2$ 正常、PaO_2 增高，使脑血管收缩，脑体积减小，降低颅内压，改善脑缺氧，有助于脑复苏。随着脑干缺氧的改善，有利于生命功能的维持和缩短苏醒时间；同时使全身其他脏器的血供亦获得改善。

5. 肾上腺皮质激素

可提高人体的应激能力，改善脑毛细血管的通透性，维持血脑屏障的完整，稳定溶酶体膜，使水和电解质向组织内渗透减少，调节下丘脑功能，减少醛固酮及抗利尿激素的分泌，增加肾血流量和肾小球的滤过能力，防止和减轻脑水肿。

6. 钙拮抗剂

能阻止脑缺血后的钙离子细胞内移行，减轻神经元损害。同时，钙拮抗剂是强的脑血管扩张剂，可降低脑缺血后的低灌注状态。

7. 氧自由基清除剂

如超氧化物歧化酶，过氧化氢酶，维生素 E、C，甘露醇等。

8. 应用神经营养药物

（四）维持水电解质和酸碱平衡

这是保证复苏成功的必要条件。

（五）急性肾衰竭的防治

①维持好心脏和循环功能，避免使用肾损害药物。②严格记录出入量。③严格限制入量及防治高血钾，进水量 /d = 前一日尿量 + 500 mL + 其他失水量。高血钾时，可静推钙剂、碱性液、高渗糖及胰岛素等。④血液透析。⑤促进细胞代谢。

（六）防止继发感染

这方面也很重要。

四、终止复苏的指征

（1）复苏成功。

（2）脑死亡。

（3）经 30 minBLS 和 ALS-CPR 抢救，心肌无任何活动。

第三章　头痛

第一节　头痛概述

头痛是指头颅上半部（眉弓、耳郭上部、枕外隆突连线以上）的疼痛，是内科疾病中一种最常见的症状。它既可以是单一疾病，也可以是躯体某些器质性疾病的信号或并发症。临床上通常将其分为原发性头痛和继发性头痛，本章主要讨论的是原发性头痛。

一、解剖学基础

头痛是由于头颅的疼痛感受器受到某些致病因素（物理的或化学的）刺激产生异常神经冲动，经痛觉传导通路到达大脑皮质进行分析产生痛觉（精神性头痛纯系患者的主观体验属例外），头颅的各种组织结构因含痛觉感受器多少和性质不同，有些组织对痛觉敏感，有的不敏感。

1. 颅外对疼痛敏感的结构

（1）颅外动脉：额动脉和眶上动脉、颞浅动脉、耳后动脉和枕动脉。这些动脉对扩张、牵拉、扭曲极为敏感，这是血管性头痛的主要原因。

（2）颅外肌肉：颞肌、项部深层的半棘肌、头最长肌、颈最长肌及枕下肌肉、项部中层的头夹肌和颈夹肌、浅部的斜方肌、肩胛提肌和菱形肌；这些肌肉的持续收缩和血流受阻引起代谢产物堆积并释放致痛物质而产生疼痛。

（3）颅外末梢神经：常见为滑车神经、眶上神经、耳颞神经、枕大神经、枕小神经和耳大神经，若受到刺激，可产生深部放射痛。

（4）头颅骨膜：颅底骨膜对疼痛敏感。

2. 颅内对疼痛敏感的结构

（1）血管：主要是脑膜动脉、脑底动脉环、大部分静脉窦及皮质静脉。

（2）脑膜：颅前、后凹及脑膜中动脉周围硬膜有痛感，小脑幕上痛感明显。

（3）神经：主要为三叉神经、面神经、舌咽神经及迷走神经、颈 1 ～ 3 脊神经的分支。

二、病因和发病机制

（一）病因

引起头痛的病因很多，临床上通常分为原发性和继发性两类。前者不能归因于某一确切的病因，称之为原发性头痛，常见的有偏头痛、紧张性头痛等；后者病因可涉及各种颅内病变如脑血管疾病、颅内感染、颅脑外伤，全身性疾病如发热、内环境紊乱以及滥用精神活性药物等。

（二）发病机制

由于病因不同，其发病机制也不一样。

（1）血管病变：①血管被牵拉、伸展、挤压、移位；②动脉扩张；③静脉扩张；④血管炎症。

（2）脑膜受刺激。

（3）肌肉病变。

（4）神经病变。

（5）血管活性物质对组织的刺激。

（6）中枢神经系统的异常放电。

三、诊断思路

1. 病史采集

（1）头痛的发生速度。

（2）头痛的部位。

（3）头痛发生的时间和持续时间。

（4）头痛的程度。

（5）头痛的性质。

（6）头痛的伴随症状。

（7）头痛诱发、加重及缓解因素。

（8）头痛的周期性。

（9）头痛是首发症状还是在某个疾病过程中出现的。

（10）是否有高血压病，严重的心、肾、肝疾病，有无糖尿病、甲状腺功能亢进等内分泌疾病。

2. 体格检查

临床检查时，除了注意神经系统检查外，还必须同时注意一般体格检查。

3. 辅助检查

（1）影像学检查：头颅 CT 或 MRI，DR 颈椎片。

（2）脑电图。

（3）脑血流图。

（4）心理评估。

（5）脑脊液检查。

4. 诊断要点

对于原发性头痛患者除心理评估可能出现异常外，其他检查一般无特殊诊断意义，进行辅助检查的目的是为了排除其他疾病引起的头痛。

（1）排除全身性疾病引起的头痛。

①心血管系统疾病：如高血压、高血压脑病。

②急性感染性疾病：如细菌、病毒及寄生虫感染，尤其伴发热时常出现头痛。

③血液病：贫血、白血病等，尤其是白血病侵及脑膜或合并颅内出血时。

④内分泌及代谢性疾病。

⑤变态反应性疾病。

⑥外源性中毒。

⑦物理因素。

（2）排除眼、耳、鼻、咽喉及口腔等引起的头痛。

①眼源性：如屈光不正、青光眼、斜视等。

②耳源性：如急性及慢性化脓性中耳炎等。

③鼻源性：急慢性鼻炎、鼻窦炎、鼻中甲肥大或偏曲等。

④咽喉源性：急慢性喉炎、鼻咽癌转移。

⑤口腔、颌面部疾病：牙髓炎、颞颌关节疾病等。

（3）排除颅内器质性病变引起的头痛。

①颅内感染。

②颅内占位病变。

③颅脑外伤。

④脱髓鞘病变。

5. 头痛的诊断流程（图3-1）

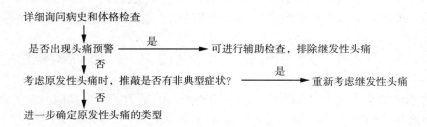

图3-1　头痛诊断流程

第二节　偏头痛

偏头痛是一种慢性发作性神经血管疾病，以发作性、偏侧、搏动样头痛为主要临床特征。严重的偏头痛被世界卫生组织定为最致残的慢性疾病之一，类同于痴呆、四肢瘫痪和严重精神疾病。最新流行病学调查显示：在我国18～65岁人口中，偏头痛的发病率为9.3%，男孩的发病率与女孩相同，都是6%，但随着年龄的增长，女性的偏头痛发病率会逐渐增高，男：女＝1：3。

一、病因和发病机制

1. 病因

目前偏头痛的发病原因并不完全清楚，但从临床上观察，许多因素可促使其诱发。

（1）激素性：月经、排卵、口服避孕药、激素替代。

（2）食物性：乙醇、亚硝酸盐（腌制食品）、谷氨酸钠（味精等）、阿司帕坦、巧克力、奶酪、饮食不规律。

（3）心理性：精神紧张、焦虑、抑郁。

（4）环境性：强光、日晒、噪声、气味、天气变化、高海拔。

（5）睡眠相关性：缺少睡眠、过多睡眠。

（6）药物性：硝酸甘油、组胺、雌激素、雷尼替丁、利血平等。

（7）其他：头部外伤、强体力劳动、疲劳。

2. 发病机制

（1）血管学说：认为血管先收缩，如眼动脉收缩造成视觉先兆如偏盲、闪光等，继之血管剧烈扩张，血流瘀滞而头痛，2～4 h后恢复正常。

（2）神经学说：认为脑功能紊乱始于枕叶，以2～3 mm/min的速度向前推进并蔓延及全头部，借此解释视觉先兆和头痛，称为扩散性皮质抑制现象。

（3）神经源性炎症反应学说：认为不明原因的刺激物刺激三叉神经，使三叉神经末端释放化学特质如P物质，导致局部炎性反应和血管舒张，激发头痛。

（4）血管神经联合学说：认为各种不同刺激物可影响皮质、丘脑、下丘脑，然后刺激脑干。脑干的兴奋导致皮质功能改变，出现先兆症状，然后引起血管扩张，刺激三叉神经，使神经末端产生局部炎症反应；

另一方面促使血小板释放 5- 羟色胺（5-HT），促使 5-HT 浓度下降，抗疼痛的作用减弱，导致头痛加重。

二、诊断与鉴别诊断

1. 临床表现

典型的偏头痛病人将经历下列四个阶段。

（1）前驱症状：在偏头痛发作前一天或数天患者会有一些异常现象，如畏光、怕声、情绪不稳定、困倦、水肿等。

（2）先兆症状：主要是视觉症状（如眼前闪光、冒金星、视野缺损等）、感觉症状（如针刺感、麻木感等）、语言功能障碍。持续时间约数分钟至 1 h。有少许患者只有先兆而不头痛。

（3）头痛症状：剧烈头痛，头痛多位于一侧，呈搏动感，逐渐蔓延及全头部，伴恶心、呕吐、畏光、怕声，持续时间 4 ~ 72 h。

（4）后遗症状：发作终止后，患者感到疲劳、无力、食欲差，1 ~ 2 d 后好转或消失。

2. 辅助检查

所有的检查对单纯的偏头痛患者无诊断价值，检查的目的是为了排除其他引起头痛的疾病，可根据患者的情况，选择进行头颅 CT、MR 及脑电图、脑脊液等检查。

3. 诊断要点

偏头痛的诊断主要根据患者的病史、临床表现（包括头痛的部位、性质、程度、持续时间、伴随症状、先兆表现和活动的影响）、家族史、神经系统检查及相关检查结果进行综合判断，必须排除继发性头痛和其他类型的原发性头痛。

（1）无先兆偏头痛（普通型偏头痛，单纯型偏头痛）。

①至少有 5 次发作符合下述 2 ~ 4 项标准。

②头痛发作持续时间 4 ~ 72 h（未经治疗或治疗无效者）。

③头痛至少具有下列特点中的两项：a. 局限于单侧；b. 搏动性；c. 程度为中度或重度；d. 日常体力活动（如走路或爬楼梯）会加重头痛或头痛时避免此类活动。

④头痛期至少具有下列中的一项：a. 恶心和（或）呕吐；b. 畏光和怕声。

⑤不能归因于其他疾病。

（2）有先兆偏头痛（典型偏头痛，复杂型偏头痛）。

①至少符合无先兆头痛 2 ~ 4 项特征的 2 次发作。

②先兆至少有下列一种表现，没有运动无力症状：a. 完全可逆的视觉症状：包括阳性症状（如闪烁的光、点、线）及（或）阴性症状（如视觉丧失）。b. 完全可逆的感觉症状：包括阳性症状（如针刺感）及（或）阴性症状（如麻木感）。c. 完全可逆的语言功能障碍。

③至少满足下列的两项：a. 同向视觉症状及（或）单侧感觉症状；b. 至少一个先兆症状逐渐发展的过程 ≥ 5 min，和（或）不同先兆症状接连发生，过程 ≥ 5 min；c. 每个症状持续 5 ~ 60 min。

④在先兆症状同时或在先兆发生后 60 分钟内出现头痛，头痛符合无先兆偏头痛标准 2 ~ 4 项。

⑤不能归因于其他疾病。

（3）慢性偏头痛。

①每个月头痛 ≥ 15 d，持续 3 个月以上。

②平均持续时间超过每次 4 h（未治疗）。

③至少符合以下 1 项：a. 符合国际头痛协会（IHS）诊断的偏头痛病史；b. 典型偏头痛特征弱化或消失但发作频率增加超过 3 个月；c. 期间有符合 IHS 诊断标准的偏头痛发作。

④不符合新发每日头痛或持续偏侧头痛的诊断。

⑤除外其他原因引起的头痛。

（4）特殊类型的偏头痛。

①偏瘫型偏头痛：多在儿童期发病，成年后停止；偏瘫可单独发生，也可伴有偏侧麻木、失语；偏

头痛消退后可持续 10 min 至数周不等。有家族型和散发型。

②基底型偏头痛：儿童和青春期女性发病较多，先兆症状为完全可逆的视觉症状（如闪光、暗点）、脑干症状（如眩晕、复视、眼球震颤、共济失调、黑蒙），也可出现意识模糊和跌倒发作；先兆症状持续 20 ~ 30 min 后出现枕部搏动性疼痛，常伴有恶心和呕吐。

③前庭性偏头痛：具有前庭性眩晕的症状和偏头痛的发作特点，反复出现发作性的眩晕、恶心呕吐，持续 5 min 至 72 h，可伴有畏光、畏声等类似于偏头痛的伴随症状，且对于抗偏头痛药物有良好反应。

④偏头痛持续状态：偏头痛发作时间持续 72 h 以上，但期间可有短于 4 h 的缓解期。

4. 鉴别诊断

（1）丛集性头痛：头痛部位多为一侧眼眶或球后、额颞部，头痛性质多为发作性、剧烈样疼痛，常伴有同侧结膜充血、流泪、流涕和霍纳（Horner）征，不伴恶心、呕吐。发作频率为隔日 1 次至每日 8 次，每次持续时间 15 min 至 3 h。男女比为 9 : 1。

（2）紧张性头痛：头痛部位多在双侧颞部、枕部、额顶部和（或）全头部，可扩展至颈、肩、背部；头痛性质多呈紧缩性、压迫性；程度为轻至中度，可呈发作性或持续性；多伴有焦虑、抑郁表现。

（3）症状性偏头痛：临床上也可表现为类似偏头痛性质的头痛，可伴有恶心、呕吐，但无典型的偏头痛发作过程。大部分病例可有局灶性神经功能缺失或刺激症状，头颅影像学检查可显示病灶。同时注意排除高血压。

三、治疗

由于偏头痛具有反复发作的特点，因此平时生活调理及保健非常重要：保持健康的生活方式；寻找并避免各种诱因（如饮酒、晒太阳等）；充分利用非药物干预手段（按摩、理疗、生物反馈、认知行为治疗和针灸等）；对于发作频繁或疼痛剧烈的患者需要进行药物干预，包括急性期治疗和预防治疗。

1. 急性期的治疗

急性发作期治疗的目的是迅速缓解疼痛、消除伴随症状及恢复病人的功能，常用的药物如下。

（1）非甾体消炎药：主要用于轻至中度头痛患者及对这类药物反应好的患者。

阿司匹林（ASA）：500 mg，口服，每日 1 ~ 3 次。

布洛芬：200 ~ 300 mg，口服，每日 1 ~ 2 次。

萘普生：250 ~ 500 mg，口服，每日 1 ~ 3 次。

对乙酰氨基酚：500 mg，口服，每日 1 ~ 2 次。

复方阿司匹林片（ASA250 mg + 对乙酰氨基酚200 ~ 250 mg + 咖啡因50 mg）：1 片，口服，每日 1 ~ 3 次。

（2）麦角胺制剂：主要用于单用镇痛药不能较好缓解头痛或有明显不良反应的中、重度偏头痛患者。

甲磺酸双氢麦角碱：1 ~ 2 mg，口服，每日 3 次。

麦角胺：首剂 2 mg，口服，如未缓解，继以每半小时 1 mg 给药；最大剂量：24 h 6 mg，每周 10 mg。

（3）曲坦类：为 5- 羟色胺（5-HT）受体激动药，已有 7 种曲坦类药物用于临床，如舒马普坦、佐米普坦、依来曲普坦、利扎曲普坦、那拉曲普坦、氟伐曲坦（夫罗曲坦）、阿莫曲坦。目前我国市场有舒马普坦、佐米普坦、利扎曲普坦。对中、重度偏头痛有良好的疗效，耐受性良好。

舒马普坦：首剂 50 ~ 100 mg，间隔 2 h 以上可重复用药，最大剂量 24 h 300 mg。

利扎曲普坦：首剂 5 ~ 10 mg，间隔 2 h 以上可重复用药，最大剂量 24 h 20 ~ 30 mg，肝肾功能损害者用量减半。

佐米普坦：首剂 2.5 mg，间隔 2 h 以上可重复用药，最大剂量 24 h 15 mg，肝肾功能损害者最大剂量 2.5 mg。

（4）阿片类镇痛药：用于频繁头痛发作者、顽固性经期偏头痛、单纯镇痛药无法解除的头痛及对麦角胺和舒马普坦禁忌或不能耐受者，可单独使用或与镇痛药联用。

曲马多：首剂 50 ~ 100 mg，维持剂量：50 ~ 100 mg，每日 3 ~ 4 次。

可待因：每次 15 ~ 30 mg，每日 30 ~ 90 mg，极量：0.25 g。

（5）止吐药物：主要用于头痛时伴有频繁呕吐者。

甲氧氯普胺（胃复安）：10 mg，口服或肌内注射，必要时可重复。

多潘立酮（吗丁啉）：10 mg，口服，每日 3 次，饭前半小时服。

2. 预防治疗

并不是所有的偏头痛患者都需要预防性治疗，当患者出现下列情况时需要考虑进行预防性治疗：①近 3 个月内平均每个月发作 2 次或头痛超过 4 d；②急性期治疗无效或有禁忌证无法治疗；③每周至少使用镇痛药物 2 次以上；④特殊类型的偏头痛；⑤患者的倾向；⑥月经性偏头痛。常用于预防性治疗的药物主要有以下几类。

（1）钙通道拮抗药。

盐酸氟桂利嗪：每次 5 ~ 10 mg，睡前服。

盐酸洛美利嗪：每次 5 ~ 10 mg，口服，每日 2 次。

（2）抗癫痫药。

丙戊酸钠片：每次 0.2 ~ 0.4 g，口服，每日 2 ~ 3 次。

丙戊酸镁缓释片：每次 0.25 ~ 0.5 g，口服，每日 2 次。

托吡酯（妥泰）：25 mg，口服，每晚 1 次；7 天后 25 mg，口服，每日 2 次；最大剂量每日 200 mg。

加巴喷丁片：0.3 ~ 0.6 g，口服，每日 2 ~ 3 次。

（3）β - 肾上腺素受体阻滞药

普萘洛尔（心得安）：20 ~ 40 mg，口服，每日 2 ~ 3 次。

美托洛尔（倍他乐克）：50 ~ 100 mg，口服，每日 2 次。

比索洛尔：5 ~ 10 mg，口服，每日 1 次。

（4）三环类抗抑郁药、选择性 5-HT 再摄取抑制药

阿米替林片：25 mg，口服，每晚 1 次逐渐加至 75 mg，最大剂量 225 mg。

帕罗西汀片：20 ~ 60 mg，口服，每日 1 次。

舍曲林片：50 ~ 200 mg，口服，每日 1 次。

西酞普兰片：20 ~ 60 mg，口服，每日 1 次。

安非他酮片：75 mg，口服，每日 1 ~ 3 次，然后根据病情适当增减，一天总量不超过 450 mg。

文拉法辛胶囊：75 mg，口服，每日 1 次，最大剂量不超过 225 mg。

3. 偏头痛持续状态的治疗

（1）丙戊酸钠持续静脉滴注：先以丙戊酸钠 500 mg 加 0.9% 氯化钠 100 mL 持续静脉滴注（时间不少于 15 min），30 min 后无缓解或疼痛未减轻达 50% 以上，则追加丙戊酸钠剂量，最大不超过 1 200 mg。

（2）激素的应用：地塞米松 20 mg 加 5% 葡萄糖 500 mL 静脉滴注，每日 1 次。

（3）镇痛药物使用：布桂嗪（强痛定）、哌替啶（杜冷丁）等。

（4）对症治疗：如镇静药、止吐药的应用。

四、临床体会

1. 国际头痛协会已对偏头痛的病名进行了规范，以前一些不规范的病名不再使用：如血管神经性头痛、血管性头痛、神经性头痛、原发性头痛等。

2. 并不是所有的偏头痛患者的发病部位为一侧头部，从临床观察看，约有 40% 的患者表现为双侧或其他部位如枕部、头顶、前额等。

3. 在偏头痛的预防治疗中，以普萘洛尔、丙戊酸钠（镁）、阿米替林、氟桂利嗪应用最为广泛，且经临床证实有较好的疗效。

4. 偏头痛的预防性治疗应从小剂量开始，逐渐达到有效剂量，达到有效剂量后要维持治疗 3 ~ 6 个月；如一种药物治疗效果欠佳时可考虑 2 ~ 3 种药物联合应用。

5. 已肯定无预防治疗偏头痛作用的药物：尼莫地平、卡马西平、苯妥英钠、维拉帕米（异搏定）、吲哚美辛（消炎痛）、麦角胺。

6. 曲坦类药与非甾体抗炎药对偏头痛的镇痛效果相似，但曲坦类药物对于非甾体抗炎药无效的偏头痛患者仍有 60% 左右有效。

7. 对于药物治疗无效的偏头痛患者可考虑外科干预：如颞浅动脉结扎术、微血管减压术、星状神经节阻滞等。

8. 偏头痛发作时偶然服用镇痛药是可取的，切忌长期、大量使用镇痛药，避免出现药物过度使用性头痛及胃黏膜损害。

9. 偏头痛患者大多数预后良好，且随着年龄的增长头痛会逐渐减缓，极少数患者需长期服用预防性药物。偏头痛患者如果长期得不到有效控制可增加脑卒中的风险。

第三节 紧张性头痛

紧张性头痛是神经内科门诊中最为常见的疾病，占头痛门诊患者的 40% 左右，高于偏头痛。主要表现为慢性头部紧束样或压迫样疼痛，多为双侧或整个头部，常伴有焦虑、烦躁、失眠等症状。其并非是一种单一疾病，而是由多种因素导致的一组临床综合征。虽然其不是一种致命性的头痛，但由于头痛发生的频率高，常常给患者带来很大的痛苦，影响患者的生活质量，导致工作效率低下。

一、病因和发病机制

1. 病因

常见的原因：头、颈、肩部姿势不良引起的后枕部和肩部肌肉收缩；休息时间不够和睡眠不足；精神心理紧张而导致的精神压力甚至焦虑或抑郁；颞颌关节功能紊乱；镇痛药物的过量或滥用等。

2. 发病机制

目前紧张性头痛的发病机制并不十分清楚，可能与下列假说或机制有关：心理机制学说；肌肉收缩机制；中枢机制；肌筋膜机制；免疫机制；血管因素；血小板因素；遗传因素。由于紧张性头痛并不是一种疾病，而是各种原因引起的一组临床综合征，因此没有一种机制可以完全解释患者的发病机制，需根据每个患者的发病情况而定，每个患者可能与其中一种或多种机制有关。

二、诊断与鉴别诊断

1. 临床表现

（1）多数患者为两侧头痛，多为两颞侧、后枕部、头顶部或全头部疼痛。检查时发现后颈部、肩部肌肉有压痛点，有时可以摸到一个或多个硬结，这说明颈肌处于紧张收缩状态。

（2）头痛性质为钝痛、胀痛、压迫感、麻木感或束带样紧箍感。

（3）头痛强度为轻至中度，很少因头痛而卧床不起或影响日常生活。

（4）头痛连绵不断，很多患者的症状可回溯到 10 ~ 20 年前。

（5）虽整日头痛，但一日之内头痛可逐渐增强和逐渐减轻。

（6）常因看书学习、生气、失眠、焦虑或忧郁、月经来潮、围绝经期等因素使紧张性头痛阵发性加剧，许多患者因此不能看书、写字、操作电脑。

2. 辅助检查

（1）脑部 CT 或 MRI 检查，以便排除颅内肿瘤、炎性脱髓鞘、寄生虫感染等疾病。

（2）脑脊液检查，以排除颅内感染性疾病。

（3）眼科特殊检查，以排除青光眼、屈光不正及其他眼部疾病。

（4）经颅多普勒检查，以了解患者血管功能及血流情况。

（5）心理相关量表测试，以进一步了解患者是否存在明显的抑郁、焦虑等情况。

根据患者的情况选择，并不是每个患者都需要进行上述检查。

3．诊断要点

根据国际头痛协会制订的《国际头痛疾患分类第3版（试用版），2013》的诊断标准进行分类和诊断。

（1）偶发阵发性紧张性头痛诊断标准。

①至少10次符合标准②～④的发作，平均每个月＜1 d（每年＜12 d）。

②持续30 min至7 d。

③下列4项特征中至少有2项：a．双侧分布；b．性质为压迫性或紧箍性（非搏动性）；c．程度轻到中度；d．走路或登楼等一般躯体活动不会加重头痛。

④符合以下2项：无恶心或呕吐；畏光或怕声。

⑤没有另一个ICHD-3的头痛疾病诊断能更好地解释。

（2）频繁阵发性紧张性头痛诊断标准。

①至少10次符合标准②～④的发作，平均每个月1～14 d，超过3个月（每年≥12天，但＜180 d）。

②持续30 min至7 d。

③下列4项特征中至少有2项：a．双侧分布；b．性质为压迫性或紧箍性（非搏动性）；c．轻到中度程度；d．走路或登楼等一般躯体活动不会加重头痛。

④符合以下2项：a．无恶心或呕吐；b．畏光或怕声中不超过1个。

⑤没有另一个ICHD-3的头痛疾病诊断能更好地解释。

（3）慢性紧张性头痛诊断标准。

①头痛符合诊断标准②～④，平均每个月≥15 d（每年≥180 d）3个月以上。

②持续30 min至7 d。

③下列4项特征中至少2项：a．双侧分布；b．性质为压迫性或紧箍性（非搏动性）；c．程度轻到中度；d．走路或登楼等一般躯体活动不会加重头痛。

④符合以下2项：a．无恶心或呕吐；b．畏光或怕声中不超过1个。

⑤没有另一个ICHD-3的头痛疾患诊断能更好地解释。

（4）很可能的紧张性头痛的诊断标准：仅1项不满足上述紧张性头痛及其亚型的标准，且不符合其他头痛疾患的诊断标准。

4．鉴别诊断

（1）与偏头痛及丛集性头痛的鉴别（见偏头痛的鉴别诊断）。

（2）与颈源性头痛的鉴别：颈源性头痛主要表现为枕部、耳后部、耳下部、颈部闷胀不适或酸痛感，疼痛部位可扩展到前额、颞部、顶部，有的可同时出现同侧肩背上肢疼痛。检查可发现在耳下方颈椎旁及乳突下后方有明显压痛。病程较长者可有颈后部、颞部、顶部、枕部压痛点。部分患者压顶试验和托头试验可阳性。但也有患者无明显体征。X线检查可见不同程度的颈椎退行性改变，有的可见颈椎间孔狭窄，椎体前后缘增生或棘突增宽变厚，棘上韧带钙化。少数患者CT或MRI检查可见颈椎间盘突出。而紧张性头痛患者多数为两侧头痛，以两颞侧、头顶部或全头部疼痛。头痛常伴有头部压迫感、麻木感或束带样紧箍感。但许多患者常两者合并存在。

三、治疗

1．非药物治疗

包括心理治疗、物理松弛治疗、针灸推拿治疗、生物反馈治疗等。同时保证正常睡眠。

2．药物治疗

（1）镇痛药：对于轻至中度的头痛患者一般有较好的镇痛效果；对于某些严重的头痛患者仍然有效。但应注意避免频繁、大量使用，同时注意对胃肠功能的损害。常用的药物如下。

罗通定（颅痛定）：30～60 mg，口服，每日1～3次。

阿司匹林（ASA）：500 mg，口服，每日1～3次。

布洛芬：200～300 mg，口服，每日1～2次。

萘普生：250 ~ 500 mg，口服，每日 1 ~ 3 次。

对乙酰氨基酚：500 mg，口服，每日 1 ~ 2 次。

复方阿司匹林（ASA250 mg + 对乙酰氨基酚200 ~ 250 mg + 咖啡因50 mg）：1 片，口服，每日 1 ~ 3 次。

（2）肌肉松弛药：主要用于颅周和面部肌肉收缩的患者，或联合非药物治疗方法。

盐酸乙哌立松：50 mg，口服，每日 2 ~ 3 次。

盐酸替扎尼定：1 ~ 2 mg，口服，每日 2 ~ 3 次。

巴氯芬：5 ~ 10 mg，口服，每日 1 ~ 3 次。

（3）抗抑郁药：常用于合并有抑郁或焦虑的患者。

阿米替林：25 mg，口服，每晚 1 次，逐渐加至 75 mg，最大剂量 225 mg。

帕罗西汀：20 ~ 60 mg，口服，每日 1 次。

舍曲林：50 ~ 200 mg，口服，每日 1 次。

西酞普兰：20 ~ 60 mg，口服，每日 1 次。

安非他酮：75 mg，口服，每日 1 ~ 3 次，然后根据病情适当增减，一天总量不超过 450 mg。

文拉法辛：75 mg，口服，每日 1 次，最大剂量不超过 225 mg。

（4）丙戊酸盐：对紧张性头痛也有较好的预防作用。

丙戊酸钠片：每次 0.2 ~ 0.4 g，口服，每日 2 ~ 3 次。

丙戊酸镁缓释片：每次 0.25 ~ 0.5 g，口服，每日 2 次。

（5）苯二氮䓬类：具有镇静、催眠、抗焦虑、松弛肌肉、抗惊厥等多重作用，只能短时间使用，避免滥用，以防成瘾。

阿普唑仑：0.4 ~ 0.8 mg，口服，每晚 1 次。

左匹克隆：7.5 ~ 15 mg，口服，每晚 1 次。

（6）A 型肉毒素：适用于口服药物无效或不能耐受的顽固性头痛患者，根据患者情况选择剂量及注射点。

（7）中药：目前广泛用于紧张性头痛的治疗，可根据患者的情况，辨证选择中药汤剂或中成药。

四、临床体会

（1）绝大部分紧张性头痛患者存在心理障碍的因素，有些是因，有些则是果。因此紧张性头痛患者特别要关注心理的变化，心理相关测试和心理治疗是必要的。

（2）频繁阵发性紧张性头痛常常与无先兆性偏头痛同时存在。当头痛符合很可能的偏头痛及紧张性头痛的诊断标准时，应诊断为紧张性头痛（或符合标准的亚型），其原则就是确定性诊断胜于很可能的诊断。

（3）当头痛符合很可能的偏头痛和很可能的紧张性头痛时，则诊断为前者，一般的等级原则是将偏头痛及其亚型置于紧张性头痛及其亚型之前。

（4）对于偶发性紧张性头痛患者在头痛发作时服用简单的镇痛药即可，而对于频发性和慢性紧张性头痛患者则需预防治疗。

（5）在临床上尽量采用非药物治疗，对非药物治疗效果差的患者则加用药物治疗，一般以肌肉松弛药为主，根据患者的情况再加用抗抑郁药或抗焦虑药，避免长期使用镇痛药。阿片类镇痛药不推荐用于紧张性头痛。对于口服药物无效或不能耐受的顽固性头痛患者，可考虑使用 A 型肉毒素治疗。

（6）一般来说，紧张性头痛只要自我调节得当和通过药物治疗，症状会得到较好的控制，绝大部分患者预后良好，确有极少数患者停药后会出现头痛，需要长期服用药物维持治疗。只要把药物剂量控制好，不会再对身体造成明显的危害。

第四节　丛集性头痛

丛集性头痛（CH）是一种反复发作的一侧性的剧烈头痛，主要发生于眶、眶上、颞部，持续时间为15～180 min，频率从隔日1次到每日8次，持续时间为数周至数月。疼痛时伴有同侧结膜充血、流泪、鼻塞、流涕、前额和面部出汗、瞳孔缩小、上睑下垂和（或）眼睑水肿，伴或不伴不安或躁动。本病好发于20～40岁的青壮年男性，男女比例为（5～8）：1。该病虽然十分罕见，但发作期间患者的痛苦甚至比分娩、骨折或肾结石的痛苦更甚。

一、病因和发病机制

总的来说，该病的病因及发病机制均不十分清楚。目前普遍认为该病发生机制可能与下丘脑的生理节率改变和神经内分泌紊乱有关，尤其是5-HT的代谢异常与CH的发生有着密切关系。

二、诊断与鉴别诊断

1. 临床表现

（1）发病率较低，以男性多见，男女比（5～8）：1；首次发病多在30岁左右，60岁以上少见。

（2）具有丛集性发作的特点：患者往往在一年的某个季节发作（头痛发作期），每天可发作1～2次，多数可达8次，每天大约在相同时间发作，有的像定时钟一样，几乎在恒定的时间发作，每次发作症状和持续时间几乎相同。持续2周至4个月，接着是1～2年的间歇期。

（3）头痛固定于一侧眼及眼眶周围，多发生在下午或晚间，初时感觉一侧眼及眼眶周围胀感或压迫感，数分钟后迅速发展为剧烈胀痛或钻痛，可向同侧额颞部和顶枕部扩散，同时伴有疼痛侧球结膜充血、流泪、流涕、出汗、眼睑轻度水肿，少有呕吐。60%～70%的患者发作时病侧出现霍纳征。头痛时患者十分痛苦。

（4）慢性丛集性头痛极少见，占CH的不足10%，可以由发作性CH转为慢性，也可以自发作后不缓解呈持续性发作。慢性CH临床症状与发作性CH临床症状相同，症状持续发作1年以上，或虽有间歇期，但不超过30 d。

2. 辅助检查

（1）舌下含服硝酸甘油、皮下或肌内注射组胺可诱发丛集性头痛。

（2）头颅MR或CT检查以排除颅内病变，特别是初发的患者。

（3）脑脊液检查以排除颅内感染。

3. 诊断要点

根据国际头痛协会制订的《国际头痛疾患分类第3版（试用版）》的诊断标准进行分类和诊断。

（1）至少5次符合标准（2）～（4）的发

（2）位于偏侧眶、眶上和（或）颞部的严重或剧烈疼痛，持续15～180 min（未经治疗）。

（3）符合下列1项或2项。

①至少下列1项头痛侧症状和体征：a. 结膜充血和（或）流泪；b. 鼻塞和（或）流涕；c. 眼睑水肿；d. 前额和面部出汗；e. 前额和面部发红；f. 耳朵胀满感；昏瞳孔缩小和（或）上睑下垂。

②不安或激越。

（4）活动期，半数以上发作的频率为隔日1次到每日8次。

（5）没有另一个ICHD-3的头痛疾患诊断能更好地解释。

根据患者的发病情况，临床上又可分为：①阵发丛集性头痛：丛集性头痛发作期持续7 d至1年，其中间隔至少1个月的无痛期。②慢性丛集性头痛：丛集性头痛发作超过1年不缓解或缓解期＜1个月，10%～15%的患者没有缓解期。

4. 鉴别诊断

（1）Tolosa-Hunt 综合征（痛性眼肌麻痹）：也可表现为一侧眼眶周围剧烈性头痛，可伴有同侧眼痛及眼肌麻痹、鼻塞或流泪，动眼神经、滑车神经、展神经均可受累，而以动眼神经最常见，有时三叉神经第一支也可累及；病变多在海绵窦或眶上裂；激素治疗有效，但易复发。

（2）症状性丛集性头痛：由于颅内病变导致的丛集性头痛样发作，如鞍旁脑膜瘤、垂体腺瘤、第三脑室区域钙化病变、前部颈动脉动脉瘤、侵入鞍上池的斜坡表皮样瘤、椎动脉动脉瘤、鼻咽癌、同侧半球巨大动静脉畸形以及上颈部脑膜瘤均可能导致症状性丛集性头痛。通过影像学检查一般可鉴别。

（3）发作性偏侧头痛：发生于眶、眶上、颞部及其任何组合处的剧烈的、严格局限于偏侧的头痛发作，持续 2 ~ 30 min，每日数次。疼痛时伴有同侧结膜充血、流泪、鼻塞、流涕、前额和面部出汗、瞳孔缩小、上睑下垂和（或）眼睑水肿。对吲哚美辛绝对有反应。

三、治疗

1. 急性发作期的治疗

（1）吸氧治疗：面罩吸入 100% 纯氧，每分钟 6 ~ 12 L，时间为 15 min，70% ~ 90% 的患者可终止发作。

（2）舒马普坦：发作时立即皮下注射 6 mg，一般 5 min 内开始起效，15 min 内头痛缓解，耐受性好。或经鼻吸入舒马普坦或佐米曲普坦。

（3）麦角胺制剂：双氢麦角碱静脉注射可在 10 min 内迅速缓解疼痛，而肌内注射和鼻腔给药则起效较慢。有心血管病或高血压病患者慎用或禁用。

（4）利多卡因：以 4% 利多卡因 1 mL 经患侧鼻孔滴鼻，约 1/3 的患者可缓解。

2. 预防治疗

（1）维拉帕米（异搏定）：起始剂量为每日 80 mg，每日 3 次，逐日增加剂量 40 ~ 120 mg，以 7 ~ 14 d 为一阶段，直到发生不良反应或达到日限定最高剂量 960 mg 停止。可以用于长期预防性治疗，由于维拉帕米可以通过房室结的传导引起房室传导阻滞，因此用药前必须进行心电图检查。

（2）碳酸锂：每天 300 ~ 900 mg，分 3 次口服，最大剂量每天 1 500 mg。由于锂盐有效浓度与中毒剂量接近而且有严重的不良反应，因此大剂量用药时需监测血药浓度，一般血药浓度控制在 0.4 ~ 10 mmol/L。

（3）类固醇皮质激素：泼尼松 40 ~ 60 mg，早晨顿服，连用 3 d，之后每隔 3 d 减 10 mg，18 d 后减完。

（4）二氢麦角新碱：通常日剂量为 4 ~ 8 mg，最大剂量可增至 12 mg，对发作的头痛有很好的疗效，短期不良反应包括恶心、肌肉痛性痉挛、腹痛和足部水肿。长期使用可导致严重的纤维化不良反应，因此使用受到限制，只能在医师的监督下用于短期治疗。

（5）丙戊酸钠：600 ~ 1 200 mg，分次口服。

（6）托吡酯：平均剂量为 100 mg（25 ~ 200 mg），可从每日 25 mg 开始，3 ~ 7 d 增加 25 mg，最大剂量 200 mg。

3. 枕神经封闭术

在头痛同侧枕大神经处注射含利多卡因的甲泼尼龙 120 mg 能使头痛缓解达 5 ~ 73 d。

4. 手术治疗

采用经皮射频三叉神经根切断术最有效。

四、临床体会

（1）在阵发丛集性头痛的丛集期和慢性丛集性头痛的任何时期，头痛可以被乙醇、组胺或硝酸甘油诱发。因此在丛集期内患者避免饮酒或食用含乙醇类食品，避免使用组胺或硝酸甘油。

（2）能明确有效地改善发作性和慢性丛集性头痛的治疗方法：100% 纯氧每分钟 6 ~ 12 L，舒马普坦 6 mg 皮下注射，佐米曲坦 5 mg 或 10 mg 喷鼻剂，枕骨下单次或多次注射皮质类固醇。

（3）在丛集期早期开始坚持每日服用预防用药，直至头痛消失后至少 2 周，逐渐减量至停药，不可突然停药，在下一丛集期开始又重新用药。

（4）绝大多数患者通过药物的治疗和预防能够缓解症状，但目前没有根治方法，60 岁以后头痛的发作会逐渐减少。

第五节　药物过度使用性头痛

药物过度使用性头痛（MOH）是指头痛患者过度使用镇痛药之后出现的频繁发作的头痛，随着所用药物的戒断，头痛会逐渐缓解或恢复到先前的头痛类型。MOH 在 1950 年被首次报道，是由于频繁使用麦角胺引起，先后被称为反跳性头痛、药源性头痛、药物滥用性头痛。国际头痛协会在国际头痛分类第 2 版（2004 年）中正式命名为药物过度使用性头痛。MOH 是慢性每日头痛的一种类型，占慢性每日头痛的 33% ~ 48%。已列居第 3 位最常见的头痛类型。

一、病因和发病机制

1. 病因

所有头痛对症治疗药物如果使用不当或长期使用几乎都可能使头痛患者发生 MOH。主要有：单纯镇痛药、复合镇痛药、曲普坦类药物、麦角胺类、阿片样物质或多种镇痛药物的联合应用。据不完全统计，在我国以含咖啡因的镇痛药所占比例最高，达 91.2%。

2. 发病机制

目前 MOH 的发病机制和生物学基础仍不明了；可能是谷氨酸、多巴胺、内源性大麻素系统、食欲素等参与 MOH。由于药物反复刺激痛觉传导通路可能导致中枢性敏化，细胞适应了过度的镇痛刺激，使得细胞膜转导发生障碍，导致中枢神经系统对治疗不起反应，药物直接刺激中枢神经系统的痛觉调制能力，药物使血液中 5- 羟色胺水平下降，进而使中枢神经系统 5- 羟色胺受体上调，从而导致痛觉过敏状态的出现。

二、诊断与鉴别诊断

1. 临床表现

（1）临床主要特征：多见于 30 岁以上的患者，男女比约 1 ：3.5。患者几乎每天呈持续性头痛，多为轻至中度，双侧或弥漫性疼痛，有时局限于前额或枕部，晨起症状明显，停用镇痛药后头痛加重，患者往往每天 1 次或多次服用镇痛药。

（2）伴随症状：强迫行为、焦虑、抑郁常见；注意力下降；消化系统疾病。

（3）不同 MOH 的头痛特征：曲普坦类 MOH 发展为偏头痛样，天天头痛；麦角胺类和镇痛药类 MOH 发展为紧张性头痛样，天天头痛；麦角衍生物较曲普坦类严重。

（4）戒药后可能会出现戒断症状：包括戒断性头痛、恶心、呕吐、低血压、心动过速、睡眠紊乱、坐立不安、焦虑或神经过敏，癫痫和幻觉（少见，仅见于巴比妥类药物的戒断反应）；戒断反应持续时间为 2 ~ 10 d，一般来说，镇痛药 > 角胺类 > 曲普坦类。

2. 诊断要点

MOH 的诊断主要依靠患者提供的病史及临床表现。

（1）原有的头痛患者每个月头痛发作日数 ≥ 15 d。

（2）规律过度使用急性期治疗的药物超过 3 个月：①每月使用麦角胺、曲普坦、阿片类或复合镇痛药 ≥ 10 d；②每月使用单一成分药 ≥ 15 d 或并无过度使用单一成分药物，但是合计使用麦角胺、曲普坦、阿片类或复合镇痛药 ≥ 15 d。

（3）过度用药期间头痛进展或明显加重。

（4）其他 ICHD-3 诊断不能更好解释。

三、治疗

1. 首先确定治疗方案

（1）先停服镇痛药物，后预防治疗。

（2）停服镇痛药物的同时加用预防性药物。

（3）撤药方法：阿片类和巴比妥盐类需缓慢停药，其他药物可突然停药。

2. 预防性药物选择

偏头痛样药物过度使用性头痛患者，可予以氟桂利嗪、洛美利嗪、普萘洛尔、丙戊酸钠（镁）、托吡酯、阿米替林及肉毒素 A 或加巴喷丁等；紧张性头痛样药物过度使用性头痛患者，可予以三环类抗抑郁药（如阿米替林、多塞平）、5- 羟色胺（5-HT）再摄取抑制剂类药物（如舍曲林和帕罗西汀）和肌肉松弛药（如巴氯芬、替扎尼定、安定等）治疗。可联合行为、针灸、中药等治疗。

3. 撤药后的戒断症状处理

（1）撤药后头痛的处理：可选用患者未过度使用的急性期镇痛药，且避免使用短效药物，常用的药物：曲普坦类、萘普生、非甾体抗炎药、类固醇皮质激素、双氢麦角碱、神经镇痛药如氯丙嗪等。如：萘普生 250 mg，口服，每日 3 次，2 周；或 500 mg，口服，每日 2 次，2 周。

（2）撤药后的戒断症状处理：泼尼松 60 mg，2 d；泼尼松 40 mg，2 d；泼尼松 20 mg，2 d；可有效预防反跳性头痛及撤药症状。

四、临床体会

（1）对于耐受性好的头痛患者最好是立即撤除所服镇痛药物，同时进行预防性治疗；而对于撤除镇痛药物后无法忍受的患者则改用另一种类型的镇痛药，或逐渐减少所服药物的剂量，并同时服用预防性药物。

（2）MOH 的预后与规律服药持续时间与所服镇痛药物的种类及头痛类型有关，病程长、多种镇痛药物联合使用、TIH、大剂量使用镇痛药、过度使用苯巴比妥类药物或阿片样药物的患者往往预后不佳。

（3）MOH 的复发率高，为 40% ~ 60%，1 年之内复发的可能性最大，所以患者需要预防治疗的时间较长，至少 1 年以上，并注意逐渐减药。

第六节　低颅压性头痛

低颅压性头痛是指脑脊液（CSF）压力降低（< 60 mmH$_2$O）、以直立性头痛为特征的一组临床综合征。本病与体位直接相关，患者常在直立 15 min 内出现头痛或头痛明显加剧，卧位后头痛明显减轻或消失。重者可引起硬膜下出血、意识障碍或精神症状等。临床上常分自发性和继发性两种。

一、病因和发病机制

1. 病因

低颅压性头痛有特发性和继发性两种，特发性低颅压头痛病因不明，可能与血管舒缩障碍引起 CSF 分泌减少或吸收增加有关。继发性低颅压头痛多见于脑脊液漏，其次是腰椎穿刺术。此外，外伤、手术、剧烈运动、脱水、糖尿病酮症酸中毒、尿毒症、全身严重感染、脑膜脑炎、过度换气和低血压等都可以引起。

2. 发病机制

由于脑脊液减少、吸收过快或外漏等使脑脊液容量减少，脑脊液对脑组织的缓冲支撑作用减弱，直立时脑组织移位下沉等使脑内痛敏结构，如脑膜、血管和三叉、舌咽、迷走等脑神经受牵张引起头痛。

二、诊断与鉴别诊断

1. 临床表现

（1）直立性头痛是低颅压性头痛特征性的临床表现，患者坐立时头痛明显，平卧或头低足高位则头痛明显减轻或缓解。头痛多位于额部和枕部，有时波及全头，或向项、肩、背及下肢放射，性质为钝痛或搏动性痛。

（2）可伴有眩晕、恶心、呕吐、视物模糊，严重者可出现意识障碍或精神症状。

（3）检查可发现颈部有不同程度的抵抗感。

2. 辅助检查

（1）腰椎穿刺术：脑脊液压力 < 60 mmH$_2$O，细胞数正常或轻度升高，部分患者蛋白可增高，糖和氰化物正常。

（2）影像学检查

①头颅磁共振平扫＋增强：a. 约50%的特发性低颅压患者可见硬膜下积液，但占位效应不明显；约25%的特发性低颅压患者可见硬膜下血肿。b. 幕上和幕下弥漫性脑膜强化。c. 静脉系统扩张充血：主要见于大的脑静脉和（或）静脉窦。d. 垂体充血。e. 脑下坠的表现：视交叉池消失、视交叉弓形突出、垂体蒂和脑桥被压扁、脑桥前池消失和小脑扁桃体下坠。

②脊椎磁共振平扫＋增强：可见硬膜外和硬膜内静脉扩张、硬膜强化和硬膜憩室。

③脊椎造影：有助于明确脊膜脑脊液漏口部位，可选用薄层 CT 脊髓造影、T$_2$ 加权磁共振脊髓造影、数字减影脊髓造影或动态 CT 脊髓造影。

3. 诊断要点

根据国际头痛协会制订的《国际头痛疾患分类第3版（试用版）》诊断标准进行诊断，诊断标准如下。

（1）任何符合诊断标准（3）的头痛。

（2）脑脊液压力低（< 60 mmH$_2$O）和（或）影像学具有脑脊液漏出的证据。

（3）头痛的发生发展在时间上与脑脊液压力低或脊液漏出相关，或因为头痛而发现脑脊液压力低或脑脊液漏出。

（4）不能更好地符合 ICHD-3 的其他诊断。

4. 鉴别诊断

本病应注意与产生体位性头痛的某些疾病鉴别，如脑和脊髓肿瘤、脑室梗阻综合征、中枢神经系统感染、脑静脉血栓形成、亚急性硬膜下血肿、肥厚性硬脑膜炎和颈椎病等。一般通过脑脊液穿刺及影像学检查可资鉴别。

三、治疗

1. 一般治疗

包括去枕平卧休息、口服补液（每天2 000 ~ 3 000 mL）、穿紧身裤和束腹带。

2. 病因治疗

对于有明确病因者应针对病因治疗，如控制感染、纠正脱水和糖尿病酮症酸中毒等。对手术或创伤后存在脑脊液漏者可行漏口修补术。

3. 药物治疗

（1）安钠咖 500 mg，皮下或肌内注射，或加入 500 ~ 1 000 mL 乳化林格液缓慢静脉滴注。咖啡因可阻断腺苷受体，使颅内血管收缩，增加 CSF 压力和缓解头痛。

（2）糖皮质激素：地塞米松 100 mg 加生理盐水静脉滴注，疗程 3 ~ 7 d。

（3）大量生理盐水静脉滴注，每日不超过 3 000 mL。

4. 硬膜外血贴疗法

用自体血 15 ~ 20 mL 缓慢注入腰或胸段硬膜外间隙，血液从注射点上下扩展数个椎间隙，可压迫硬膜囊和阻塞脑脊液漏出口，迅速缓解头痛，适于腰穿后头痛和自发性低颅压性头痛。

5. 手术治疗

对于常规治疗无效的患者，则积极寻找脑脊液漏口而进行手术治疗。

四、临床体会

（1）补液尽量以口服补液为主，静脉补液量一般不要超过每天 3 000 mL，防止出现液体潴留及心力衰竭，特别是有心脏疾病及老年患者。

（2）虽然部分患者脑脊液结果出现典型的病毒感染的特点：蛋白升高、有核细胞计数增加，但是否进行抗病毒治疗，对于预后并没有统计学差别。

（3）对于内科常规治疗无效的患者应积极寻找脑脊液漏口以便进行手术治疗。

（4）本病大多数患者预后良好，早期诊断与及时治疗很重要。

第四章　眩晕

第一节　眩晕概述

眩晕（头晕）是引起患者极大痛苦、甚至对工作和生活质量造成严重影响的一组常见症候群。导致此症候群的相关疾病发病率、患病率高，患者数量大。眩晕病因涉及多个学科与专业，如耳鼻喉科、神经内外科、骨科、内科、眼科、心理精神科等专业科室，存在相互交叉；有的急性眩晕如果迁延不愈，可能转化为长期慢性头晕，给患者带来长期的生理和心理上的困扰。根据前庭疾病国际分类法，目前将前庭症状分为4大类：眩晕、头晕、前庭视觉症状和姿势症状，每一大类中又有多个亚类。

眩晕是指运动幻觉或错觉。患者可主诉视物旋转或自身旋转感：即没有自身运动时产生了运动的感觉或正常头动时产生与这种运动不同的变形扭曲的自身运动感，也可主诉为非旋转性感觉如自身飘忽、倾斜、摇摆、跳动感或滑动感。头晕是指空间定向障碍或损害。患者通常对自身的位置、姿势及周围环境的错误判断，产生不稳、跌倒感。前庭－视觉症状是指在由前庭病变所致或前庭－视觉系统相互作用下产生的视觉症状，如视物倾斜、视物模糊、视觉震荡、视觉滞后、运动性视物模糊等症状。姿势症状是指患者处于直立体位（包括坐位、站立、行走）时产生的不稳、方向性倾倒、几乎跌倒的感觉等。

一、眩晕的解剖学基础

人体平衡的维持，依赖于视觉系统、前庭系统及本体感觉等三个系统的功能正常及相互协调。在不同的条件或场景下，这三个系统的作用会有变化。如在黑暗环境中，主要依赖前庭或本体系统来保持平衡，而在黑暗而又崎岖的道路上行走时，主要靠前庭系统的正常功能来保持平衡。前庭系统由左右内耳的三对半规管及椭圆囊、球囊、前庭神经及其前庭中枢组成。半规管负责感知人体的角加速度，椭圆囊和球囊则分别负责感知水平方向与垂直方向的加速度。起源于壶腹嵴、椭圆囊、球囊的神经形成前庭神经，经脑桥前庭神经核换元，经内侧丘系传入前庭中枢，并与小脑、中脑的动眼神经核、皮质脊髓束等形成联系，构成完整的前庭－视觉－运动系统协调的平衡功能的整合调节网络。

二、眩晕的常见原因和发病机制

1. 病因

前庭、脑干、小脑、脊髓的病变及大脑皮质中枢的任何部分病损，均会导致眩晕、头晕或平衡障碍的发生。由前庭系统导致眩晕的原因大致可分为前庭周围性和前庭中枢性，50%以上的患者都是前庭周围性原因。

（1）前庭器官周围性病变。

①膜迷路由于缺血、感染等原因引起的水肿。

②耳石脱落于半规管或壶腹嵴。

③内听动脉栓塞导致耳蜗或前庭缺血。

④外伤。

⑤前庭神经炎症。

⑥前庭变性疾病或自身免疫性前庭病变。

（2）脑干或小脑病变。

①脑干或小脑炎症。

②脑干或小脑出血、梗死或短暂性缺血发作。

③脑干、小脑肿瘤。

④脑干或小脑脱髓鞘。

⑤大脑皮质病变或平衡整合功能减退。

（3）心理精神性因素。

①惊恐障碍。

②焦虑状态。

（4）遗传性疾病。

（5）原因不明者。

2. 发病机制

眩晕、头晕、失衡是临床症候群，导致此类症候的疾病很多，每一种疾病各有其病因和病机。但总体上讲，人体平衡功能的保持，需要有前庭系统、本体觉和视觉系统功能的完整，以及它们各自在中枢神经系统内不断被整合、相互协调。在此三个系统的任何一处病变或功能障碍都将导致原有平衡状态被打破，或影响平衡功能的康复。

三、眩晕的诊断思路

1. 病史采集

（1）眩晕/头晕症状的性质。

（2）眩晕/头晕症状的程度。

（3）眩晕/头晕症状持续时间（表4-1）。

（4）眩晕/头晕伴随症状：是否有视物旋转、视物模糊或震荡、耳鸣、听力下降、恶心呕吐、大汗、便意、头痛、黑蒙、四肢麻木无力、跌倒、言语不清、饮水呛咳及精神症状等（表4-2）。

（5）眩晕/头晕症状发作的频度或周期性。

（6）眩晕/头晕症状诱发、加重及缓解因素（表4-3）。

（7）既往病史：高血压、糖尿病、高脂血症、头颈部外伤史、颈椎病、血液系统疾病、精神或心理疾病等。

表4-1 眩晕持续时间及提示

眩晕持续时间	可能的诊断
数秒	良性阵发性位置性眩晕(BPPV)、前庭型偏头痛、心律失常、梅尼埃后期、前庭阵发症、外淋巴瘘、前半规管裂
数分	短暂性脑缺血发作(TIA)、惊恐发作、前庭型偏头痛
20分钟至数小时	梅尼埃后期、前庭阵发症、听神经瘤
数天	前庭神经炎初期、迷路炎、脑血管病、脱髓鞘
数周	心因性疾病、神经系统疾病、双侧前庭功能减退、慢性中毒

表 4-2　眩晕伴发症状及提示

症状	可能的诊断
眼震	周围性或中枢性眩晕
神经系统局灶症状	脑血管病、颅内肿瘤、感染、脱髓鞘
畏光、怕声	前庭性偏头痛
面神经无力	耳带状疱疹、听神经瘤
头痛	前庭性偏头痛、听神经瘤
耳鸣	梅尼埃病、听神经瘤、迷路炎
耳胀满感	梅尼埃病、听神经瘤
耳或乳突疼痛	急性中耳炎、听神经瘤
听力损失	梅尼埃病、外淋巴瘘、听神经瘤、胆脂瘤、耳硬化症、TIA 或侵及小脑上动脉状疱疹病毒感染
平衡失调	单侧前庭神经病变、桥小脑角肿瘤、脑血管病等中枢病变

表 4-3　眩晕诱发因素及提示

自发性发作	前庭性偏头痛、急性前庭外周病变、梅尼埃病、脑卒中、脱髓鞘、韦尼克(Wer-nicke)脑病
头部 / 体位位置改变	BPPV、前庭性偏头痛、急性迷路炎、桥小脑肿瘤脱髓鞘病、外淋巴瘘
瓦尔萨尔瓦(Valsalva)动作	半规管裂、外淋巴瘘
工作压力、应激等	精神或心理疾病、前庭性偏头痛
近期上呼吸道病毒感染	急性前庭神经炎
免疫功能低下抑制	耳部带状疱疹

2. 体格检查

（1）一般内科体检：意识情况、关注血压（直立位、两臂血压差）、心脏、颈部（颈部活动度及范围、颈部杂音听诊、颈或后枕部压痛）。

（2）眼部检查：眼球静止时状态、眼球运动功能（眼球运动范围、视跟踪、扫视、反扫视）、视力。眼震检查是重点之一：注意眼震的方向、强度、持续时间、诱发方式等。

（3）头动检查：低频正弦式头动、头脉冲试验、甩头试验、水平头脉冲检查、凝视性眼震、摇头性眼震检查等。

（4）听力检查。

（5）步态检查：单腿站立试验、Tandem Romberg 站立、Tandem 行走、Fukuda 原地踏步、行走转头试验等。

（6）位置性检查：位置试验、变位试验。

（7）鉴别性筛查试验：椎动脉检查、颈源性因素筛查等。

（8）神经系统体格检查。

3. 辅助检查

（1）纯音听阈测定。

（2）视频眼震电图。

（3）耳蜗肌源诱发电位。

（4）听性脑干反应。

（5）颈部血管超声。

（6）平衡功能评定。

（7）影像学检查：颈椎、耳蜗、头部的 X 线、CT、MR 等。

（8）血液相关检查：如血常规、血糖、血脂等。

（9）心理测试及精神状态评估。

4. 诊断流程（图4-1）

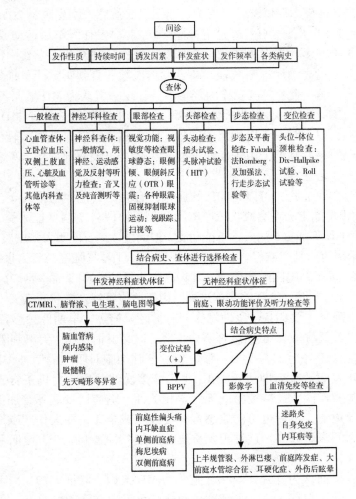

图4-1 眩晕诊断流程

第二节　梅尼埃病

梅尼埃病（MD）是特发性内耳疾病，临床主要表现为反复发作旋转性眩晕、波动性感音神经性聋，伴耳鸣、耳闷感，间歇期无眩晕，可持续性耳鸣，多年来国内将其译为"美尼尔病"，已证实内耳病理改变为膜迷路积水。1989年"自然学科名字审定委员会"根据法语读音译为梅尼埃病更贴切，因其为独立的内耳疾病，不主张用梅尼埃综合征等词。

一、病因和发病机制

目前真正的病因和发病机制尚不明确，最主要的组织病理学改变是内淋巴积水。导致内淋巴积水的因素可以是内在的，也可以是外在的，内因包括：乳突气房的发育不良、前庭导水管和内淋巴囊的发育不良、乙状窦前移和基因易感性；另外，自身免疫反应过敏、耳硬化、病毒、血管和创伤等外因均可以引起调节内淋巴稳态的细胞化学和生物机制的紊乱，如：离子的紊乱，从而导致内淋巴积水。其发病机制有以下几种学说：内淋巴高压学说、膜迷路破裂学说、钙离子超载学说、外淋巴间隙淋巴液混合学说等。

二、诊断与鉴别诊断

1. 临床症状

MD临床表现多种多样，对患者威胁最大的就是发作性眩晕，其次为耳聋、耳鸣、耳闷。

（1）眩晕：2/3 病人以眩晕为首发症状，由于前庭终器受刺激，突觉天旋地转，自身要跌倒。常在睡梦中发作，起病急，有自身或环境旋转，滚翻、摇摆或颠簸感，剧烈眩晕 20 min 至 12 h。眩晕发作时，常伴有自发眼震及面色苍白、出汗、呕吐等自主神经症状。眩晕发作缓解后运动或声光刺激可使症状再发，个别患者可间隔 1～5 年，多数患者 1 年或 1 个月发作数次，甚至几天发作一次。一般规律为首次发作以后犯病次数逐渐增多，达高潮后逐渐减轻，减少发作次数，直到听觉严重损失后眩晕减轻或消失。眩晕的剧烈程度因人而异，同一患者每次发作的轻重不一。现一般认为 MD 早期各种症状由机械因素引起，晚期由生化因素引起。有两种少见的眩晕发作类型，在诊断疾病时应归于 MD 的范畴：① Lermoyez 综合征：先有耳聋、耳鸣，但无眩晕，以后突然眩晕，听力随之好转，耳鸣减轻。②椭圆囊危象：患者在意识清醒的情况下出现的突发倾倒，由于发作突然，患者会出现面部损伤。患者突感腿部无力跌倒，猝不及防，可自行站起，且无眩晕。

（2）耳鸣：是一种主观症状，可以是 MD 的症状，有时比其他症状早几年，而未引起患者重视。约80% 患者有此症状，病程早期常为嗡嗡或吹风样声，属低频性耳鸣，患者常能耐受，后期蝉鸣属高频性耳鸣，整天存在，在安静环境中耳鸣加重，病人常不能耐受，但尚能入睡，说明大脑皮质抑制时耳鸣减轻或消失，发病前耳鸣加重，眩晕缓解后耳鸣减轻。耳鸣有以下特点：①耳鸣强度与听力损害程度一致；②耳鸣声调与听力损害频率区有关，可用耳鸣匹配曲线确定其为高频或低频性耳鸣；高频听力下降，常引起高频性耳鸣；低频听力下降，引起低频性耳鸣；③随着病程进展，由于适应耳鸣，症状减轻。

（3）耳聋：听力下降是主要症状，急性发作期时被眩晕掩盖。早期低频感音神经聋，常呈可逆性的，有明显波动性听力减退者只有 1/4，虽然患耳听力下降，但又惧怕强声、尖声刺激，此种现象表明有重振，是一种响度畸变，可能由于外毛细胞受损，强声刺激下脑细胞对听觉的增补作用。MD 造成听力损失因人而异，可在 1～2 年发病数次后即达 60 dB，也可能多次波动后听力仍正常，也可能某次严重发病后达全聋。故听力丧失与发作次数、持续时间无一定相关性，随病情发展耳聋加重，高频亦下降且无波动现象，总的趋势是每况愈下，最后可呈严重感音神经性聋或全聋。在发作间歇期，对同一声音，两耳感到声调不同，患耳听到的声调较高，这种现象称复听，是一种音调畸变，复听和重振都是耳蜗感应性聋的特殊情况。

（4）耳部闷胀感：以前认为耳聋、耳鸣、眩晕为 MD 典型三联征。1946 年后发现 1/3 的患者有患耳胀满感，甚至患耳前、后区亦有压迫、胀满感。此症状可发生在病程的早期，常出现于眩晕发作之前，经过反复发作后此症状不明显或者患者适应了常不诉此症，许多学者将其归之于 MD 的第四联征。

（5）自主神经症状：恶心、呕吐、出汗及面色苍白等自主神经症状是剧烈眩晕发作的伴随症状，其出现常反映眩晕的剧烈程度，自主神经症状与自发眼震一样都是 MD 的客观体征。

（6）平衡障碍：MD 缓解期除听觉障碍外，少数患者平衡功能障碍，表现为持续性不稳感，或偏向一侧的倾倒，有时发生防护性倾倒，如行走前突感前后道路向下沉，为防止向前跌倒而将身体后仰，结果向后跌倒，有时觉前方道路升高，怕向后跌倒而发生向前扑倒。

2. 辅助检查

（1）纯音测听：早期即可逆期，为低频（0.25～1 kHz）听力下降，是上升型听力曲线，多次检查有 10～30 dB 的波动；中期高频（4～8 kHz）下降，2 kHz 听力正常呈"峰"型曲线；后期 2 kHz 亦下降或高频进一步下降，呈平坦型或下坡型曲线。

（2）电反应测听：用电反应仪可客观的测出从蜗神经到脑干下丘核的点位，MD 的听力损伤可在耳蜗，用耳蜗电图可测得总和电位（SP）与蜗神经动作电位（AP）幅度的比值，一般认为 SP/AP ≥ 0.4 视为异常，可作为内淋巴积水的诊断依据，但是如果任何情况导致听神经活动降低，从而引发 AP 降低时，这时的 SP/AP 比值增高不一定反应膜迷路积水，因此还要结合临床表现综合判断。

（3）头脉冲试验（HIT）：约 13%MD 患者出现一侧 HIT 降低，但同时伴有一侧温度试验降低者约42%。这说明 MD 患者的半规管功能在相当程度上是保留的，没有受到严重伤害。42% 患者温度试验受损，仅 13%MD 患者 HIT 受损，说明 MD 更容易损害前庭终末器官处理低频信号的功能。HIT 属于引发正常频率反应的生理刺激，容易产生中枢适应。温度试验属于引发正常频率之外的非生理性刺激，因此不易产生中枢适应。

（4）温度试验：冷热水或空气刺激外耳道，用眼震电图仪计算眼震之慢相角速度，以相对值计算双侧不对称比 CP 值。MD 常表现为患侧半规管功能低下，冷热试验正常者亦不排除本病，温度试验仅显示低频外周前庭功能损害的情况，对 MD 没有特异性。

（5）前庭脊髓反射检查：眩晕发作后可做原地踏步试验，走直线试验，做书写、过指及 Romberg 试验，患者均向前庭功能损害侧偏斜。现用静态姿势图定量检查 Romberg 试验，可定量测试晃动轨迹的长度和速度，MD 者晃动的轨迹较正常人长，速度大，重心后移。

（6）影像学检查：颞部 CT 扫描偶呈前庭导水管周围气化差，导水管短而直，膜迷路磁共振成像（MRI）部分患者可显示前庭导水管变直、变细。

3. MD 的分期

主要依据 0.5、1、2、3 kHz 四个纯音频率电测听或音叉检测所显示的听力丧失程度来分期。1 期：听力丧失 < 25 dB，2 期：听力丧失达 25 ~ 40 dB。3 期：听力丧失达 41 ~ 70 dB。4 期：听力丧失 > 70 dB。

4. 诊断要点

MD 的诊断主要根据患者的病史及发作时的主要临床表现进行诊断，根据 MD 的确定性程度，分为几种不同程度的诊断标准。

（1）确切性 MD 诊断标准。

①自发性眩晕，每次持续 20 min 至 12 h。

②患耳在眩晕发作期间或之后出现低中频感音神经性聋。

③疾病早期，眩晕发作时伴有波动性耳科症状（听力下降，耳鸣，耳胀满感）。

④其他前庭疾病不能解释的症状。

（2）疑似 MD 的诊断标准。

①眩晕或头晕发作 2 次以上，每次持续 20 min 至 24 h。

②患耳出现波动性耳部症状（听力、耳鸣或耳胀满感）。

③已经排除其他前庭疾病可能。

5. 鉴别诊断

（1）突发性聋：在很短时间内出现严重的感音神经性聋，若伴眩晕很易与 MD 首次犯病相混淆，其鉴别要点为：①突发性聋是以高频下降为主；而 MD 早期以低频下降为主，且有听力波动。②突发性聋之眩晕 2 ~ 3 d 减轻或消失，以后不再复发；而 MD 为反复发作性眩晕。③给予利尿药或甘油治疗后突发性聋无效，而 MD 听力可恢复。

（2）良性阵发性位置性眩晕（BPPV）：其特点为头位变动或某一特定头位时出现眩晕及眼震，发作时与 MD 相似，其鉴别要点为：①典型 BPPV 间歇期无任何症状及体征，听神经及前庭功能正常；而 MD 有耳聋、耳鸣及位听功能异常。② BPPV 在特定体位症状明显；而 MD 任何体位都可眩晕，患侧卧位更明显，眼震为水平型向健侧。③ BPPV 通过体位治疗后症状可缓解；而 MD 活动体位症状加重。④ BPPV 眩晕发作时间为数秒或几分钟；而 MD 眩晕时间长达数小时。

（3）前庭神经病变：包括前庭神经炎或前庭神经供血不足，可于感冒后突发眩晕、恶心、呕吐。鉴别点为本病无耳蜗症状，眩晕持续时间较长，代偿后眩晕消失，很少复发。

（4）后循环缺血（PCI）：主要为迷路动脉供血不足引起，50% ~ 75% 的患者以眩晕为首发症状，多见于中老年人，常伴有视物模糊、复视、核间肌麻痹、言语含糊、猝倒等脑干缺血症状，影像学检查可见腔隙性脑梗死、颈椎骨质增生、椎间孔与横突孔变及动脉硬化、狭窄等表现；颈部血管彩超检查及经颅多普勒检查，显示椎 – 基底动脉供血不足。

三、治疗

1. 急性发作期治疗

（1）一般治疗：绝对卧床休息，避免声光刺激，消除恐惧焦虑心理，控制食盐和水分的摄取量。

（2）药物治疗。

①前庭神经镇静药：地西泮（安定）5 ~ 10 mg，口服，每日 1 ~ 2 次，若呕吐严重可改用 10 mg 肌内注射或静脉滴注。

②抗胆碱能制剂：东莨菪碱每次 10 ~ 20 mg，肌内注射。

③血管扩张药。

倍他司汀：6 ~ 12 mg，口服，每日 3 次；或 2 ~ 4 mg，肌内注射，每日 3 次；或倍他司汀 20 ~ 40 mg 加入生理盐水 200 mL，静脉滴注，10 ~ 15 d 为 1 个疗程。

氟桂利嗪（西比灵）：10 mg，口服，每晚 1 次，疗程 1 个月。

④利尿药：氢氯噻嗪（双氢克尿塞）25 mg，口服，每日 2 ~ 3 次，1 周后停药或减量，服药期间注意补钾。

⑤其他治疗：眩晕早期可静脉滴注低分子右旋糖酐每天 250 ~ 500 mL。三磷腺苷（ATP）静脉滴注或口服；拟诊为自身免疫或变态反应因素有关的 MD，可口服或静脉滴注类固醇激素，如地塞米松片 0.75 mg，口服，每日 3 次，1 周后递减；或地塞米松 5 ~ 10 mg，静脉滴注，3 d 后可递减；高压氧治疗。

（3）手术治疗：10% 病例没有足够有效的治疗，可能考虑需要手术治疗，例如内淋巴囊减压手术、前庭神经切断手术等，内淋巴囊减压手术可以早期缓解淋巴水肿和压力增高，减低对毛细胞的破坏。适时进行早期手术适应证的评估，权衡利弊条件下，选择适当手术方法。

2. 间歇期治疗

无症状者无须任何治疗，有平衡障碍、耳聋、耳鸣者，可根据症状特点进行相应治疗，以防止眩晕发作及听力进一步下降。

（1）防止眩晕急性发作：保持生活规律，减少精神、情绪刺激，低盐饮食，每日限定盐 1.5 g 以下，避免刺激性食物如咖啡、酒、烟等。

（2）耳聋、耳鸣等耳蜗症状的治疗：常选用血管扩张药、改善内耳微循环药物，内淋巴高压者可加服利尿药，用法、用量见"急性发作期治疗"，用药强度比急性发作期缓和。

（3）前庭功能重建训练：前庭功能训练方法很多，在此介绍 Cawt horne 前庭体操疗法。

①眼运动：眼球向上、下运动 20 次；从一侧到另一侧 20 次；注视手指于一臂的距离，移动手指到 35 cm 处，再回到一臂远，20 次，开始慢以后加快。

②头运动：睁眼，头前屈后伸 20 次；从一侧转头到另一侧 20 次；开始慢后加快，眩晕消失后，闭眼做同样动作。

③坐位：耸肩 20 次；转肩向右再向左 20 次；向前屈，从地上拾起东西，再坐好 20 次。

④立位：睁眼从坐到立，再坐回 20 次；闭眼同样动作 20 次；在两手之间掷橡皮球，于眼平面以上或在膝部以上两手之间掷球。

⑤走动：横穿房间走动，先睁眼后闭眼各 10 次；上、下斜坡先睁眼后闭眼各 10 次。弯腰俯首和转动的游戏如滚木球等；单足站立先睁眼后闭眼；一足在另一足的正前方行走，先睁眼后闭眼。

各节体操开始应非常缓慢，以后逐渐加快速度，从卧位，到坐位，到立位。每天 2 ~ 3 次，每次 15 ~ 30 min，锻炼 2 个月无效可停止治疗。

四、临床体会

（1）MD 患者眩晕持续具体时间通常难以明确，因为患者很难分辨到底是眩晕发作，还是眩晕后相关症状。

（2）MD 中存在特殊的临床表现，由于前庭—脊髓反射张力突然丧失，导致患者出现坠落感或不常见的侧推感，通常持续数秒钟，很少持续超过数分钟。这种现象通常称为坠落发作或 Tumarkin 耳石危象。

（3）大多数患者在疾病早期眩晕发作的 24 h 之内，会出现听力改变，并表现出波动性缓解现象。当眩晕反复发作数年，患者出现永久性听力损失及耳鸣，眩晕发作时不再伴有诸如耳胀满感等耳部症状。

（4）MD 眩晕是一种在没有发生躯体运动的时候，出现一种自我运动的异常感觉，或在正常的躯体运动过程中出现的空间感觉扭曲。头晕和不稳感不能视为眩晕，故不能作为 MD 的诊断依据，虽然部分 MD 患者会出现长期的头晕症状或不稳感。

（5）少数 MD 患者可能同时出现双耳感音神经性听力下降（对称性或非对称性），此类患者除考虑双侧性 MD 外，尚需要排除自身免疫性内耳疾病的可能。

（6）MD 患者随着眩晕反复发作，病情不能得以控制，也会出现中高频、甚至全频型听力损失。

（7）在药物治疗保证内耳微循环扩张有足够灌流量时，高压氧治疗可以提高血液溶解氧量，恢复正常代谢，消除内耳缺氧，可减轻眩晕发作，对保障听力有好处，所以单纯药物治疗远不如高压氧联合药物治疗效果好。

第三节　良性阵发性位置性眩晕

良性阵发性位置性眩晕（BPPV）是一种阵发性、由头位变动引起的，伴有特征性眼震的短暂的发作性眩晕，是最常见的前庭疾病。本病可见于各个年龄段，但儿童少见。并非所有的头动都可引起 BPPV 发作，只有与重力垂直线夹角有变化的头动才能出现症状。

一、病因和发病机制

1. 病因

大多数患者原因不明，少数患者继发于头部外伤后、梅尼埃病、前庭神经炎、突发性聋或内耳手术后。

2. 发病机制

耳石脱落学说（嵴顶结石症学说，半规管结石症学说）；黏性增强学说；双侧前庭功能不对称。

二、诊断与鉴别诊断

1. 临床分类

通常按照耳石脱落的部位分为：①后半规管 BPPV；②水平半规管 BPPV；③前半规管 BPPV；④混合型 BPPV。临床上以后半规管 BPPV 最常见，其次为水平半规管 BPPV，而前半规管 BPPV 和混合型 BPPV 临床上比较少见。

2. 临床表现

（1）临床特点：通常 BPPV 具有下列 5 个临床特征：①潜伏期：头位变化后 1 ~ 4 s 后才出现眩晕。②旋转性：眩晕具有明显的旋转感，患者视物旋转或闭目有自身旋转感。③短暂性：眩晕在不到 1 min 内自行停止。④转换性：头回到原来位置可再次诱发眩晕。⑤疲劳性：多次头位变化后，眩晕症状逐渐减轻。

（2）不同部位 BPPV 的临床表现。

①后半规管 BPPV：a. 当处于某一头位时突然出现眩晕。b. 通常发生于床上向某一侧翻身、头向一侧活动或做伸颈动作、乘车时突然加速或减速时，改变激发眩晕头位后眩晕减轻或消失，多于一分钟内停止。c. 至激发头位时 3 ~ 6 s 出现短暂的旋转性眼震，易疲劳，右耳向下时为反时针旋转，左耳向下时为顺时针旋转，直立时出现反向眼震，眼震时间一般不超过 30 s。

②水平半规管 BPPV：a. 常在床上向左右翻身时发作，当头转向患侧时眩晕或眼震加剧。b. 做头部的垂直运动如抬头或弯腰后的直立则不会引起眩晕。c. 潜伏期短（2 ~ 3 s），持续时间可能略长，疲劳性不确定（可有可无）。d. 大部分患者眼震方向为水平向地性。

③前半规管 BPPV：a. 患者眩晕症常出现在迅速坐起或躺下时。b. 时间 1 min 内。c. 眼震不明显，常表现为轻微的旋转性眼震，眼动快相朝患侧。d. 症状具有易疲劳性。

3. 辅助检查

（1）Dix-Hallpike 试验：这是用来确定 BPPV 诊断最常用的检查方法（图 4-2）。患者坐位水平方向转头 45°，快速躺下使头悬垂与水平面呈 30°。这种体位正好使后半规管处于受重力牵拉的平面。黏附于壶腹嵴顶或浮动于半规管长臂的碎片会移动并引起眩晕和眼震。眩晕出现可有潜伏期，该体位应维持30 s。如果患者有 BPPV，当患耳为下位耳时会诱发眩晕和眼震。然后患者缓慢恢复坐位。如果患者在悬头位出现眩晕和眼震，恢复坐位时还会出现眩晕和眼震。该体位也使前半规管处于相对悬垂的位置，因此前半规管 BPPV 也可诱发眩晕，前半规管 BPPV 的眼震方向为向下扭转性眼震。

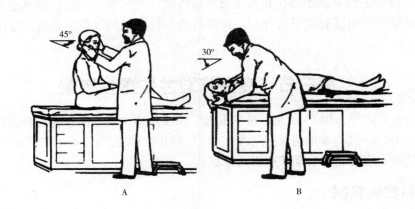

图 4-2　Dix-Hallpike 试验

（2）侧卧试验：患者坐于检查床上（图 4-3），头向一侧转 45°，然后快速向对侧侧卧。这样处于向下耳的后半规管壶腹嵴受到重力的牵拉，管结石或嵴顶结石诱发眩晕和眼震。同样，下位耳内前半规管耳石也可移动，出现眩晕和向下的扭转性眼震。然后患者恢复坐位。

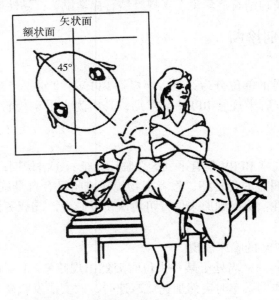

图 4-3　侧卧试验

（3）滚转试验：患者仰卧头屈曲 20°（图 4-4），然后头快速向一侧转动，并保持头位 1 min，观察有无眩晕出现。头位再转回中线位（仍然是轻度屈曲位），再快速转向对侧。水平半规管 BPPV，由于耳石在水平半规管内来回移动，左转和右转两个方向都会出现眩晕和眼震，头转向患侧时慢相眼速加快，眼震时程延长，患者主观症状加重。眼震的方向取决于是嵴帽结石还是半规管结石。水平半规管结石眼震方向向地，有疲劳性，而嵴顶结石眼震方向离地，持续存在不疲劳。

（4）影像学检查：如怀疑颈椎病者，可做颈椎 X 片或 MRI 以了解颈椎骨质增生及脊髓受压的程度。怀疑有中枢性眩晕者可行 MRI + MRA 检查以明确颅内病变及血管情况。

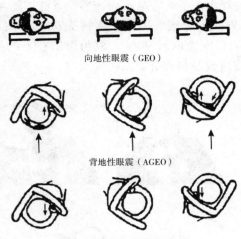

向地性眼震（GEO）

背地性眼震（AGEO）

图4-4　水平滚转试验

4. 诊断要点

（1）反复发作性眩晕，眩晕常在体位变化时诱发。

（2）特征性眼震。

（3）眩晕持续时间一般小于1 min。

（4）Dix-Hallpike试验、侧卧试验、滚转试验阳性。

5. 鉴别诊断

（1）中枢性位置眩晕：常见于大脑第四脑室肿瘤及血管病变，可有头痛、恶心、呕吐及其他阳性神经体征。常有自发性眼震，体位测试眼震持续在30 s以上，无潜伏期，无疲劳，CT及MRI可进一步确诊。

（2）颈椎病：颈椎骨质增生可压迫椎动脉或刺激颈交感神经而引起椎动脉痉挛，使前庭供血不足，多见于40岁以上成人，眩晕发作与特定头颈位置有关。常合并其他椎-基底动脉供血不足症状，如头痛、视觉障碍及上肢麻木等。颈椎X线片可见第4～6节颈椎有骨质增生或其他畸形。

三、治疗

1. 耳石复位

（1）Epley复位法：用于治疗后半规管结石症。如果右侧为患侧，如图4-5所示，第一步是患者坐在检查床上头向患侧（右侧）转45°，使患者运动到Dix-Hallpike体位的患耳侧（图4-5），保持下位1～2 min。然后头向对侧方向转90°，短暂保持新的位置，患者旋转呈侧卧位，但面朝下鼻子与仰卧位成135°角位置。在最后的位置上患者可能出现短暂相同特征的眩晕和眼震，表明耳石碎片在后半规管内移动。然后保持该头位缓慢坐起。

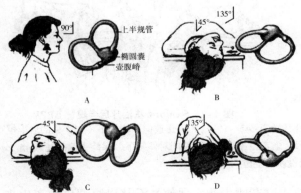

图4-5　Epley法后半规管复位步骤（右后BPPV）

A. 患者坐于检查床，头有转45°；B. 快速后仰，使头与水平面成10°～30°；C.将患者头左转90°；D. 头再向左转90°，待眩晕消失后坐起

（2）BBQ复位方法：用于治疗水平半规管结石症，复位方法如图4-6所示。①患者仰卧位；②头快速向健侧转90°；③再向相同方向（健侧）做第二次转头90°，肩膀和身体也同时快速转动至鼻子朝下的俯卧位；④头再次快速向相同方向转90°，成为患侧在下的侧卧位；⑤再继续转90°，回到鼻子朝上的仰卧。每一位置等待直到眩晕停止。

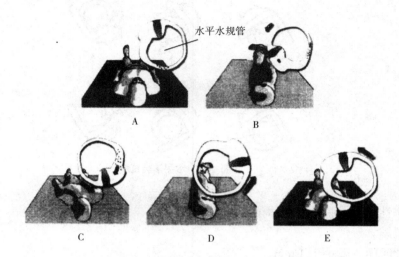

图4-6 向地性眼震（右侧水平BPPV）的复位

A. 患者仰卧；B. 头向健侧转动90°；C. 身体转动180°由仰卧位变为俯卧而头位保持不变；D. 继续转动90°至面部向下，再继续转头90°至患耳向下；E. 回到平卧位。每次头位变换须迅速在0.5 s内完成，每一体位保持30～60 s直至眼震消失，整个过程头部转动共360°

（3）Semont法：治疗后半规管BPPV，Semont法是判断病变侧别后，医师站在患者前方，进行以下步骤（图4-7）：以右侧为患侧为例。①患者坐在检查床中间，头从正中向健侧转45°；②迅速向患侧侧卧90°，以后脑勺枕于检查床上；③迅速坐起向健侧180°俯卧，保持头与肩膀之间45°位置；④最后缓慢恢复直立坐位，头保持稍向前倾。

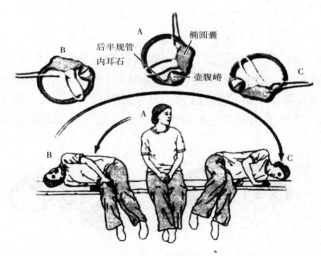

图4-7 Semont法治疗后半规管BPPV

A. 患者坐于检查台头向健侧转45°；B. 患者迅速向患侧躺下（与受累的后半规管平面平行），直到头20°悬位；C. 1 min后，患者经过开始的坐位向对侧躺下，保持头偏向健侧45°不变（鼻45°向地），保持该体位1 min后缓慢恢复坐位

（4）Gufoni顶石症复位：以右侧为例，促使耳石从壶腹部位游离出来，向水平半规管后部移动。①患者直立坐位头朝前；②患者快速向患侧侧卧，头接触到床时要迅速减速；③头向上转45°，并停留2 min观察；④缓慢恢复直立坐位。此手法可重复2～3次，同时观察眼震方向。

2. 药物治疗

倍他司汀片：6 ~ 12 mg，口服，每日 3 次。

3. 手术治疗

手法复位及药物治疗无效的患者可考虑手术治疗，包括前庭神经切断，支配后半规管的单孔神经切断及患侧半规管的阻塞。耳石复位多可治愈，故手术很少采用。

四、临床体会

（1）诊断需要解决哪一侧是病侧，哪个半规管受累，管石症还是顶石症等三个方面问题。

（2）在耳石复位的过程中要特别注意观察眼震的变化情况，以了解耳石是向壶腹移动还是远离壶腹移动，以便达到更好的复位效果。

（3）针对每个耳石症的患者，到底重复复位多少次为好目前还没有统一的标准，应根据患者的耐受程度确定重复的次数，不一定在一次治疗中重复太多。

（4）前庭康复训练除了耳石复位，对于合并了其他疾病或有前庭功能损害的患者，也应进行适当的前庭康复训练。

（5）BPPV 可见于各个年龄段，但儿童少见。其预后良好，每年有 10% ~ 15% 的复发率，对管石复位治疗的反应仍好。BPPV 有自愈性，少数患者可以自行缓解，超过 3 个月不愈者称为"顽固性"，复位无效可行手术治疗。

（6）目前各种复位方法中管石症的相对成熟，还没有标准的顶石症的复位方法。

（7）Dix-Hallpike 手法被认为是诊断 PC-BPPV 的金标准，但专业和非专业临床医师之间的准确性可能会有很大不同。因此，Dix-Hallpike 手法阴性不一定排除 PC-BPPV 的诊断。可在另一次的访视中重复 Dix-Hallpike 手法以确认诊断并避免假阴性结果。

第四节　前庭神经炎

前庭神经炎以往又称前庭神经元炎，指仅发生于前庭神经及前庭神经节的炎症病变，耳蜗及前庭中枢系统正常，多发生于 20 ~ 60 岁的成年人。半数以上患者有上呼吸道或胃肠道感染史，本病与病毒感染有关，也可继发于病灶感染或血管因素。

一、病因和发病机制

目前病因病机不完全明确，因其常发生在感冒后，推测可能为病毒感染或病灶感染性疾病，导致前庭神经和其节细胞受损，亦有学者认为与血管因素有关。

二、诊断与鉴别诊断

1. 临床表现

（1）多见于成年人，无性别差异，约 30% 患者发病前有感冒史。

（2）突发性眩晕：突然发作的重度旋转性眩晕，有明显的平衡障碍，常伴有恶心、呕吐，数小时达到高峰，可持续数天或数周。无听力及其他脑神经受损。急性发作后，眩晕和平衡障碍逐渐减轻，但通常持续数天，3 ~ 4 周后症状基本消失，以后转为位置性眩晕，6 个月症状全部消失。老年人恢复慢，可长达数月。

（3）向患侧倾倒：在患者活动中很容易观察到，闭目直立试验可进一步证实，方向性倾倒感更为明显。

（4）发作多为单侧性，偶有两耳先后发病者。

（5）可分为单次发作型及多次发作型两种类型，多次发作型为反复发作眩晕或不稳感，系前庭神经部分萎缩或神经功能障碍所致。

（6）体征：急性发作期可见自发性、水平或水平旋转性眼震，眼震方向依前庭功能受损严重程度而定，单侧者向健侧，双侧者向损伤较轻侧。

2. 辅助检查

（1）自发性眼震检查：早期可见自发性水平或水平旋转性眼震，快相指向健侧。在静态眼震未见时，可进行甩头试验或摇头试验检查。

（2）纯音测听检查：正常或无新增听力损伤。

（3）耳镜检查：外耳道及骨膜正常。

（4）前庭功能检查：病情控制稳定或眩晕缓解后可行冷热检查试验，患侧半规管轻瘫或麻痹，有时呈向健侧优势偏向。VEMP 检查可出现患侧潜伏期延长、振幅低或未引出，提示前庭功能受累。

3. 诊断要点

（1）发病前多有上呼吸道感染或胃肠道感染史。

（2）突发眩晕，有明显的平衡障碍，伴有快相指向健侧的自发眼震，前庭功能减退或半规管麻痹，发作时间长，无耳鸣及听力减退。

（3）无其他脑神经症状。

4. 鉴别诊断

（1）梅尼埃病：眩晕发作突然，发作时间短，一般几小时即消失，伴有耳鸣或听力减退、恶心呕吐，发作频繁，早期前庭功能检查正常，多次发作后则减退。早期低频听力下降，晚期可全频率下降。

（2）听神经瘤：多表现为头晕、步态不稳，以夜间为主，常有听力减退及面神经及三叉神经症状，无明确眩晕发作；脑脊液蛋白含量明显升高，CT 或 MRI 扫描可明确诊断。

（3）小脑梗死：患者突发眩晕、恶心呕吐，常伴高血压及血管硬化性心血管疾病，CT 或 MRI 扫描可发现梗死。

三、治疗

1. 前庭抑制药或中枢抑制药

（1）地芬尼多（眩晕停）：25 mg，口服，每日 2～3 次。

（2）艾司唑仑（舒乐安定）：1～2 mg，口服，每日 1 次。

（3）阿普唑仑（佳静安定）：0.4 mg，口服，每日 1 次。

（4）异丙嗪：25 mg，口服，每日 1 次。

2. 抗病毒治疗

吗啉胍（病毒灵），100～200 mg，口服，每日 3 次。

3. 类固醇激素类

（1）地塞米松：0.75 mg，晨服 1 次。

（2）泼尼松：5 mg，口服，每日 3 次。

4. 血管扩张药及营养神经、保护神经药、抗缺氧改善微循环药等

（1）金纳多：40 mg，口服，每日 3 次。

（2）倍他司汀片：6～12 mg，口服，每日 3 次。

5. 对症及支持治疗

如眩晕重，伴恶心、呕吐者可给予止吐、补液。

6. 前庭功能训练

眩晕症状减轻后尽可能早期活动，进行前庭功能康复训练，促使前庭功能早日恢复。

四、临床体会

（1）眩晕症状较重者，前庭抑制药与中枢抑制药可同时使用，但前庭抑制药多主张应用有限剂量，以缓解眩晕为度，持续时间也不宜过长，以免影响中枢代偿功能的建立。

（2）类固醇激素可消除神经炎性水肿，有助于前庭功能的恢复，早期可配合使用。

（3）所有患者均可自然好转，轻微的后遗症包括短暂的振动性幻觉和当头部快速转向患侧时的平衡

障碍。少数患者残留有长期的平衡障碍、头部运动耐受不良、继发性焦虑等。少部分患者可出现患侧后半规管的继发性 BPPV。

（4）患者的临床表现可完全正常，但其前庭功能却不一定完全恢复。

（5）本病患者年龄越小，恢复越快、越完全。

第五节　前庭性偏头痛

眩晕是偏头痛患者常见的症状，偏头痛患者的眩晕发生率比非偏头痛患者的眩晕发生率高；同时，在眩晕中偏头痛的发病率也较高，尤其是在无法明确分类的复发性眩晕中更高。近十年来的研究成果证实了前庭性偏头痛（vestibular migraine，VM）作为一个独立的疾病存在。2012 年国际头痛协会和 Barany 协会同时选择使用了 VM，并形成了诊断标准。

一、病因和发病机制

前庭性偏头痛的发病机制，本质上也就是偏头痛的发病机制，具体见偏头痛相关章节。

二、诊断与鉴别诊断

1. 临床表现

反复发作的眩晕头晕，持续时间长短不等。可持续数秒、数分或数小时数天。在眩晕头晕发作前后或同时，大多数患者有偏头痛症状。如有偏头痛家庭史可帮助诊断。大多数患者在发作时不伴耳鸣听力下降等。少部分患者可在头位变化时加重。诱发或加重的因素与偏头痛患者相同。

2. 辅助检查

目前，没有任何生物学标记物可以证实偏头痛发作。VM 的诊断主要根据病史、临床表现及床旁检查来诊断。听力检查、前庭功能检查有明显异常者，往往提示其他疾病而非 VM。

3. 诊断要点

（1）前庭性偏头痛：①至少 5 次中度或重度前庭症状发作，持续 5 min 至 72 h；②符合头痛国际分类（ICHD）定义的偏头痛（伴或不伴先兆）现病史或既往史；③至少 50% 的前庭发作伴有一个或多个偏头痛特征，如搏动样头痛、畏光、怕声、视觉或其他先兆；④不能用另一前庭疾病或偏头痛诊断解释。

（2）可能前庭性偏头痛：①至少具有中度的发作性前庭症状。②至少具有下列内容中的一项：符合国际头痛学会的偏头痛诊断标准；眩晕发作期间出现偏头痛；偏头痛的特异性诱因，如特殊食物、睡眠不规律、激素水平改变等；抗偏头痛药物治疗有效。③排除了其他疾病。

4. 鉴别诊断

（1）梅尼埃病（MD）：首次发作的 MD 有时很难与 VM 区别。典型的 MD 具有眩晕、平衡功能异常、耳鸣、进行性听力下降。听力检查是区别两者的重要手段：VM 患者可有急性发作期间的听力下降，但发作间歇期往往恢复正常。而 MD 患者听力检查呈进行性下降的表现。因此，患者在病程中只要有听力下降的证据，即使出现偏头痛，也应该诊断为 MD 而不是 VM。VM 患者往往有经常性头痛发作，或有头痛 / 头晕的家庭史，也有助于区别。

（2）良性阵发性位置性眩晕（BPPV）：VM 的眩晕往往与头痛相关联。虽然 VM 可有位置性眼震与位置性眩晕，其特点是眩晕大多持续存在于头位改变全过程，直到回复头位，且与某侧某条半规管无关。VM 可在数分钟至数天的期间内不断发作，而 BPPV 可在数周至数月内不断发作短暂性眩晕，每次发作很少超过 1 min。

（3）前庭阵发症（VP）：虽然 VM 发作持续时间有时可很短暂，但 VP 发作时间很短暂，数秒或数分钟，且有动脉搏动性。而 90% 的 VM 发作持续时间超过此时间范围。VP 一天内可多次频繁发作，VM 一天内多次发作的概率相对较低。VP 对卡马西平治疗反应良好，必要时可用卡马西平试验性治疗来鉴别。

（4）非前庭性头晕：VM 也可表现为头晕，因此需注意与可引起非前庭性头晕的疾病。如低血压、低血糖、反射性晕厥、心律不齐等。

（5）后循环缺血：后循环缺血患者有基础病病史，有脑血管病危险因素，年龄偏大，头颅 MR 可有缺血或梗死，椎基底动脉系统有动脉粥样硬化或狭窄。后循环缺血的特点如头晕、复视、构音障碍、吞咽困难、共济失调、跌倒发作。

三、治疗

抗偏头痛药物可治疗 VM。

四、临床体会

（1）VM 诊断困难，尤其是虽反复发作但不伴头痛者、初次发作者。

（2）VM 发作类型多样：眩晕持续时间、是否伴有头痛、头痛出现在眩晕之前、之后或同时，个体间差别很大，需仔细鉴别。

（3）反复眩晕发作但无听力下降的主诉或检查证实的耳蜗病变，应首先考虑诊断 VM。既往有些被诊断为梅尼埃病者，其实可能就是 VM。因此，此类患者做听力测定并注意自身对比，有助于鉴别 VM 还是 MD。

（4）按偏头痛的预防和治疗方法来治疗 VM，可达到肯定效果。反之，按此方法治疗效果好的反复发作性眩晕，更可以诊断为前庭性偏头痛。

（5）反复发作的眩晕患者，即使无肯定的偏头痛病史，眩晕发作的同时或前后也无偏头痛症状，也很可能是偏头痛性眩晕。此时，可追问其父母及家族成员是否有偏头痛病史，也可作为佐证。

第六节　前庭阵发症

反复发作性眩晕的疾病谱中，有一类眩晕具有如下特点：发作时间短（可仅为数秒），一天内发作多次，发作间歇无症状，有时可表现为头位改变时加重，临床评估困难，卡马西平治疗有良好效果。此类型的眩晕被称为前庭阵发性眩晕，或称前庭阵发症（Vestibular Paroxysmia，VP）。

一、病因和发病机制

1. 病因

椎基底动脉发育异常导致早年出现症状，或因高血压动脉硬化增加、搏动性增强导致压迫损伤第Ⅷ对脑神经。颅内血管对第Ⅷ对脑神经交叉压迫是引发短暂眩晕发作的原因。

2. 发病机制

压迫第Ⅷ对脑神经的血管多为小脑前下动脉，小部分为小脑后下动脉或椎动脉。搏动性的动脉长期对第Ⅷ对脑神经局部压迫造成被压迫神经局部的脱髓鞘改变，出现时相性的轴突间放电；压迫也可导致前庭核中枢性兴奋性增高，最终形成短暂性发作性眩晕（伴或不伴耳鸣）症状，体位改变或可诱发或加重症状。

二、诊断与鉴别诊断

1. 临床表现

（1）短暂性或位置性眩晕发作，持续时间数秒或数分钟，伴有姿势和步态不稳。

（2）发作可能与头位变化有关或过度换气有关。

（3）发作期间偶然或持续性单侧听力过敏或耳鸣。

（4）发作期可测得前庭和（或）耳蜗功能障碍，但在发作间歇期无明显功能障碍表现。

（5）卡马西平试验性治疗有效。

（6）通常无中枢性眼动异常，体格检查无脑干定位体征。

2. 辅助检查

发作期或疾病晚期，前庭功能检查、听力检查可发现受损。头部MR检查发现血管压迫第Ⅷ对脑神经，可作为诊断的辅助依据，但不作为预测是否出现前庭阵发症或判断病变侧的指标。

3. 诊断要点

根据下列临床特点可对该病进行明确诊断。

（1）短暂发作的眩晕，持续数秒至数分钟，并有自限性。

（2）特殊的身体位置或头位可诱发频繁的发作。

（3）永久性或仅出现在发作期的听力丧失或耳鸣。

（4）神经生理学检查，发现听觉或前庭功能受损。

（5）卡马西平治疗有效。

（6）排除其他引起眩晕的疾病。

4. 鉴别诊断

癫痫发作：少部分癫痫以眩晕为唯一症状。但往往伴有癫痫发作的其他症状如恶心、便意等自主神经症状及发作后的疲劳感等全身症状。

三、治疗

1. 药物治疗

卡马西平片：每日200～600 mg，分2～3次口服；或奥卡西平片：每日300～600 mg，分2～3次口服。

2. 手术治疗

对MRI证实的大血管压迫第Ⅷ对脑神经所致眩晕发作严重且药物治疗无效者，外科解压术是一项选择。

四、临床体会

（1）前庭阵发症相对少见，须与其他类似发作方式的眩晕疾病相鉴别。

（2）卡马西平有效的眩晕患者，应注意排除前庭性偏头痛、癫痫性眩晕、梅尼埃病、惊恐发作等疾病。

（3）影像学检查发现血管与第Ⅷ对脑神经关系密切，不能作为前庭阵发症的唯一诊断证据，而必须是结合是否有相应的症状。因此，选择手术应慎重。因血管减压术有其一定的风险。原则上药物治疗为主，药物治疗无效且同时伴有其他需手术的疾病如同侧面肌脑神经有血管卡压的表现（如三叉神经痛、面肌痉挛）、大的蛛网膜囊肿、桥小脑角肿瘤等，可考虑手术治疗。

（4）应高度重视卡马西平可能带来的不良反应如粒细胞减少、严重过敏导致剥脱性皮炎等。

第七节　持续性姿势－知觉性头晕综合征

心因性眩晕又称精神源性眩晕，是慢性眩晕/头晕患者中常见的一种疾病。根据ICD-11和DSM-5的定义，有焦虑引发的慢性前庭综合征、抑郁引发的前庭症状、焦虑并发发作性前庭综合征、焦虑并发慢性前庭综合征、抑郁并发前庭综合征、跌倒恐惧、持续性姿势－知觉性头晕综合征等。此节只重点介绍持续性姿势－知觉性头晕综合征（PPPD）。

一、病因和发病机制

1. 常见诱因

（1）心理因素：无器质性病变（包括无器质性前庭病变）者，头晕不稳慢性症状是原发性焦虑疾病的表现。

（2）神经耳源性：先有器质性神经耳源性前庭疾病，虽然已经治愈，但继发患者焦虑和抑郁等精神疾病。

（3）心理－生理交互作用：原先有焦虑病史者，或具备焦虑特质／焦虑倾向者，在急性前庭疾病发作之后，导致原先的焦虑疾病恶化加剧，是器质性和心因性两种因素存在交互的作用。

2. 发病机制

心理因素在眩晕疾病和平衡功能障碍扮演重要角色。心因性眩晕／头晕是由心理、行为因素参与介导的一类慢性眩晕／头晕疾病。对眩晕后果的灾难性想法和身体不适的相互作用可能是心因性眩晕的主要机制。心理障碍中的 20% ~ 30% 患者合并有前庭发作，同时，视觉性眩晕的某些症状又与惊恐发作的症状相重叠，而大部分心因性眩晕的发作与焦虑症相关。心理因素与慢性前庭疾病可以互为因果。慢性前庭疾病患者往往伴有心理或精神症状，而心理精神疾病如焦虑症患者可出现头晕或平衡障碍症状。

二、诊断与鉴别诊断

1. 临床表现

有阵发性头晕发作，常伴有自主神经症状和严重的恐惧，部分患者可伴有前庭功能紊乱。

（1）持续性非眩晕性头晕或主观不平衡感。可主诉为头晕、头重，头脑内部旋转感觉，自身与环境分离的感觉等，症状持续 3 个月以上。

（2）当自身运动时或外界物体运动时高度敏感，造成不适，使症状加重。

（3）在复杂视觉刺激环境中，如精细化视觉工作、人流量大的地方如超市、大街、公路边车流量大等，头晕和不稳感症状加剧。

第（1）是核心症状。第（2）、（3）是症状加重的因素。

2. 辅助检查

（1）前庭功能检查：温度试验、视动试验、旋转试验等，有的患者可发现前庭功能损害。

（2）动态平衡功能检测：SOT 测试提示视觉、深感觉过度依赖。

（3）心理测试如 DHI 和 HADS 量表、SCL-90、HMMA、HAMD 等筛查精神性疾病。

3. 诊断要点

（1）非旋转性头晕和（或）不稳，病程达或超过 3 个月，且每天持续至少半天。

（2）直立尤其是行走时症状出现和最重，静止尤其是卧位时消失。

（3）在自身运动或被动运动、复杂图形刺激、大范围视野移动视觉刺激等情形时可出现症状恶化。

（4）症状在前庭疾病或影响平衡功能的疾病、心理精神刺激或环境刺激后很快出现，且头晕／不稳感在这些事件结束后至少持续 3 个月或以上。

（5）明显的焦虑或功能障碍的临床症状或心理测试证据。

4. 鉴别诊断

（1）惊恐发作：典型的惊恐发作由突然发生的剧烈恐惧产生，伴有心动过速、胸痛、呼吸困难、出汗、震颤、头晕并可伴有轻度头痛。自主神经症状往往可在 5 min 内达到高峰，又可在发作后 15 ~ 60 min 自然消退。

（2）慢性前庭综合征：是一组以慢性眩晕头晕或不稳为主要症状，持续数月至数年。其特点为通常有持续性前庭系统功能障碍（视振荡、眼震、步态不稳）的临床综合征，有进行性发展和恶化的病程特点。往往有明确的原发病如小脑退行性病变、颅后窝占位、慢性双侧前庭病等。

三、治疗

1. 原发病治疗

治疗引起眩晕的各种疾病。如果患者有前庭疾病史且目前仍有活动性前庭疾病之证据，应及时治疗前庭疾病，如患者经病史－体检－前庭功能检查均提示前庭功能已经代偿，目前核心症状是 PPPD，则应以治疗 PPPD 为主。

2. 药物治疗

选择性 5- 羟色胺重吸收抑制药（SSRls）、5- 羟色胺去甲肾上腺素重吸收抑制药（SNRls）：如盐酸舍曲林片，每日 50～100 mg；文拉法辛胶囊：每日 75～150 mg；草酸艾司西酞普兰片：每日 20 mg。

3. 前庭康复治疗

早期开始前庭康复治疗，可促进前庭代偿机制尽早形成。

4. 认知行为疗法

可联合脱敏疗法和认知疗法，帮助患者重新认识焦虑的诱发因素、症状产生的机制及其自身康复的能力。

四、临床体会

（1）慢性眩晕头晕的患者，要考虑焦虑抑郁的可能。应详细询问病史，结合心理精神量表测试结果，及时诊断和治疗。

（2）心因性眩晕患者，往往同时存在慢性前庭功能损伤和焦虑抑郁。要分清两者中究竟哪个是因，哪个是果并不重要。重要的是一旦发现存在焦虑、抑郁等心理精神问题，即予以药物治疗和心理干预，以达到更好的治疗效果。

（3）服药时间至少一年以上。

第八节　后循环动脉疾病导致的眩晕

在引起眩晕症候群的诸多疾病中，后循环动脉即椎基底动脉及其分支血管疾病是其中之一，但占很少比例，据不同的研究报道，约占总眩晕原因的 10% 左右。但在临床实践中，诊断却相当混乱。特别是中老年人，颈椎 X 线检查发现有颈椎骨质增生者，常被冠以"颈源性眩晕、椎基底动脉供血不足、后循环供血不足"等病名，被误诊者相当多见。

一、病因和发病机制

1. 常见诱因

脑血管病的高危因素均可诱发：如高血压、糖尿病、高脂血症、高龄、不健康生活方式（吸烟、酗酒等）、肥胖、压力过大、过度疲劳及药物（如避孕药）等。

2. 发病机制

椎动脉、基底动脉及其分支，负责内耳、脑干、小脑、枕叶等耳或脑的重要结构的血液供应。内听动脉闭塞引起前庭及耳蜗缺血坏死；基底动脉及其分支破裂导致脑干或小脑出血；基底动脉及其分支栓塞则导致相应供血区域的脑组织短暂性缺血发作或梗死。当小脑或脑干血管性病变累及脑桥的前庭神经核群、小脑蚓部、顶核、绒球小结叶等结构时，均可产生眩晕和平衡障碍症状。

二、诊断与鉴别诊断

1. 临床表现

（1）内听动脉梗死引起的突发聋：内听动脉梗死者可出现眩晕、恶心、呕吐、高音调耳鸣、甚至听觉完全丧失即神经性聋。患者发病前数日往往出现眩晕发作，某些患者可出现步态不稳、视物模糊、头痛、跌倒等前驱症状。如果是小脑下前动脉闭塞导致的内听动脉梗死，可伴有同侧周围性面瘫，同侧面部痛温觉障碍，同侧霍纳征、对侧偏身障碍。部分患者可有同侧共轭性视麻痹、眼球震颤、肢体无力、吞咽困难等。

（2）脑干及小脑梗死：脑干、小脑梗死之临床表现取决于梗死的部位及范围大小。可表现为单纯的持续性眩晕、单纯旋转性眼震（朝向健侧）或水平 - 旋转混合眼震。或有霍纳征、面瘫、病灶侧头面部和对侧半身痛温觉丧失，步态和肢体共济失调。也可有经典的延髓背外侧综合征，表现为患侧头面部痛温觉障碍、面瘫、咽后壁反射减弱、声音嘶哑、吞咽困难、霍纳征、泌汗障碍、病灶对侧半身痛温觉障碍。如病变只累及小脑蚓部，则只导致共济失调。此类患者没有偏瘫、偏身感觉障碍，因此容易被误诊和漏诊。通常临床上遇到的所谓孤立性眩晕中，应警惕上述病变的可能性。如果大范围梗死，则将引起小脑水肿和脑疝，因此及时诊断尤其重要。

2. 辅助检查

（1）前庭功能检测：温度试验、肌源性前庭诱发电位、反射性视－眼动系统检测。

（2）影像学检查：CT、MR 检查见脑干或小脑急性责任病灶。

3. 诊断要点

（1）急性起病，存在脑血管病的高危因素。

（2）症状：眩晕，可伴持续性高音调耳鸣和听力下降；共济运动失调，除后循环的 TIA 外，持续时间长。

（3）体格检查：眼球震颤包括中枢性自发性眼震，步态不稳、视物模糊、视－眼动异常、眼偏斜反应综合征、头面部痛温觉障碍、面瘫、咽后壁反射减弱、声音嘶哑、吞咽困难、霍纳征、泌汗障碍、病灶对侧半身痛温觉障碍等神经系统定位体征。

（4）中枢神经系统影像学检查及前庭功能检查等提示前庭中枢受损。

4. 鉴别诊断

（1）前庭性偏头痛：往往有反复头痛发作史、家族史，体格检查无阳性体征。影像学检查也无异常。

（2）梅尼埃病：反复发作的眩晕、耳鸣、听力下降史。前庭功能及听力检查往往异常。

（3）位置性眩晕：症状与头位变化密切相关，眩晕症状持续时间通常少于 1 min。

（4）直立性低血压：有高血压、服药史（如利尿药、三环类抗抑郁药、抗帕金森药）、老年人多见，早晨、餐后半小时内等。测量血压发现直立位时的收缩压下降至少 20 mmHg 或舒张压下降至少 10 mmHg。

三、治疗

（1）TIA、急性脑梗死的治疗。

（2）积极治疗原发病如高血压、糖尿病等。

（3）原因不明的孤立性眩晕，即使神经影像学检查阴性，也应予以相应的血管病预防治疗和处理措施。

（4）积极进行前庭功能康复治疗。

四、临床体会

（1）脑干和小脑的血管性病变常伴有眩晕/头晕症状，但不是急性眩晕的常见病因。

（2）脑干和小脑卒中导致的眩晕如果漏诊和误诊，将会引起严重后果。因此，眩晕时间长的患者，应警惕脑干、小脑卒中的可能，应仔细体格检查，及时行头部 MRI 检查。

（3）后循环缺血，是指后循环血管的 TIA 或梗死，没有其他如供血不足的所谓中间状态的诊断。

（4）当中老年人转颈或抬头、低头时出现眩晕/头晕症状，颈椎片提示颈椎骨质增生或曲度异常，往往会被诊断为颈源性眩晕。其实，这种情况还是以耳石症可能性大。后循环缺血发作引发的症状，除了眩晕头晕外，还有视物模糊、四肢无力、后组颅神经症状、吞咽困难、平衡失调等枕叶皮质、脑干、小脑功能受损的症状和体征。所谓的颈部活动时引起颈部交感神经兴奋，导致椎动脉痉挛的说法没有证据。

（5）所谓孤立性眩晕，是指患者除眩晕症状外，不伴有其他症状及体征。由于脑干结构的致密性及血管支配与神经结构的非——对应性，决定了绝大多数的后循环缺血呈现出多种重叠的临床表现。单纯的眩晕/头晕、晕厥、跌倒发作和短暂性的意识丧失等很少由后循环缺血发作所致，因此脑干卒中引起的孤立性眩晕少之又少。应该详细询问病史及仔细体格检查，发现其他症状和神经系统阳性体征，及时辅以必要的影像学检查，以免误诊漏诊。

第五章 痴呆

第一节 痴呆概述

痴呆是一种慢性获得性智能障碍综合征，以日常生活能力下降、精神与行为异常、认知功能障碍为主要临床表现，多见于老年人群。

痴呆按病因分类，分为阿尔茨海默病（alzheimer disease，AD）、额颞叶痴呆（frontotemporal dementia，FTD）、路易体痴呆（dementia lewy bodies，DLB）、血管性痴呆（vascular dementia，VaD）和其他类型痴呆等，其他类型痴呆包括颅内占位性病变所致痴呆、感染相关性疾病所致痴呆、脑外伤所致痴呆、正常颅压性脑积水、代谢障碍所致痴呆、物质中毒所致痴呆、副肿瘤综合征所致痴呆。在痴呆中，AD 和 VaD 是常见的两种类型，其中 AD 最为常见，约占所有痴呆类型的 60%，而 VaD 占所有痴呆的 10% ~ 25%。

一、病因和发病机制

1. 病因

痴呆的发病原因很多，临床上主要分为：

（1）中枢神经系统变性：阿尔茨海默病（AD）、额颞叶痴呆（FTD）、路易体痴呆（DLB）、帕金森病（PD）、亨廷顿病（huntington Disease，HD）。

（2）血管性：血管性痴呆。

（3）感染性：神经梅毒、艾滋病脑病、朊蛋白病。

（4）占位性病变：肿瘤、慢性硬膜下血肿、慢性脑脓肿等。

（5）维生素缺乏：维生素 B_1、维生素 B_{12} 缺乏等。

（6）中毒：酒精、重金属、一氧化碳、药物中毒等。

（7）其他系统疾病：副肿瘤综合征、肝衰竭、肾衰竭、甲状腺功能低下、桥本脑病等。

2. 发病机制

各种不同原因，导致大脑皮质功能损害，从而引起各种痴呆症状。

二、诊断思路

1. 病史采集

了解病人起病方式，是急性、慢性还是亚急性；疾病的演变过程；既往病史，如高血压病、糖尿病、免疫性疾病、传染病、肿瘤等；有无外伤史；病人的生活习惯，如长期酗酒等。

2. 临床表现

痴呆主要表现为记忆力下降、反应慢、情绪及性格改变、日常生活能力下降、精神行为异常。

3. 辅助检查

（1）神经心理学测验：通过简易精神量表（MMSE）评估病人的认知功能损害情况，有条件可行

MOCA 量表监测，可进一步进行详细神经心理学测验包括记忆力、执行功能、语言、运用和视空间能力等各项认知功能的评估。另外日常生活能力评估（ADL）量表可用于评定病人日常生活功能损害程度，明确是否存在痴呆。

（2）血液、脑脊液检查：包括血常规、血糖、血电解质、血钙、肾功能和肝功能、维生素 B$_{12}$、叶酸水平、甲状腺素等指标，对于高危人群或提示有临床症状的人群应进行梅毒、人体免疫缺陷病毒、伯氏疏螺旋体血清学检查，排除其他疾病所致的痴呆。如血液检查提示感染相关痴呆，建议进一步脑脊液检查，进一步明确神经梅毒、艾滋病脑病、朊蛋白病等感染相关痴呆。怀疑 AD 病人有条件行脑脊液 Aβ42、Tau/磷酸化 Tau 检测。

（3）神经影像学检查。

①结构影像学：MRI 检查可以明确脑部结构性改变，包括脑萎缩及其他异常病灶，可以发现皮质下血管改变（如关键部位梗死）和提示有特殊疾病（如多发性硬化、进行性核上性麻痹、多系统萎缩、皮质基底节变性、朊蛋白病、额颞叶痴呆等）的改变，如不能行 MRI 检查，可头颅 CT 检查。

②功能性神经影像：如正电子扫描（PET）和单光子发射计算机断层扫描（SPECT）可提高痴呆诊断，特别是对于 AD 的诊断，可作为生物学标志物。

4. 明确疾病诊断

根据病人的病史、临床特征及辅助检查结果确定疾病诊断。

第二节　阿尔茨海默病

阿尔茨海默病（AD）是老年人常见的神经系统变性病，起病隐匿，进行性智能减退，临床上以记忆障碍、失语、失用、失认、视空间技能损害，执行功能障碍以及人格和行为改变等全面性痴呆表现为特征。其发病率随年龄的增大而逐渐增高，65 岁的老年人发病率约为 5%，85 岁以上的老年人发病率约 25%。本病通常散发，约 5% 病人可有明确家族史，女性多于男性。

三、病因和发病机制

1. 病因

AD 的病因尚不明确，可能在多种因素（包括生物和社会心理因素）的作用下才发病。从目前研究来看，该病的可能因素和假说多达 30 余种，危险因素包括年龄、家族史（ApoE-4 基因型）、女性、头部外伤、低教育水平、病毒感染、高胆固醇血症、高同型半胱氨酸血症、糖尿病、心理应激、高血压、吸烟等。

2. 发病机制

AD 的发病机制并不十分清楚，目前存在多种学说。

（1）脑内 β 淀粉样蛋白异常沉积学说：β-淀粉样蛋白是在形成 β-淀粉样前体蛋白过程中形成，是一个长约 42 个氨基酸的短片段，具有不溶性，研究发现 β 淀粉样蛋白对它周围的突出和神经元有毒性作用，可破坏突触膜，最终引起神经细胞死亡。

（2）神经递质功能障碍学说：随着神经元的丢失，各种神经递质随之缺乏，其中最早、最明显的是乙酰胆碱。病人的乙酰胆碱的缺乏与认知功能障碍明显相关，随着疾病的逐步进展，病人脑内乙酰胆碱水平迅速下降。这是目前阿尔茨海默病治疗活动有效疗效的重要基础。

（3）遗传因素学说：APP、PS1、PS2 基因突变引起家族性 AD，晚发型 AD 与 19 号染色体的 ApoE 基因有关，ApoE-4 是一种血浆脂蛋白，ApoE-4 的表达能增加 β-AP 的聚集，促进 Aβ 的沉积，其原因可能与组织清除 Aβ 的能力降低有关，ApoE-4 能使神经元纤维蛋白脱离微管系统，促使神经原纤维缠结。ApoE-4 可促进淀粉样蛋白沉积。

（4）Tau 蛋白学说：AD 中 Tau 蛋白高度磷酸化；异常磷酸化 Tau 蛋白与正常 Tau 蛋白竞争结合管蛋白，抑制微管聚集，导致正常情况下它具有的稳定微管和促进管蛋白聚合成微管的作用丧失，从而导致微管的解体及细胞骨架的破坏；而微管网络的瓦解使正常的轴突转运系统受损，导致突触丢失及逆行性退行性改变。

四、诊断与鉴别诊断

1. 临床表现

本病起病隐袭，进展缓慢。临床表现为持续进行性的记忆、语言、视空间障碍及人格改变等。临床上根据病情的发展分为3个阶段。

（1）第一阶段（1～3年）：为轻度痴呆期。表现为记忆力减退，近事遗忘突出；判断能力下降，病人不能对事件进行分析、思考、判断，以处理复杂的问题；不能独立进行购物、处理经济事务等，社交困难；尽管仍能做些已熟悉的日常工作，但对新的事物却表现出茫然难解；情感淡漠，偶尔激惹，常有多疑；时间定向障碍，对所处的场所和人物不能做出定向，对所处地理位置定向困难，复杂结构视空能力差；言语词汇少，命名困难；运动系统正常；EEG检查正常；头颅CT检查正常，MRI显示海马萎缩；PET/SPECT显示两侧后顶叶代谢低下。

（2）第二阶段（2～10年）：为中度痴呆期。表现为远、近记忆严重受损；简单结构视空间能力差，时间、地点定向障碍；在处理问题、辨别事物的相似点和差异点方面有严重损害；不能独立进行室外活动，穿衣、个人卫生以及保持个人仪表方面需要帮助；计算不能；出现流畅性失语、观念运动性失用和失认及其他认知缺陷症状；情感由淡漠变为急躁不安，常走动不停，可见尿失禁。EEG显示背景节律缓慢；头颅CT/MRI显示脑室扩大，脑沟增宽；PET/SPECT显示双顶和额叶代谢低下。

（3）第三阶段（8～12年）：重度痴呆期。为全面痴呆状态和运动系统障碍记忆力严重丧失，仅存片段的记忆；智力严重衰退；个人生活不能自理，大小便失禁。运动系统障碍包括肢体强直和屈曲体位。EEG显示弥漫性慢波；头颅CT/MRI显示脑室扩大，脑沟增宽；PET/SPECT显示双顶和额叶代谢低下。

2. 辅助检查

（1）神经心理学测验：简易精神量表（MMSE）是痴呆最常用的评估量表。总分数与文化教育程度有关，文盲≤17分；小学程度≤20分；中学程度≤22分；大学程度≤23分，存在认知功能损害。可进一步进行详细神经心理学测验包括记忆力、执行功能、语言、运用和视空间能力等各项认知功能的评估。AD评定量表认知部分（ADAS-cog）用于检测AD严重程度的变化，日常生活能力评估（ADL）量表可用于评定病人日常生活功能损害程度。行为和精神症状（BPSD）的评估包括阿尔茨海默病行为病理评定量表（BEHAVE-AD）、神经精神症状问卷（NPI）和Cohen-Mansfield激越问卷（CMAI）等，Cornell痴呆抑郁量表（CSDD）侧重评价痴呆的激越和抑郁表现。

（2）血液、脑脊液检查：包括血常规、血糖、血电解质、血钙、肾功能和肝功能、维生素B_{12}、叶酸水平、甲状腺素等指标，对于高危人群或提示有临床症状的人群应进行梅毒、人体免疫缺陷病毒、伯氏疏螺旋体血清学检查，排除其他疾病所致的痴呆。脑脊液Aβ42下降、总Tau/磷酸化Tau升高。

（3）神经影像学检查。

①结构影像学：头颅CT（薄层扫描）和MRI（冠状位）检查，可显示脑皮质萎缩明显，特别是海马及内侧颞叶，支持AD的临床诊断。与CT相比，MRI（包括冠状位）证实内侧颞叶和（或）海马萎缩，MRI对检测皮质下血管改变（例如关键部位梗死）和提示有特殊疾病（如多发性硬化、进行性核上性麻痹、多系统萎缩、皮质基底节变性、朊蛋白病、额颞叶痴呆等）的改变更敏感。

②功能性神经影像：如正电子扫描（PET）和单光子发射计算机断层扫描（SPECT）可提高痴呆诊断可信度。^{18}F-脱氧核糖葡萄糖正电子扫描（^{18}FDG-PET）可显示颞顶和上颞/后颞区、后扣带回皮质和楔前叶葡萄糖代谢降低，揭示AD的特异性异常改变。

3. 诊断要点

根据IWG-2标准进行诊断。

（1）特异临床表型：存在早期及显著情景记忆障碍，包括下述特征：①病人或知情者诉有超过6个月的，逐步进展的记忆能力下降；②海马类型遗忘综合征的客观证据，基于AD特异检测方法——通过线索回忆测试等发现情景记忆能力显著下降。

（2）体内AD病理改变的证据（下述之一）：①脑脊液中Aβ水平的下降以及T-tau或P-tau蛋白

水平的上升；②淀粉样 PET 成像，示踪剂滞留增加；③ AD 常染色体显性突变的存在（常携有 PSENI、PSEN2、APP 的突变）。

4. 鉴别诊断

（1）血管性痴呆：病人多有卒中史，认知障碍发生在脑血管病事件后 3 个月内，痴呆可突然发生或呈阶梯样缓慢进展，神经系统检查可见局灶性体征；特殊部位如角回、丘脑前部或旁内侧部梗死可引起痴呆，CT 或 MRI 检查可显示多发梗死灶，除外其他可能病因。

（2）额颞叶痴呆（FTD）：病人早期表现为人格改变、言语障碍和行为障碍，空间定向力和记忆力保存较好，晚期才出现智能衰退和遗忘等。Kluver-Bucy 综合征是额颞痴呆早期行为改变的表现，AD 仅见于晚期。CT、MRI 有助于两者的鉴别，AD 可见广泛性脑萎缩，额颞痴呆显示额和（或）颞叶萎缩；临床确诊需组织病理学检查。

（3）正常颅压脑积水（NPH）：多发生于脑部疾病如蛛网膜下腔出血、缺血性脑卒中、头颅外伤和脑感染后，或为特发性。出现痴呆、步态障碍和排尿障碍等典型三联症，痴呆表现以皮质下型为主，轻度认知功能减退，自发性活动减少，后期情感反应迟钝、记忆障碍、虚构和定向力障碍等，可出现焦虑、攻击行为和妄想。早期尿失禁、尿频，后期排尿不完全，尿后滴尿现象。CT 可见脑室扩大，腰穿脑脊液压力正常。

五、治疗

1. 抗 AD 一线治疗药物

（1）乙酰胆碱酯酶抑制药（AChEI）：包括多奈哌齐、卡巴拉汀和加兰他敏。用法：多奈哌齐，5 mg，口服，每日 2 次；卡巴拉汀，1.5 ~ 6 mg，口服，每日 2 次；加兰他敏，8 ~ 12 mg，口服，每日 2 次。同类药物不可联用。

（2）谷氨酸 N- 甲基 -D- 门冬氨酸（NMDA）受体拮抗药：美金刚 20 mg，口服，每日 1 次。

上述药物需逐渐滴定加量。所有联合 AChEI 和美金刚治疗比单独应用 AChEI 更有效，两者联合有相互增效的作用。

2. 精神行为异常症状的处理

（1）针对 AD 病人行为精神症状（BPSD）寻找诱因，如是否有生活、环境及躯体的不适，纠正其潜在的病因，采取非药物管理（Level C）。

（2）选择性 5- 羟色胺（5-HT）重摄取抑制药（SSRls）治疗 AD 伴发的抑郁、焦虑等 BPSD（Level B）：包括舍曲林、艾司西酞普兰等。用法：舍曲林，50 ~ 150 mg，口服，每日 1 次；艾司西酞普兰，10 ~ 20 mg，口服，每日 1 次。

（3）抗精神病药物能控制 AD 病人的 BPSD：常用的非典型抗精神病药包括喹硫平、奥氮平和利培酮。用法：喹硫平，每日 25 ~ 200 mg，分 2 ~ 3 次服用；奥氮平，5 ~ 10 mg，口服，每晚 1 次；利培酮，每日 2 ~ 6 mg，分 2 ~ 3 次服用。

3. 改善脑血液循环药物

包括银杏叶制剂、尼麦角林等。

六、临床体会

（1）AD 的神经心理学特征是逐步进展的记忆能力下降，病史半年以上，并非所有老年人的记忆力下降均诊断为 AD。

（2）在 AD 的诊断要重视主观和客观的指标，生物标志物、影像学检查是非常重要的辅助检查手段。特别是生物标志物的检测在 AD 的痴呆前阶段的诊断中凸显重要，是早期诊断的关键。

（3）AD 既不可治愈，也不可阻止，临床上的成功可能是改善、稳定、好于预计的衰退情况。在 AD 的治疗中尽量联合应用一线抗痴呆药物：AChEI 和美金刚。剂量需逐渐滴定，注意药物的不良反应。

（4）抗精神病药物不良反应大，有增加死亡的风险，可根据临床情况酌情使用。

（5）AD 是可致死性疾病，病程长短与病人发病年龄相关，发病年龄早，病程相对较长，发病年龄晚，则病程短。病程通常为 5 ~ 10 年。

第三节　额颞叶痴呆

额颞叶痴呆（FTD）病理上称之为额颞叶变性（FTLD），是一组以进行性精神行为异常、执行功能障碍和语言损害为主要特征的痴呆症候群，其病理特征为选择性的额叶和（或）颞叶进行性萎缩。其在临床、病理和遗传方面具有异质性。FTLD 是早发型痴呆的主要原因之一，在由神经变性导致的痴呆中，FTLD 为第 3 位原因，仅次于阿尔茨海默病（AD）和路易体痴呆。男性和女性的 FTLD 患病率相当。临床上分为 3 种类型：行为异常型额颞叶痴呆（bvFTD）、进行性非流利性失语（PNFA）、语义性痴呆（SD）。其中 SD 和 PNFA 可归为原发性进行性失语（PPA）。

一、病因和发病机制

额颞叶痴呆的病因及发病机制目前仍不清楚，可能是神经元胞体特发性退行变，或轴索损伤继发胞体变化。表现为特征性局限性额颞叶萎缩，杏仁核、海马、黑质和基底节均可受累。

二、诊断与鉴别诊断

1. 临床表现

临床上表现为明显的人格、行为改变和言语障碍，可以合并有帕金森综合征和运动神经元病的表现。

（1）行为异常型额颞叶痴呆（bvFTD）：是一种以人格、社会行为和认知功能进行性恶化为特征的临床综合征，约占 FTLD 的 50%，也是 FTLD 中病理异质性最强、遗传性最强的亚型。临床表现为进行性加重的行为异常，人际沟通能力和（或）执行能力下降，伴情感反应缺失、自主神经功能减退等。其中，行为异常最为显著，包括去抑制行为、动力缺失、强迫性行为、仪式性行为、刻板运动和口欲亢进等。bvFTD 的表现型变化多样，不同病人的临床表现差异较大。

（2）进行性非流利性失语（PNFA）：PNFA 也称非流畅性 / 语法错乱性变异型 PPA，病人表现为进行性非流畅性自发语言障碍，包括以语法词使用不正确或省略为特征的语法障碍，以发音为基础的语音障碍和命名性失语。病理表现多为左半球大脑前外侧裂周围的皮质萎缩（前部型）。70% 的 PNFA 与 FTDTAU 病理型显著相关。

（3）语义性痴呆（SD）：也称语义变异型 PPA，是一种临床表现较为一致的综合征。其典型表现为进行性流畅性失语，病人呈现严重的失命名，对口语和书写的单词理解受损，言语流畅但内容空洞，缺乏词汇，伴表层失读（可以按照发音来读词，但不能阅读拼写不规则的词）和失写。重症和晚期病人出现视觉信息处理能力受损（人面失认症和物体失认症），可出现更广泛的非语言功能受损。SD 的发病机制与选择性、非对称性颞叶前下部萎缩有关，多以左侧优势半球颞叶受累为主（左侧型），而表现为非语言性语义缺陷的病人则以右侧优势半球颞叶受累为主。右侧型 SD 较左侧型 SD 少见，病人主要表现为情景记忆受损，迷路和行为异常如人格改变、移情丧失和强迫行为，其语言缺陷较为少见，语义记忆缺损也限于人物、味道或食物，如人面失认症。发病 3 年以上的 SD 病人，左侧和右侧型的临床症状逐渐开始重叠：左侧型病人开始出现行为症状，右侧型病人也会出现广泛性语义和语言障碍。SD 主要与 FTLD-TDP 病理型相关，75% 的病人 TDP-43 蛋白为阳性，少数病人也可有其他病理学表现，如 tau 蛋白病变。

2. 辅助检查

（1）神经心理学测验：临床痴呆评定量表或功能性活动问卷评分，证实生活或社会功能受损。

（2）影像学检查：CT 或 MRI 显示额叶和（或）前颞叶萎缩，PET 或 SPECT 显示额叶和（或）前颞叶低灌注或低代谢。

3. 诊断要点

由于 FTD 各个亚型的临床表现存在很大的差异，各亚行的诊断标准不同。

（1）行为异常型额颞叶痴呆（bvFTD）的诊断主要根据 Rascowsky 等修订的国际诊断标准。

①神经系统退行性病变必须存在行为和（或）认知功能进行性恶化才符合 hvFTD 的标准。

②疑似 bvFTD 必须存在以下行为 / 认知表现 a ~ f 中的至少 3 项，且为持续性或复发性，而非单一或罕见事件。

a. 早期去抑制行为（至少存在下列症状中的 1 个）：不恰当的社会行为；缺乏礼仪或社会尊严感缺失；冲动鲁莽或粗心大意。

b. 早期出现冷漠和（或）迟钝。

c. 早期出现缺乏同情 / 移情（至少存在下列症状中的 1 个）：对他人的需求和感觉缺乏反应；缺乏兴趣、人际关系或个人情感。

d. 早期出现持续性 / 强迫性 / 刻板性行为（至少存在下列症状中的 1 个）：简单重复的动作；复杂强迫性 / 刻板性行为；刻板语言。

e. 口欲亢进和饮食习惯改变（至少存在下列症状中的 1 个）：饮食好恶改变；饮食过量，烟酒摄入量增加；异食癖。

f. 神经心理表现：执行障碍合并相对较轻的记忆及视觉功能障碍（至少存在下列症状中的 1 个）：执行功能障碍；相对较轻的情景记忆障碍；相对较轻的视觉功能障碍。

③可能为 bvFTD：必须存在下列所有症状才符合标准。

a. 符合疑似 bvFTD 的标准。

b. 生活或社会功能受损（照料者证据，或临床痴呆评定量表或功能性活动问卷评分的证据）。

c. 影像学表现符合 bvFTD［至少存在下列症状中的 1 个：CT 或 MRI 显示额叶和（或）前颞叶萎缩；PET 或 SPECT 显示额叶和（或）前颞叶低灌注或低代谢］。

④病理确诊为 bvFTD：必须存在下列 a 标准与 b 或 c 标准中的 1 项。

a. 符合疑似 bvFTD 或可能的 bvFTD。

b. 活体组织检查或尸体组织检查有额颞叶变性的组织病理学证据。

c. 存在已知的致病基因突变。

⑤ bvFTD 的排除标准

诊断 bvFTD 时下列 3 项均必须为否定；疑似 bvFTD 诊断时，c 可为肯定。

a. 症状更有可能是由其他神经系统非退行性疾病或内科疾病引起。

b. 行为异常更符合精神病学诊断。

c. 生物标志物强烈提示阿尔茨海默病或其他神经退行性病变。

（2）语义性痴呆（SD）的诊断标准

① SD 的临床诊断必须同时具有下列核心特征。

a. 命名障碍。

b. 词汇理解障碍。

c. 必须具有下列其他诊断特征中的至少 3 项：客体的语义知识障碍（低频率或低熟悉度的物品尤为明显）；表层失读或失写；复述功能保留；言语生成（语法或口语）功能保留。

②有影像学结果支持的 SD 的诊断：必须同时具有下列核心特征。

a. SD 的临床诊断。

b. 影像学检查显示以下结果中的至少一项：显著的前颞叶萎缩；SPECT 或 PET 显示有显著的前颞叶低灌注或代谢低下。

③具有明确病理证据的 SD：应符合下列 a 以及 b 或 c。

a. SD 的临床诊断。

b. 特定的神经退行性病变的病理组织学证据（例如 FTLD–TAU、FTLD–TDP、阿尔茨海默病或其他相关的病理改变）。

c. 存在已知的致病基因突变。

（3）PNFA 的诊断标准。

①PNFA 的临床诊断：至少具有下列核心特征之一。

a. 语言生成中的语法缺失。

b. 说话费力、断断续续、带有不一致的语音错误和失真（言语失用）。

c. 至少具有下列其他特征中的 2 个及以上：对语法较复杂句子的理解障碍；对词汇的理解保留；对客体的语义知识保留。

②有影像学检查支持的 PNFA 的诊断应具有下列 2 项。

符合 PNFA 的临床诊断。

影像学检查必须至少具有以下 1 个及以上：MRI 显示明显的左侧额叶后部和岛叶萎缩；SPECT 或 PET 显示明显的左侧额叶后部和岛叶低灌注或代谢低下。

具有明确病理证据的 PNFA 应符合下列 a 以及 b 或 c。

a. 符合 PNFA 的临床诊断。

b. 特定的神经退行性病变的病理组织学证据（例如 FTLD–TAU、FTLD–TDP、阿尔茨海默病或其他相关的病理改变）。

c. 存在已知的致病基因突变。

4. 鉴别诊断

额颞叶痴呆主要需与阿尔茨海默病鉴别，额颞叶痴呆病人早期表现为人格改变、言语障碍和行为障碍，空间定向力和记忆力保存较好，晚期才出现智能衰退和遗忘等。AD 早期以记忆力下降为主，中晚期才出现人格、言语和精神行为异常。CT、MRI 有助于两者的鉴别，AD 可见广泛性脑萎缩，额颞痴呆显示额和（或）颞叶萎缩；临床确诊需组织病理学检查。

三、治疗

1. 药物治疗

目前尚无任何药物用于有效治疗 FTLD，根据病人的病情可考虑使用以下药物。

（1）5- 羟色胺再摄取抑制药可能改善 FTLD 病人的行为症状，如可减少去抑制、冲动、重复行为和饮食障碍等，舍曲林、艾司西酞普兰等。用法：舍曲林，50～150 mg，口服，每日 1 次；艾司西酞普兰 10～20 mg，口服，每日 1 次。

（2）小剂量的非典型抗精神病药物可改善 FTLD 的精神行为症状，美金刚可以改善 FTLD 病人的精神症状，常用的非典型抗精神病药包括喹硫平、奥氮平和利培酮。用法：喹硫平每日 25～200 mg，分 2～3 次服用；奥氮平 5～10 mg，口服，每晚 1 次；氯氮平每日 12.5～50 mg，口服，每晚 1 次。

2. 非药物治疗

药物治疗并不能完全消除 FTLD 病人的负面行为症状，因此需在药物治疗的基础上，联用行为、物理和环境改善策略等非药物疗法。FTLD 病人自身及照料者均存在受伤风险，因此需要针对病人的特定需求，采用个体化的安全改善措施。定期进行有氧运动可增强神经连接网络、提供神经保护作用和减缓神经退行性疾病的认知功能减退。

四、临床体会

（1）FTLD 是早发型痴呆的主要原因之一，FTLD 发病年龄为 40～80 岁，以 45～64 岁发病最为常见，发病年龄一般较 AD 早。

（2）在临床、病理和遗传方面，FTLD 可与进行性核上性麻痹（PSP）及皮质基底节综合征（CBS）或相关的运动神经元病（MND）/肌萎缩性侧索硬化（ALS）等神经退行性运动障碍合并存在，这些可作为 FTLD 的特殊亚型。

（3）影像学检查成为非常重要的辅助检查手段。额叶和颞叶萎缩是 FTLD 的典型影像学表现，是诊断 FTLD 的支持证据。SPECT 及 PET 灌注和代谢成像技术在 FTLD 诊断中也有相当的应用价值，其识别典型病变区域的敏感度达 90% 以上，与临床诊断的高特异度相互补充可提高诊断的准确性，并且可用于鉴别不同 FTLD 的语言变异。

（4）早期诊断及早期干预可显著改善 FTLD 病人的预后。

（5）FTLD 不可治愈，目前尚无明确有效药物用于治疗 FTLD，可使用药物选择性 5- 羟色胺再摄取抑制药、非典型抗精神病药物、N- 甲基 -D- 天冬氨酸受体拮抗药，不推荐胆碱酯酶抑制药（ChEls）。

（6）抗精神病药物不良反应大，必须谨慎使用这类药物，应予最低有效剂量。

第四节　路易体痴呆

路易体痴呆（DLB）是最常见的神经变性病之一，其主要的临床特点为波动性认知功能障碍、视幻觉和类似帕金森病的运动症状，病人的认知障碍常常在运动症状之前出现；主要病理特征为路易体（LB）广泛分布于大脑皮质及脑干。DLB 是一种不可逆转的进行性加重的神经变性疾病，进展的速度因人而异，一般认为要快于 AD 的病程。DLB 占老年期痴呆的 15% ~ 20%，仅次于阿尔茨海默病（AD），占第 2 位。在 65 岁以上老年人中，DLB 患病率为 0.1% ~ 2.0%，在 75 岁以上人口中为 5.0%。DLB 通常很少有家族遗传倾向。

一、病因和发病机制

DLB 的病因及发病机制目前尚不清楚。研究证实，DLB 的胆碱能及单胺能神经递质损伤可能与病人的认知障碍和锥体外系运动障碍有关。遗传学研究发现部分 DLB 病人和家族性 PD 病人存在 α- 突触核蛋白基因突变，该基因产物 α- 突触核蛋白既是路易体的成分，也是老年斑的成分，推测可能与 DLB 的发病有关。APOEe4 基因也可能是 DLB 的危险因素。

二、诊断与鉴别诊断

1. 临床表现

（1）前驱症状：包括非遗忘性认知功能损害、快动眼睡眠行为障碍、视幻觉、抑郁、谵妄、帕金森综合征样表现、嗅觉减退、便秘和直立性低血压等。主要特征性症状包括思维和推理能力的下降；一天至数天之内有多次意识模糊和清醒状态的交替。

（2）特征性症状：包括思维和推理能力的下降；一天至数天之内有多次意识模糊和清醒状态的交替；约 50% 的病人出现帕金森症状包括躯干的弓形姿势、平衡障碍、肌肉强直；视幻觉；妄想；处理视觉信息困难；快动眼睡眠（REM）的梦境异常；睡眠障碍；植物功能异常；严重程度小于阿尔茨海默病的记忆障碍等。

（3）病人有帕金森体征，但达不到 PD 的诊断标准，有轻度的步态障碍，但不能用病人年迈和骨关节病来解释，静止性震颤较 PD 少见，在严重痴呆之前会有肌阵挛现象。直立性低血压在 DLB 病人中较为常见。

2. 辅助检查

（1）神经心理学测验：临床痴呆评定量表或功能性活动问卷评分，证实生活或社会功能受损。

（2）实验室检查：实验室检查不能提供诊断 DLB 的依据，但可以提示某些痴呆类型风险，常规的痴呆检查项目包括生化全套、血常规、甲功、维生素 B_{12} 水平，如有必要，可进行梅毒、莱姆病或 HIV 检测。脑脊液不做常规检测。

（3）影像学检查：头颅 MRI 有助于排除其他类型痴呆，DLB 的 MRI 表现无特异性，存在内侧颞叶结构包括海马萎缩、Maynert 基底核（NBM）和壳核萎缩，扣带回中、后部，颞 - 枕叶上部及前额叶眶面的皮质萎缩。DLB 病人 SPECT 或 PET 检查可以发现枕叶血流或代谢减低；用多巴胺转运分子作配体进行 SPECT 检查可用于辅助诊断 DLB，多巴胺转运异常对于 DLB 诊断的敏感性超过 78% 且特异性超过 90%。

3. 诊断要点

DLB 的诊断主要根据 DSM-5 的 DLB 的 NCDLB 诊断标准进行诊断，该标准适用于重度或轻度神经认知障碍，该类型神经认知障碍以隐匿性起病、渐进性发展为特点。

（1）很可能的重度或轻度路易体神经认知障碍：具备两个核心特征，或一个提示性特征同时一个或多个核心特征。

（2）可能的重度或轻度路易体神经认知障碍，具备一个核心特征或者一个或多个提示性特征。

（3）该类型神经认知障碍满足一个核心和提示性特征即可诊断为很可能或者可能的路易体神经认知障碍。很可能的重度或轻度路易体神经认知障碍具备两个核心特征，或一个提示性特征同时一个或多个核心特征；可能的重度或轻度路易体神经认知障碍，具备一个核心特征或者一个或多个特征。

①核心特征：a. 波动性认知功能障碍，以注意力和警觉性改变为主要特征；b. 反复发作的内容形象生动的视幻觉；c. 自发性帕金森征，继渐进性认知能力下降后出现。

②提示性特征：a. 符合快速眼动期睡眠行为障碍标准；b. 对神经安定药异常敏感。

（4）上述损害不能用其他疾病更好地解释，比如脑血管病、其他神经变性病、物质作用，或者其他的精神、神经或系统性疾病。

4. 鉴别诊断

（1）AD：AD 主要表现为记忆下降为主，精神症状，如幻觉出现较晚，同时锥体外系症状出现晚，病情缓慢进展，DLB 早期出现锥体外系症状，并伴有视幻觉，记忆力下降较晚，程度较轻，并有波动性病程。

（2）帕金森病性痴呆（PDD）：PDD 和 DLB 均有帕金森病和痴呆的临床表现，但 PDD 病人中晚期出现痴呆，因此出现帕金森症状 1 年内的痴呆，一般考虑 DLB，PET-CT 扫描对 PDD、DLB 的鉴别有很大帮助，[11]C-PIBPET-CT 标记淀粉样斑块分子显像提示 PDD 脑部淀粉样斑块负荷显著低于 DLB。

三、治疗

1. 药物治疗

（1）抗帕金森病的运动症状治疗：左旋多巴单一疗法常首选用于治疗 DLB，美多巴 100 ~ 400 mg/d，分 3 ~ 4 次服用，缓慢加量至能缓解 50% 以上症状所需的剂量后维持治疗。

（2）抗精神症状药物治疗：临床上一般选用氯氮平、喹硫平等锥体外系不良反应小的非典型抗精神病药物，用法：喹硫平每日 25 ~ 200 mg，分 2 ~ 3 次服用；氯氮平每日 12.5 ~ 50 mg，口服，每晚 1 次。

（3）抗痴呆药物治疗：包括多奈哌齐、卡巴拉汀和加兰他敏。用法：多奈哌齐，5 mg，口服，每日 2 次；卡巴拉汀，1.5 ~ 6 mg，口服，每日 2 次；加兰他敏，8 ~ 12 mg，口服，每日 2 次。同类药物不可联用。

（4）情绪异常及睡眠障碍治疗。

①改善抑郁症状：舍曲林 50 ~ 150 mg，口服，每日 1 次；艾司西酞普兰 10 ~ 20 mg，口服，每日 1 次。

②睡眠障碍：氯硝西泮 0.25 ~ 1mg，口服，每晚 1 次；褪黑激素 3 mg，口服，每晚 1 次；喹硫平 12.5 ~ 50 mg，口服，每晚 1 次。

2. 非药物支持

（1）有氧功能锻炼：有助于轻到中度痴呆病人的记忆改善和生活质量的提高，物理治疗和有氧运动对于维持病人的活动能力很有帮助。

（2）营养管理：DLB 病人早期能正常进食水，饮食无特别规定，但晚期病人常存在吞咽困难和营养不良，此时应改变病人食谱，以软食或半流食为主，要注意补充高蛋白饮食。对有严重吞咽困难，误吸风险高的病人，应早期进行胃造瘘术以保证足够营养。

四、临床体会

（1）DLB 是一种不可逆转的进行性加重的神经变性疾病，占老年期痴呆的 15% ~ 20%，仅次于阿尔茨海默病而占第 2 位。进展速度快于 AD 的病程。

（2）DLB 的临床表现具有特征性，其主要的临床特点为波动性认知功能障碍、视幻觉和类似帕金森病的运动症状；一天至数天之内有多次意识模糊和清醒状态的交替。

（3）DLB 病人严重并发症多，可因吞咽困难致营养不良，长期卧床病人易于产生压疮和下肢静脉血栓；吞咽困难和运动障碍导致肺部感染和心衰。

（4）DLB 病人接受胆碱酯酶抑制药物效果更好，如果治疗药物突然停止会出现神经、精神症状的反跳现象，建议胆碱酯酶抑制药治疗有效的 DLB 病人不要轻易停药或换用其他胆碱酯酶抑制药。

（5）避免使用三环类抗抑郁药和抗胆碱能作用的药物。

第五节　血管性痴呆

血管性痴呆（血管病性痴呆，VD）由于急性或慢性脑血管病变引起的持续性脑功能障碍而产生的全面认知功能障碍，并严重影响病人的日常生活、工作、社会交往，称之为血管性痴呆。VaD 和伴有 AD 病理改变的 VD，临床发病率仅次于 AD。通常表现为多发大血管性梗死、单个重要部位梗死、多发腔隙性梗死和广泛脑室旁白质损害等。

一、病因和发病机制

1. 病因

引起血管性痴呆的常见病因：①动脉粥样硬化；②高血压；③低血压；④心脏疾病（心脏瓣膜病、房颤、附壁血栓、心房黏液瘤）；⑤血液系统疾病（高黏血症、血小板增多症、真性红细胞增多症等）；⑥全身系统性血管病（炎症感染、系统性红斑狼疮、结节性多动脉炎、白塞病）；⑦颅内动脉病变、炎性病变：肉芽肿性动脉炎、巨细胞炎等；⑧非炎性病变：淀粉样血管病、烟雾病（Maya maya）、CADASIL 等。

2. 发病机制

由于脑血管的病变而出现的病灶涉及额叶、颞叶及边缘系统，或病灶损害了足够容量的脑组织，导致记忆力、注意力、执行能力和语言等高级认知功能的严重受损。

二、诊断与鉴别诊断

1. 血管性痴呆的主要类别

（1）按血管病部位分类。

①皮质下病变的血管性痴呆：腔隙性脑梗死、皮质下动脉硬化性脑病。

②皮质病变的血管性痴呆：大脑前、中、后动脉及其分支的脑梗死、分水岭区脑梗死、皮质部位的脑梗死。

③皮质、皮质下混合性病变的血管性痴呆：既累及皮质又累及皮质下的脑梗死。

（2）按血管病类型分类。

①多灶梗死性痴呆：为血管性痴呆中最常见的类型。是由于多发的较大动脉梗死引起，是否发生痴呆与脑梗死的数目、大小、部位有关，绝大多数病人为双侧 MCA 供血区的多发性梗死。

②单一脑梗死性痴呆：为发生在重要部位的脑梗死引起。一般认为，当脑梗死破坏了 50～100 g 重要部位的脑组织时，即可出现痴呆。梗死多发生在颞叶、乳头体、丘脑、顶叶角回等与记忆、认知功能有关的部位。

③多发腔隙性脑梗死（腔隙状态）性痴呆：腔隙性脑梗死是指大脑深部较小的梗死灶（直径 2～15 mm），主要位于基底节、内囊、丘脑，是由于脑内大动脉（大脑前、中、后动脉）的深穿支闭塞引起。多发腔隙性脑梗死称之为腔隙状态。由于多次、反复发生的较轻微的脑部损伤累积而造成慢性脑功能衰退，导致痴呆。

④出血性脑卒中引起的痴呆：包括慢性硬膜下血肿、蛛网膜下腔出血、重要部位的脑出血等。

⑤皮质下动脉硬化性脑病、脑白质疏松症：指由于长期高血压、动脉硬化、慢性脑缺血导致大脑半球皮质下及脑室旁白质髓桥脱失，尤其以颞、顶、枕叶最为明显。多在 50 岁以后起病，隐袭性起病，进行性加重的智力减退，由于常伴随有腔隙性脑梗死而可以有卒中史。

⑥双侧分水岭脑梗死（边缘区脑梗死）：主要发生在 MCA、ACA 和 MCA、PCA 的供血区域的交界带。发病原因多为在颈动脉狭窄或闭塞的基础上伴有全身性低血压（脑部低灌注）。

2. 临床表现

血管性痴呆临床表现形式常与脑血管病损部位、大小及次数有关，主要分为两大类，一是痴呆症状，二是血管病脑损害的局灶性症状。

（1）全面的认知功能下降，包括记忆力、语言功能、视空间能力、认知功能（计算、理解、判断、抽象思维、学习能力等）。

（2）脑卒中的症状与体征，多灶梗死性痴呆病人多有两次或两次以上的卒中史；多发腔隙性脑梗死病人常有轻微脑卒中史。

（3）脑卒中与痴呆在时间上有相关性：卒中后 3 个月内发生的痴呆，认知功能呈突然或阶梯性恶化。

（4）常有强哭、强笑及假性球麻痹的表现。

（5）常有精神行为异常，如情绪激动、暴躁、精神错乱、骂人、虚构等。但人格相对保持良好。

（6）常合并有抑郁。

3. 辅助检查

（1）神经心理学测验：简易精神量表（MMSE）、蒙特利尔认知评估量表（MoCA）、日常生活能力评估（ADL）量表、神经精神症状问卷等检查，了解认知功能损害情况，Hackinski 缺血指数鉴别 AD 或VD：血管性痴呆≥ 7 分，阿尔茨海默病≤ 4 分。

（2）实验室检查：①查找 VCI 的危险因素：如糖尿病、高脂血症、高同型半胱氨酸血症、抗心磷脂抗体综合征等。②排除其他导致认知障碍的原因，如甲状腺功能低下、HIV 感染、维生素 B_{12} 缺乏、结缔组织病、梅毒性血管炎、肝肾功能不全等。

（3）影像学检查：首选头颅 MRI，序列包括 T_1WI、T_2WI、DWI、FLAIR、海马相和磁敏感加权成像（SWI）。①提供支持 VaD 的病变证据：如卒中病灶的部位、体积，白质病变的程度等。MRI 对白质病变、腔隙性梗死等小血管病较 CT 更敏感。②帮助对 VaD 进行分型诊断：如缺血性 VaD 时，大血管病变可见相应的责任病灶；小血管病变可见脑白质变性、多发腔隙性脑梗死等。而血管危险因素相关性 VaD 一般脑内无明显的病灶。③排除其他原因导致的认知障碍：如炎症、肿瘤、正常颅压脑积水等。对于那些缺少急性卒中发作史的血管性痴呆类型如皮质下动脉硬化性脑病、分水岭区脑梗死、多发腔隙性脑梗死，影像学的依据更是必不可少的。④ MRA、CTA 检查可了解血管动脉硬化情况。

4. 诊断要点

以认知功能损害为核心表现的痴呆症状和脑血管病证据，且两者存在相关性。多发生于卒中后 3 个月内。

（1）有 1 个以上血管危险因素。

（2）存在 1 个以上认知域的损害。

（3）血管性事件和认知损害相关。

（4）认知功能障碍多呈急剧恶化或波动性、阶梯式病程。

5. 诊断标准（血管性痴呆 DSM-V 诊断标准）

（1）满足重度血管性认知障碍的诊断标准。

①基于以下证据显示的一个或多个认知领域（注意、执行功能、学习和记忆、语言、知觉 - 运动或社会认知）的水平较以前明显下降：个人觉察、知情者报告或临床医生发现认知功能明显下降；并且经标准的神经心理学测验或其他量化的临床测验证实认知功能严重受损。

②认知功能障碍干扰日常活动的独立性（例如，至少像付账单或药物治疗管理这样复杂的工具性日常生活的活动需要帮助）。

③认知障碍并非由谵妄所致。

④认知障碍不能由其他精神疾病（如重症抑郁、精神分裂症）解释。

（2）以下任何方面提示临床特点符合血管性原因

①认知障碍的发生与一次或多次脑血管病事件相关。

②认知功能下降主要表现为注意力（包括信息处理速度）和额叶执行功能。

（3）存在能解释认知功能下降的脑血管病的病史、体征和（或）神经影像学证据。

（4）认知障碍不能由其他脑部疾病或系统性疾病解释。

6. 鉴别诊断

（1）阿尔茨海默病（AD）：两者均为老年期痴呆，但 VaD 的认知功能损害以执行功能障碍为主，呈阶梯性病程；AD 为进展性，以记忆障碍为主，脑血管病病史及影像学检查有助于诊断。

（2）正常颅压脑积水：当 VaD 出现脑萎缩时，常需要与正常颅压脑积水鉴别，后者无卒中病史，并有进行性智力减退、行走困难、尿失禁三主征，结合病史可鉴别。

三、治疗

1. 药物治疗

（1）抗痴呆治疗药物。

①乙酰胆碱酯酶抑制药（AChEI）：包括多奈哌齐、卡巴拉汀和加兰他敏。用法：多奈哌齐，5mg，口服，每日 2 次；卡巴拉汀，1.5 ～ 6 mg，口服，每日 2 次；加兰他敏，8 ～ 12 mg，口服，每日 2 次。同类药物不可联用。

②谷氨酸 N– 甲基 –D– 门冬氨酸（NMDA）受体拮抗药：美金刚 20 mg，口服，每日 1 次。

（2）改善脑血液循环药物，包括银杏叶制剂、尼麦角林、丁苯太软胶囊、尼莫地平等。

（3）精神行为异常症状的处理。

①选择性 5– 羟色胺（5–HT）重摄取抑制药（SSRls）治疗 AD 伴发的抑郁、焦虑等 BPSD（Level B）：包括：舍曲林、艾司西酞普兰等。用法：舍曲林 50 ～ 150 mg，口服，每日 1 次；艾司西酞普兰 10 ～ 20 mg，口服，每日 1 次。

②抗精神病药物能控制 AD 病人的 BPSD。常用的非典型抗精神病药包括喹硫平、奥氮平和利培酮。用法：喹硫平每日 25 ～ 200 mg，分 2 ～ 3 次服用；奥氮平 5 ～ 10 mg，口服，每晚 1 次；利培酮每日 2 ～ 6 mg，口服，分 2 ～ 3 次服用。

2. 预防治疗

寻找及控制脑血管病的危险因素（如高血压、高血脂、糖尿病、高黏高凝血症等），抗血小板聚集、控制血压、血脂、血糖等可减少 VaD 的发病风险。

四、临床体会

（1）血管性痴呆可以防患于未然。对于有脑血管病相关高危因素的病人推荐早期开始筛查，及时发现和预防 VCI，预防 VaD 的发病。

（2）影像学在血管性痴呆诊断及鉴别诊断中起着重要作用，推荐应该对所有首次就诊的病人进行脑结构影像检查，首选 MRI，在没有条件做 MRI 的医院，应对病人进行 CT 检查。

（3）对所有首次就诊的病人应进行血液学检测以协助 VCI 的病因诊断和鉴别诊断，包括血糖、血脂、血电解质、肝肾功能，在有些病人常需要进行更多的检测如：维生素 B_{12}、甲状腺素水平、梅毒血清学检测、HIV 等。

（4）当病人符合可能 AD 的标准、但临床或神经影像有相关脑血管病的证据时，诊断为 AD 伴脑血管病。

（5）预后与引起血管损害的基础疾病及颅内血管病灶的部位有关，死亡原因多为肺部感染及心脏血管疾病。

第六章　癫痫

第一节　癫痫概述

癫痫（epilepsy）是一种以具有持久性的致痫倾向为特征的脑部疾病。我国癫痫的患病率在4‰～7‰。我国活动性癫痫患病率为4.6‰，我国有600万左右的活动性癫痫病人，同时每年有40万左右新发癫痫病人。按照传统，临床出现两次（间隔至少24 h）非诱发性癫痫发作时就可确诊为癫痫。这是目前普遍采用的、具有临床可操作性的诊断方法。2005年国际抗癫痫联盟（ILAE）对癫痫定义作了修订，并指出"在脑部存在持久性致痫倾向的前提下，诊断癫痫可只需要一次癫痫发作"。该定义对于尽早诊断并治疗癫痫有积极意义，但由于多数情况下很难确定某个个体首次发作后的再发风险，该定义缺乏临床可操作性。2014年ILAE推出新的癫痫临床实用性定义：癫痫是一种脑部疾病，符合如下任何一种情况可确定为癫痫：①至少两次间隔＞24 h的非诱发性（或反射性）发作。②一次非诱发性（或反射性）发作，并且在未来10年内，再次发作风险与两次非诱发性发作后的再发风险相当时（至少60%）。③诊断某种癫痫综合征。符合如下任何一种情况，可认为癫痫诊断可以解除（resolved epilepsy）：①已经超过了某种年龄依赖癫痫综合征的患病年龄。②已经10年无发作，并且近5年已停用抗癫痫药物。

对于癫痫的预后，各国临床研究表明，新诊断的癫痫病人，如果接受规范、合理的抗癫痫药物治疗，70%～80%病人的发作是可以控制的，其中60%～70%的病人经2～5年的治疗可以停药。然而在发展中国家，由于人们对癫痫缺乏正确认识以及医疗资源匮乏，很多癫痫病人得不到合理有效的治疗，存在很大的治疗缺口。我国活动性癫痫病人的治疗缺口达63%，即我国大约有400万活动性癫痫病人没有得到合理的治疗。

第二节　癫痫的分类

一、癫痫发作的分类

目前，世界范围内普遍应用的仍是ILAE在1981年推出的癫痫发作分类。2010年ILAE分类工作报告对癫痫发作的概念和分类进行了部分修订。

1. 部分性发作

最初的临床发作表现和EEG改变提示"一侧大脑半球内的一组神经元首先受累"。

（1）单纯部分性发作（无意识障碍）。

运动症状的发作。

躯体感觉性或特殊感觉症状的发作。

有自主神经症状的发作。

有精神症状的发作。

（2）复杂部分性发作（伴有意识障碍）。

单纯部分性发作起病，继而出现意识障碍。

发作开始就有意识障碍。

（3）部分性发作发展至全部性发作。

单纯部分性发作发展至全部性发作。

复杂部分性发作发展至全部性发作。

单纯部分性发作发展成复杂部分性发作然后继发全部性发作。

2. 全面（全身）性发作

最初的临床发作表现及 EEG 改变提示"双侧大脑半球同时受累"。

（1）失神发作和不典型失神发作。

（2）肌阵挛发作。

（3）阵挛发作。

（4）强直发作。

（5）全部性强直阵挛发作。

（6）失张力发作。

3. 不能分类的发作

因资料不充足或不完全以及迄今分类标准尚无法归类的发作。

二、1981 年及 2010 年 ILAE 癫痫发作的分类对比

2010 年 ILAE 分类工作报告进行了修订，保留了对发作的"两分法"，即局灶性发作和全部性发作，建议把部分性发作称为局灶性发作（表 6-1）。

表 6-1　1981 年及 2010 年 ILAE 癫痫发作的分类对比

1981 年分类	2010 年分类
全部性发作	全部性发作
●强直 – 阵挛（大发作）	●强直 – 阵挛
●失神	●失神
●肌阵挛	—典型失神
●阵挛	—不典型失神
●强直	—伴特殊表现的失神
●失张力	肌阵挛失神／眼睑肌阵挛
	●肌阵挛
	—肌阵挛
	—肌阵挛失张力
	—肌阵挛强直
	●阵挛
	●强直
	●失张力
部分性发作	局灶性发作
●简单部分性发作（无意识障碍）	根据需要，对局灶性发作进行具体描述
●复杂部分性发作（有意识障碍）	

1981 年分类	2010 年分类
●继发全部性发作	
不能分类的发作	
	发作类型不明
	●癫痫性痉挛

第三节　癫痫的诊断

一、临床表现

1. 全部性发作（generalized seizures）

（1）全部性强直阵挛发作（generalized tonic-clonic seizures，GTCS）：是一种表现最明显的发作形式，故既往也称为大发作（grand mal）。以意识丧失、双侧对称强直后紧跟有阵挛动作并通常伴有自主神经受累表现为主要临床特征。

（2）失神发作（absence seizures）。

①典型失神：发作突发突止，表现为动作突然中止或明显变慢，意识障碍，不伴有或伴有轻微的运动症状（如阵挛/肌阵挛/强直/自动症等）。发作通常持续 5～20 s（< 30 s）。发作时 EEG 呈双侧对称同步、3 Hz（2.5～4 Hz）的棘慢综合波爆发。约 90% 的典型失神病人可被过度换气诱发。主要见于儿童和青少年，如儿童失神癫痫和青少年失神癫痫，罕见于成人。

②不典型失神：发作起始和结束均较典型失神缓慢，意识障碍程度较轻，伴随的运动症状（如自动症）也较复杂，肌张力通常减低，发作持续可能超过 20 s。发作时 EEG 表现为慢的（< 2.5 Hz）棘慢波综合节律。主要见于严重神经精神障碍的病人，如 Lennox-Gastaut 综合征。

③肌阵挛失神：表现为失神发作的同时，出现肢体节律性 2.5～4.5 Hz 阵挛性动作，并伴有强直成分。发作时 EEG 与典型失神类似。

④失神伴眼睑肌阵挛：表现为失神发作的同时，眼睑和（或）前额部肌肉出现 5～6 Hz 肌阵挛动作。发作时 EEG 显示全部性 3～6 Hz 多棘慢波综合。

（3）强直发作（tonic seizures）：表现为躯体中轴、双侧肢体近端或全身肌肉持续性的收缩，肌肉僵直，没有阵挛成分。通常持续 2～10 s，偶尔可达数分钟。发作时 EEG 显示双侧性波幅渐增的棘波节律（20±5 Hz）或低波幅约 10 Hz 节律性放电活动。强直发作主要见于 Lennox-Gastaut 综合征。

（4）阵挛发作（clonic seizures）：表现为双侧肢体节律性（1～3 Hz）的抽动，伴有或不伴有意识障碍，多持续数分钟。发作时 EEG 为全部性（多）棘波或（多）棘–慢波综合。

（5）肌阵挛发作（myoclonic seizures）：表现为不自主、快速短暂、电击样肌肉抽动，每次抽动历时 10～50 ms，很少超过 100 ms。可累及全身也可限于某局部肌肉或肌群。可非节律性反复出现。发作期典型的 EEG 表现为爆发性出现的全部性多棘慢波综合。肌阵挛发作既可见于一些预后较好的特发性癫痫病人（如青少年肌阵挛性癫痫），也可见于一些预后较差的、有弥漫性脑损害的癫痫性脑病（如 Dravet 综合征、Lennox-Gastaut 综合征）。

（6）失张力发作（atonic seizures）：表现为头部、躯干或肢体肌肉张力突然丧失或减低，发作之前没有明显的肌阵挛或强直成分。发作持续 1～2 s 或更长。临床表现轻重不一，轻者可仅有点头动作，重者则可导致站立时突然跌倒。发作时 EEG 表现为短暂全部性 2～3 Hz（多）棘–慢波综合发放或突然电压低减。失张力发作多见于癫痫性脑病（如 Lennox-Gastaut 综合征、Doose 综合征）。

2. 部分性发作（partial seizures）

（1）简单部分性发作（simple partial seizures，SPS）：发作时无意识障碍。根据放电起源和累及的部位不同，简单部分性发作可表现为运动性、感觉性、自主神经性和精神性发作四类，后两者较少单独出现，常发展为复杂部分性发作。

（2）复杂部分性发作（complex partial seizures，CPS）：发作时有不同程度的意识障碍，可伴有一种或多种简单部分性发作的内容。

（3）继发全部性发作（secondarily generalized seizures）：简单或复杂部分性发作均可继发全部性发作，可继发为全面强直－阵挛、强直或阵挛发作。本质上仍为部分性发作。

3. 癫痫性痉挛（epileptic spasms）

在 2010 年 ILAE 分类工作报告中，明确把癫痫性痉挛作为一种发作类型。癫痫性痉挛可以是全部性起源、局灶性起源或起源不明。癫痫性痉挛表现为突然、主要累及躯干中轴和双侧肢体近端肌肉的强直性收缩，历时 0.2～2 s，突发突止。临床可分为屈曲型或伸展型痉挛，以前者多见，表现为发作性点头动作，常在觉醒后成串发作。发作间期 EEG 表现为高度失律或类高度失律，发作期 EEG 表现多样化（电压低减、高幅双相慢波或棘慢波等）。癫痫性痉挛多见于婴幼儿，如 West 综合征，也可见于其他年龄。

4. 反射性发作（reflex seizures）

反射性发作不是独立的发作类型。它既可以表现为局灶性发作，也可以为全部性发作。其特殊之处是，发作具有特殊的外源性或内源性促发因素，即每次发作均为某种特定感觉刺激所促发，并且发作与促发因素之间有密切的锁时关系。促发因素包括视觉、思考、音乐、阅读、进食、操作等非病理性因素。可以是简单的感觉刺激（如闪光），也可以是复杂的智能活动（如阅读、下棋）。发热、酒精或药物戒断等病理性情况下诱发的发作，则不属于反射性发作。反射性发作和自发性发作可同时出现在一个癫痫病人中。

二、辅助检查

1. 脑电图

对疑诊癫痫的病人应进行脑电图检查。间歇期脑电图常可发现癫痫样电位或者非特异性异常。间歇期癫痫样电位包括棘波、尖波和发作性快节律以及这些电位与慢波的复合电位，如棘－慢波、多棘－慢波。癫痫样电位和非癫痫样电位的鉴别依赖其波形特征分为：波形上的不对称性，即起始相（正相）时程短且波幅低，第二相（负相）时程长且波幅高；后续慢波波幅较高，有别于背景活动。间歇期癫痫样电位的出现概率并不标志癫痫发作复发和疾病的严重性。癫痫样放电反映了"易激惹区"（irritative zone）的电活动，是癫痫分类［局灶性（部分性）/全部性（全面性）］、癫痫综合征和致痫区定位诊断的依据之一。

间歇期脑电图非特异性异常包括广泛性或者局灶性慢波以及双侧背景活动波幅不对称等弥漫性或局灶性异常。这些非特异性异常也可见于非癫痫病例。虽然脑电图对局灶性癫痫的定位诊断并不具有特异性，但脑电图表现对诊断特定脑区起始或早期受累的局灶性癫痫有一定提示意义。

颞区间歇性节律性 δ 活动（TIRDA）被认为是颞叶癫痫比较特异的间歇期脑电图表现，并且曾有报道称 TIRDA 与颞叶内侧硬化高度相关。在颞叶外癫痫病人，特别是枕叶癫痫、额眶区癫痫、扣带回癫痫中，也可记录到单侧或者双侧分布的颞叶癫痫样放电。额叶癫痫发作有提示价值的发作期脑电图异常包括额叶相关电极出现的节律性快活动（β 或者 α 范畴）或者 θ 节律、节律性棘波，这些改变常见于背外侧额叶癫痫。顶－枕叶癫痫以及岛叶癫痫同样缺乏较为特异的发作期脑电图改变，故其定位诊断需要综合发作期症状学、脑电图及影像学完成。

全部性棘－慢复合波高度提示全部性发作或者全部性癫痫。在特发性全部性癫痫中，间歇期全部性棘－慢波通常高于 2.5 Hz。全部性棘－慢波可被过度换气、闪光刺激和特殊行为诱发。肌阵挛发作（婴儿期或青春期特发性肌阵挛癫痫）常与棘－慢波放电相关，且容易被闪光刺激诱发出现。

2. 神经影像诊断

（1）磁共振（MRI）：磁共振（MRI）技术已成为癫痫影像学诊断的基础手段。所有癫痫或者出现癫痫发作的病人都建议进行高分辨率的 MRI 扫描。出现首次癫痫发作或者新诊断的癫痫病人中也有 13%～14% 可发现 MRI 异常，若使用 3.0Tesla 的 MRI 扫描，这个比例可提升至 26%。局灶性癫痫病例中，超过 70% ~ 90% 的病例在完整切除已准确定位或者影像学显示完全的致痫病变后可实现发作消失，但对于 MRI 阴性的病例则术后效果不佳。采用 T_2 加权快速自旋回声序列的轴位全脑扫描（层厚 3 ~ 5 mm）对致痫病变的检出率较高。常用液体衰减反转恢复（FLAIR）序列的薄层扫描显示病变细节。反转恢复（IR）序列常用于显示灰白质界限，双倍反转恢复序列可用于显示微小灰质改变。T_2 加权序列常用于显示含铁血黄素沉积性病变，如海绵状血管瘤、脑外伤等。

（2）正电子发射断层成像（positron emission tomography，PET）：对癫痫诊断可起到重要作用，特别是对局灶性癫痫定位诊断和术前评估意义重大。目前最常用的 PET 示踪剂是 ^{18}F2- 氟 -2 脱氧 -D- 葡萄糖（^{18}FFDG），故称为 ^{18}FFDG-PET。^{18}FFDG-PET 可通过检测脑组织对葡萄糖的代谢率反映不同区域神经元功能状态。多数情况下，局灶性癫痫致痫区及其周围区域在发作间期呈低代谢，发作期呈高代谢。

（3）单光子发射计算机断层成像（Single Photon Emission Computed Tomography，SPECT）：可提供局部脑血流量（rCBF）信息，并通过对间歇期和发作起始时的成像对比，对致痫区定位诊断提供有价值的信息。

（4）功能磁共振（fMRI）、脑磁图（MEG）：对癫痫病人运动、感觉、语言功能区定位，以及对致痫区定位诊断均有一定的价值，对局灶性癫痫外科切除部位和范围的确定有重要的意义。

（5）头颅 CT：头颅 CT 的敏感性及特异性均不如 MR，而且孕产期妇女禁用，但 CT 检查具有独特的应用价值，是对 MRI 的补充：①对于有钙化的病变，如 Sturge-Weber 综合征、结节性硬化症、囊虫结节等；②对于 MRI 禁忌证的病人，如体内有心脏起搏器，金属置入物的病人，只能进行 CT 检查；③ MRI 幽闭综合征病人。

3. 染色体及基因诊断

染色体及基因检测已经成为癫痫诊断重要的辅助手段。目前已经发现一些染色体病可以出现癫痫发作，最常见 21 三体病人可以合并癫痫发作，另外一些染色体易位、倒置、单倍体、三倍体或者环状染色体病人均可能出现癫痫发作，因此染色体核型分析对于一部分病人的病因诊断提供了帮助。

既往利用一代测序技术检测已知的癫痫致病基因，但仅限于临床高度怀疑的某一种癫痫。随着高通量二代测序技术及微阵列比较基因组杂交技术的发展及应用，越来越多的癫痫致病基因被发现，目前已经成功应用于癫痫性脑病的病因学诊断。但是基因检测不作为常规病因筛查手段，通常是在临床已高度怀疑某种疾病时进行。

4. 其他检查

（1）血液检查：包括血常规、血糖、电解质、肝功能、肾功能、血气、乳酸等，能够帮助寻找病因。同时服用抗癫痫药物需定期抽血检测药物不良反应或药物浓度。

（2）尿液检查：包括尿常规及遗传代谢病的筛查。

（3）脑脊液检查：对于怀疑颅内感染或某些遗传代谢病需进行脑脊液检查。

（4）心电图：对于疑诊癫痫或新诊断的癫痫病人，建议常规进行心电图检查，有助于发现容易误诊为癫痫发作的某些心源性发作，还能早期发现某些心律失常。

三、诊断要点

癫痫发作的本质是脑神经元突然异常放电导致的临床表现，有一过性、反复性及刻板性的特点，伴有脑电图的痫样放电。癫痫的诊断分为五个步骤。

1. 确定发作性事件是否为癫痫发作：首先确定是诱发性癫痫发作还是非诱发性癫痫发作，传统上，临床出现两次（间隔至少 24 小时）非诱发性癫痫发作时可诊断为癫痫。

2. 确定癫痫发作的类型。

3. 确定癫痫及癫痫综合征的类型。

4. 确定病因。

5. 确定残障和共患病。

四、鉴别诊断

癫痫发作需与各种各样的非癫痫发作鉴别，非癫痫发作是指临床表现类似于癫痫发作的所有其他发作性事件，不同年龄需要鉴别的非癫痫发作有所差异。

1. 新生儿和婴儿期（0～2岁）

需鉴别呼吸异常（窒息发作/屏气发作）、运动异常（抖动或震颤/良性肌阵挛/惊跳反应/点头痉挛/异常眼球活动）、代谢性疾病（低血糖/低血钙/低血镁/维生素 B_6 缺乏）。

2. 学龄前期（2～6岁）

需鉴别睡眠障碍（夜惊症/睡行症/梦魇）、习惯性阴部摩擦、惊跳反应、腹痛、注意力缺陷、晕厥。

3. 学龄期（6～18岁）

需鉴别晕厥、偏头痛及头痛、抽动症、发作性运动障碍、精神心理行为异常（焦虑/恐惧/暴怒）、睡眠障碍。

4. 成人期（大于18岁）

需鉴别晕厥、癔症发作、偏头痛及头痛、舞蹈症、发作性睡病、短暂性脑缺血发作、短暂性全面遗忘症、老年猝倒、多发性硬化发作性症状，

五、临床体会

1. 对于发作性事件首先一定要确定是否癫痫发作，如果临床符合癫痫发作，即使脑电图未见癫痫样放电，也需考虑癫痫诊断，必要时行长程脑电图监测或反复脑电图检查；如果无临床发作或者临床发作不符合癫痫发作，即使脑电图出现癫痫样放电，也不能诊断为癫痫。

2. 癫痫的药物治疗依赖于癫痫发作类型及癫痫综合征分类，因此诊断癫痫需进行发作类型和综合征的分类。

3. 大约1/3的病人通过抗癫痫药物不能控制发作，需要考虑生酮饮食或者手术治疗。2009年国际抗癫痫联盟（ILAE）特别工作组提出了一个耐药性癫痫（Drugresistant Epilepsy）的概念：正确、足量、足疗程使用两种抗癫痫药物（单药或者联合用药）不能控制癫痫发作。一些癫痫综合征，如大田原综合征、婴儿痉挛症、Lennox-Gastaut综合征、伴有海马硬化的颞叶内侧型癫痫、Rasmussen脑炎等极易发展为药物难治性癫痫，最终可能需手术治疗。

第四节　癫痫的药物治疗

癫痫的治疗方法包括病因治疗、药物治疗、生酮饮食治疗、手术治疗和物理治疗。目前癫痫的治疗仍以药物治疗为主，治疗的目标：完全控制癫痫发作或明显减少癫痫发作，提高病人生活质量，没有或只有轻微的不良反应。

一、抗癫痫药物及用法

目前抗癫痫药物的作用机制尚未完全了解，主要是抑制病灶区神经元的异常放电或是遏制异常放电向正常组织扩散，从而控制癫痫发作。作用机制多与增强中枢性抑制递质GABA的作用或干扰Na^+、K^+、Ca^{2+}等离子通道，发挥膜稳定作用。有些AEDs是单一作用机制，而有些AEDs可能是多重作用机制。常用的抗癫痫药物。

1. 传统的抗癫痫药物

（1）苯妥英钠（phenytoin sodium，PHT）：成人每日0.3～0.6 g，儿童为4～8 mg/（kg·d），本品半衰期长，达到稳态后可日服1次。

（2）卡马西平（carbamazepine，CBZ）：成人每日0.3～1.2 g，儿童10～30 mg/（kg·d），起始剂量应为2～3 mg/（kg·d），渐加量至有效剂量。本品是部分性发作的首选用药。

（3）苯巴比妥（Phenobarbital，PB）：又称"鲁米那"，成人每日 30 ~ 250 mg，小儿 2 ~ 5 mg/（kg·d）。

（4）扑米酮（Primidone，PMD）：成人常用量为：50 mg/ 睡前口服；3 d 后渐加量，总量不超过每日 1 500 mg。与苯妥英钠和卡马西平合用有协同作用，与苯巴比妥合用无意义。

（5）乙琥胺（Ethosuximide，ESX）：成人每日 1 ~ 2 g，儿童 15 ~ 40 mg/（kg·d）。

（6）丙戊酸钠（Sodium valproate，VPA）：成人每日 0.6 ~ 2.5 9，儿童 16 ~ 60 mg/（kg·d）。本品是一种广谱抗癫痫药物，是全部性癫痫发作（原发性 GTCS、失神发作、肌阵挛发作、失张力发作）的首选用药。

（7）氯硝西泮（Clonazepam，CNZ）：可从每日 0.5 mg 起始用药后渐加量，用量应个体化，成人最大量每日不超过 20 mg。本品起效快，联合用药时小剂量即可取得良好疗效，但易出现耐药使作用下降。

2. 新型抗癫痫药物

（1）拉莫三嗪（Lamotrigine，LTG）：成人初始剂量每日 25 mg，1 ~ 2 周后缓慢加量，通常有效维持量为每日 100 ~ 200 mg。儿童初始剂量 2 mg/（kg·d），维持剂量 5 ~ 15 mg/（kg·d）；与丙戊酸钠合用剂量减半或更低。

（2）托吡酯（Topiramate，TPM）：成人初始剂量为每日 50 mg，1 周后缓慢加量，目标剂量为每日 100 ~ 200 mg。儿童维持剂量 4 ~ 8 mg/（kg·d）。

（3）奥卡西平（Oxcarbazepine，OXC）：成人初始剂量可为每日 150 mg，加量至单药治疗剂量每日 600 ~ 1 200 mg。本品是一种卡马西平的 10- 酮衍生物，在体内不能转化为卡马西平或卡马西平环氧化物，对卡马西平有变态反应的病人 2/3 能耐受奥卡西平。与卡马西平相同是部分性发作的首选用药。

（4）加巴喷丁（Gabapentin，GBP）：起始剂量每日 300 mg，渐加量至日推荐量 900 ~ 1 800 mg，最大剂量不宜超过 4 800 mg。用于 12 岁以上及成人的部分性发作和 GTCS 辅助治疗，本品不经肝代谢，以原型由肾排泄。

（5）左乙拉西坦（Levetiracetarn，LEV）：成人起始治疗剂量为每次 500 mg，每日 2 次；每日最大剂量 3 000 mg。儿童起始剂量 10 mg/kg，每日 2 次，最大剂量 30 mg/kg，每日 2 次。为吡拉西坦同类衍生物，作用机制尚不明确。对部分性发作伴或不伴继发 GTCS、肌阵挛发作等均有效。

（6）非尔氨酯（Felbamate，FBM）：起始剂量每日 400 mg，维持剂量每日 1 800 ~ 3 600 mg。90% 以原型经肾排泄。对部分性发作和 Lennox-Gastaut 综合征有效，可作为单药治疗。

（7）氨基烯酸（Vigabatrin，VGB）：商品名为"喜保宁"。初始剂量每日 500 mg，每周加量 500 mg，维持剂量每日 2 ~ 3 g，但有些可增加至每日 49 才能控制发作。本品作为 GABA 转氨酶抑制药，增强 GABA 能神经元作用，主要经肾脏排泄。对部分性发作的疗效强于全部性发作，对婴儿痉挛症、Lennox-Gastaut 综合征也有效。

（8）唑尼沙胺（Zonisamide，ZNS）：初始剂量每日 100 mg，每 2 周加量每日 100 mg，可达到每日 400 mg。每种剂量都要持续至少 2 周时间以达到稳态。本品可用于 GTCS 和部分性发作，也可用于失张力发作、West 综合征、Lennox-Gastaut 综合征、不典型失神及肌阵挛发作。

（9）替加宾（Tiagabine，TGB）：开始剂量每日 4 mg，一般用量每日 10 ~ 15 mg。作为难治性复杂部分性发作的辅助治疗。

（10）普瑞巴林（Pregabalin，PGB）：本品推荐剂量为每次 75 mg 或 150 mg，每日 2 次；或者每次 50 mg 或 100 mg，每日 3 次。可在 1 周内根据疗效及耐受性增加至每次 150 mg，每日 2 次。主要用于癫痫部分性发作的辅助治疗。

二、癫痫药物治疗方案的制定

1. 药物治疗的一般原则

（1）抗癫痫药物应用的指征：癫痫诊断一旦明确即开始用药治疗；通常情况下，第二次癫痫发作后推荐开始应用抗癫痫药。对于发作次数稀少者，如半年以上发作 1 次者，可在告知抗癫痫药物可能的副作用和不治疗可能后果情况下，根据病人及家属的意愿，酌情选择用或不用抗癫痫药。

（2）首次发作后是否开始用药：取决于发作复发的可能性、继续发作的后果、发作类型和综合征诊断、药物治疗的风险和益处等几方面。以下情况抗癫痫药物治疗在首次发作后开始使用同时与病人或监护人进行商议，当具有以下情况时建议抗癫痫治疗：①病人有神经缺陷症状；②脑电图提示明确的痫样放电；③病人本人及监护人认为不能承受再发一次的风险；④头颅影像学显示脑结构损害。

（3）如何选药：根据发作类型和综合征选药是治疗癫痫的基本原则；如果综合征诊断不明确，应根据癫痫发作类型做出决定；同时还需要考虑共患病、共用药、病人的年龄和性别以及病人或监护人的意愿等进行个体化选择；一种类型的癫痫发作可有几种适合选择的药物，医生可根据个人对药物的熟悉程度、药物优缺点评价和临床经验决定。

（4）首选单药治疗：一般从小剂量开始逐渐增加，以达到既能有效控制发作，又没有明显副作用后维持治疗。治疗过程中不宜突然停药或减药，癫痫发作完全控制后 2～3 年再逐渐停药，以防复发。单药治疗若无效时可选用另一种单药，但更换药物时应逐渐过渡换药，即在原药基础上加用新药，待其发挥疗效后再逐渐撤掉原药。单药治疗没有达到无发作时才推荐联合用药。长期用药应注意毒副作用，定期复查血常规、肝肾功能及离子。

（5）根据不同的发作类型选择合适的抗癫痫药物（表6-2）。

（6）癫痫综合征药物选择（表6-3）。

表6-2　根据发作类型选药

发作类型	一线药物	添加药物	可以考虑的药物	可能加重发作的药物
全面强直阵挛发作	丙戊酸、拉莫三嗪、卡马西平、奥卡西平、左乙拉西坦、苯巴比妥	左乙拉西坦、托吡酯、丙戊酸、拉莫三嗪、氯巴占		
强直或失张力发作	丙戊酸	拉莫三嗪	托吡酯、卢非酰胺	卡马西平、奥卡西平、加巴喷丁、普瑞巴林、替加宾、氨基烯酸
失神发作	丙戊酸、乙琥胺、拉莫三嗪	丙戊酸、乙琥胺、拉莫三嗪	氯硝西泮、氯巴占、左乙拉西坦、托吡酯、唑尼沙胺	卡马西平、奥卡西平、苯妥英钠、加巴喷丁、普瑞巴林、替加宾、氨己烯酸 .
肌阵挛发作	丙戊酸、左乙拉西坦、托吡酯	左乙拉西坦、丙戊酸、托吡酯	氯硝西泮、氯巴占、唑尼沙胺	卡马西平、奥卡西平、苯妥英钠、加巴喷丁、普瑞巴林、替加宾、氨己烯酸
局灶性发作	卡马西平、拉莫三嗪、奥卡西平、左乙拉西坦、丙戊酸	卡马西平、左乙拉西坦、拉莫三嗪、奥卡西平、加巴喷丁 . 丙戊酸、托吡酯、唑尼沙胺、氯巴占	苯妥英钠、苯巴比妥	

表6-3　癫痫综合征的药物选择

癫痫综合征	一线药物	添加药物	可以考虑的药物	可能加重发作的药物
儿童失神癫痫、青少年失神癫痫或其他失神综合征	丙戊酸、乙琥胺、拉莫三嗪	丙戊酸、乙琥胺、拉莫三嗪	氯硝西泮、唑尼沙胺、左乙拉西坦、托吡酯、氯巴占	卡马西平、奥卡西平、苯妥英钠、加巴喷丁、普瑞巴林、替加宾、氨基烯酸
青少年肌阵挛癫痫	丙戊酸、拉莫三嗪、左乙拉西坦	丙戊酸、拉莫三嗪、左乙拉西坦、托吡酯	氯硝西泮、唑尼沙胺、氯巴占、苯巴比妥	卡马西平、奥卡西平、苯妥英钠、加巴喷丁、普瑞巴林、替加宾、氨基烯酸

癫痫综合征	一线药物	添加药物	可以考虑的药物	可能加重发作的药物
仅有全面强直阵挛发作的癫痫	丙戊酸、拉莫三嗪、卡马西平、奥卡西平	左乙拉西坦、托吡酯、丙戊酸、拉莫三嗪、氯巴占	苯巴比妥	
特发性全面性癫痫	丙戊酸、拉莫三嗪	左乙拉西坦、丙戊酸、拉莫三嗪、托吡酯	氯硝西泮、唑尼沙胺、氯巴占、苯巴比妥	卡马西平、奥卡西平、苯妥英钠、加巴喷丁、普瑞巴林、替加宾、氨己烯酸
儿童良性癫痫伴中央颞区棘波、Panayiotopoulos 综合征或晚发性儿童枕叶癫痫（Ga-staut 型）	卡马西平、奥卡西平、左乙拉西坦、丙戊酸、拉莫三嗪	卡马西平、奥卡西平、左乙拉西坦、丙戊酸、拉莫三嗪、托吡酯、加巴喷丁、氯巴占	苯巴比妥、苯妥英钠、唑尼沙胺、普瑞巴林、替加宾、氨己烯酸、艾司利卡西平、拉科酰胺	
West 综合征（婴儿痉挛症）	类固醇、氨己烯酸	托吡酯、丙戊酸、氯硝西泮、拉莫三嗪		
Lennox-Ga-staut 综合征	丙戊酸	拉莫三嗪	托吡酯、左乙拉西坦、卢非酰胺、非尔氨酯	卡马西平、奥卡西平、加巴喷丁、普瑞巴林、替加宾、氨己烯酸
Dravet 综合征	丙戊酸、托吡酯	氯巴占、司替戊醇、左乙拉西坦、氯硝西泮		卡马西平、奥卡西平、加巴喷丁、拉莫三嗪、苯妥英钠、普瑞巴林、替加宾、氨己烯酸
癫痫性脑病伴慢波睡眠期持续棘慢波	丙戊酸、氯硝西泮、类固醇	左乙拉西坦、拉莫三嗪、托吡酯		卡马西平、奥卡西平
Landau-Kleffner 综合征	丙戊酸、氯硝西泮、类固醇	左乙拉西坦、拉莫三嗪、托吡酯		卡马西平、奥卡西平
肌阵挛-失张力癫痫	丙戊酸、托吡酯、氯硝西泮、氯巴占	拉莫三嗪、左乙拉西坦		卡马西平、奥卡西平、苯妥英钠、加巴喷丁、普瑞巴林、替加宾、氨己烯酸

（7）难治性癫痫的治疗：国际抗癫痫联盟 2010 年的定义为应用正确选择且能耐受的两种抗癫痫药物（单药或联合用药），仍未能达到持续无发作即为药物难治性癫痫。

2. 特殊人群选择抗癫痫药物注意事项

（1）儿童病人：儿童选用抗癫痫药治疗的原则与成人基本相同，但要注意以下特点。

①儿童期生长发育快，在标准体重范围内应按千克体重计算每日给药量，并结合临床疗效和血药浓度调整给药剂量。

②儿童首次发作后是否开始抗癫痫药治疗需要考虑癫痫的病因、发作类型、癫痫综合征等。如良性婴儿癫痫首次丛集性发作后，可以暂不用抗癫痫药，继续观察，若间隔 24 小时再出现发作再开始用抗癫痫药治疗；儿童良性癫痫伴中央颞区棘波，间隔时间很长的复发，也不一定急于用抗癫痫药治疗。但如导致癫痫发作的病因持续存在，首次发作后即应给予 AEDs 治疗，如有明确的围生期脑损伤病史。

③有些儿童期特殊的癫痫性脑病（如 West 综合征、Lennox-Gastaut 综合征、Landau-Kleffner 综合征等）除 AEDs 治疗外，可选用肾上腺皮质激素、生酮饮食等特殊治疗方法。

（2）女性病人。

①女性病人若长期使用苯妥英可导致皮肤多毛症和齿龈增生，应尽可能避免长期使用。

②癫痫女性在服用丙戊酸时发生内分泌紊乱、多囊卵巢综合征的概率增加，可能导致体重增加、月经紊乱、不育、性功能减退等，使用时应慎重。

③由于女性育龄期病人应该充分考虑到生殖、妊娠及分娩等多方面情况。例如：持续应用丙戊酸对

于胎儿可能造成的风险，应当警惕大剂量丙戊酸（超过每日 800 mg）以及联合丙戊酸的多药治疗；对于尚未生育的病人应尽量避免使用丙戊酸类药物。

④孕前咨询：告知病人癫痫发作及 AEDs 对妊娠及胎儿风险。妊娠期使用 AEDs 可能对癫痫女性后代智力发育造成影响，尤其是苯巴比妥和丙戊酸。如果孕妇或者配偶有癫痫疾病，尤其是有特发性癫痫及相关遗传病家族史者，应当进行遗传咨询。

（3）老年人。

①老年人通常对 AEDs 较敏感，应尽可能缓慢加量、维持较低的有效治疗剂量，注意血药浓度监测。

②老年癫痫病人合并慢性病（高血压、糖尿病、心脏病、高脂血症等）需服用其他药物的情况很常见，应系统性考虑病人服用的非 AEDs 与 AEDs 的相互作用以及多种 AEDs 联合应用之间的相互作用。

③老年病人，尤其是绝经后女性病人容易出现骨质疏松，建议尽可能避免使用有肝酶诱导作用的 AEDs，并可补充维生素 D 和钙剂。

3. 临床体会

（1）减少熬夜、劳累、长时间打牌、看电视及停止咖啡、可乐、茶叶、酒等兴奋性饮品的饮用可减少癫痫发作的次数。

（2）服药期间若 2 ~ 5 年无发作，可考虑缓慢减量或停药，但不同癫痫综合征服药时间不一样，具体需结合病人实际情况。

（3）根据不同病因（线粒体、病毒性脑炎等）合理用药，并合理决定癫痫用药的时间。

第五节　癫痫持续状态及治疗原则

传统的癫痫持续状态（status epilepticus，SE）的定义：1 次癫痫发作持续 30 min 以上，或反复多次发作持续 > 30 min，且发作间期意识不恢复至发作前的基线状态。但对于 30 min 的时间界定一直存在争议。基于癫痫持续状态的早期临床控制和对脑的保护，ILAE 在 2001 年提出临床上更为实用的定义：一次癫痫发作（包括各种类型癫痫发作）持续时间大大超过了该型癫痫发作大多数病人发作的时间，或反复发作，在发作间期病人的意识状态不能恢复到基线状态。从临床实际操作角度，全面性惊厥性发作持续超过 5 min，或者非惊厥性发作或部分性发作持续超过 15 min，或者 5 ~ 30 min 内两次发作间歇期意识未完全恢复者，即可以考虑为早期 SE（early SE 或 impending SE），因为此期绝大多数发作不能自行缓解，需紧急治疗以阻止其演变成完的癫痫持续状态。还需要注意的是，"癫痫持续状态"一词的含义实际为"癫痫发作的持续状态"，既可见于癫痫病人的癫痫发作，也可见于其他病因（如脑炎、脑外伤等）所导致的癫痫发作。

一、常见病因

不适当停用抗癫痫药或大脑发育畸形、脑卒中、脑炎、外伤、肿瘤和药物中毒所致，不规范的抗癫痫药治疗、感染、精神因素、过度疲劳、孕产和饮酒等也可诱发，个别病人病因不明。

二、诊断临床

表现：一次癫痫发作（包括各种类型癫痫发作）持续时间大大超过了该型癫痫发作大多数病人发作的时间，或反复发作，在发作间期病人的意识状态不能恢复到基线状态。全面性惊厥性发作持续超过 5 分钟，或者非惊厥性发作或部分性发作持续超过 15 min，或者 5 ~ 30 min 内两次发作间歇期意识未完全恢复者，即可以考虑为早期 SE。

三、辅助检查

1. 新发生的 SE

查血电解质、头颅影像学；如临床怀疑相关疾病：血 / 尿毒物检测、遗传代谢相关检查；如伴有发热，查血常规、CSF。

2. 癫痫病人发生 SE

不适当停抗癫痫药物为最常见原因，需查抗癫痫药血浓度、血电解质、血糖、根据情况复查头颅影像学；如伴有发热，查血常规、CSF。

3. 诊断要点

根据病人癫痫发作时临床表现及持续时间即可诊断。即：全面性惊厥性发作持续超过 5 min，或者非惊厥性发作或部分性发作持续超过 15 min，或者 5 ~ 30 min 内两次发作间歇期意识未完全恢复者，即可以考虑为早期 SE。

四、治疗

1. 惊厥性癫痫持续状态的治疗

（1）治疗原则：①尽早治疗，遵循 SE 处理流程，尽快终止发作；②查找 SE 病因，如有可能进行对因治疗；③支持治疗，维持病人呼吸、循环及水电解质平衡，如保持呼吸道通畅、给氧、生命体征的监测；④防治脑水肿及其并发症：适当使用脱水药及神经保护药。

（2）处理流程（图 6-1）。

①院前治疗：可选择：咪达唑仑（鼻腔 / 口腔 / 肌注）或地西泮（直肠给药）。目前国内尚无咪达唑仑鼻腔黏膜用药剂型及地西泮直肠用剂型。对于曾受过医护人员培训的家属，若条件允许，可酌情给予水合氯醛灌肠。

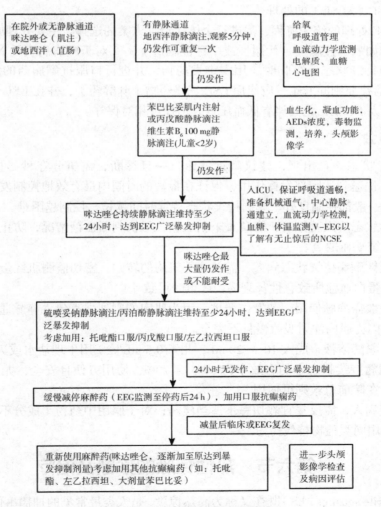

图 6-1　癫痫持续状态临床处理流程

②院内治疗。

a. 一线治疗药物（针对早期SE）：为苯二氮䓬类药物，包括劳拉西泮（国内尚无）、地西泮静推及缓慢静滴、咪达唑仑（非静脉应用）、水合氯醛灌肠或鼻饲。若无静脉通道，立即给予咪达唑仑成人10 mg、儿童0.3 mg/kg（≤10 mg/次）肌内注射，或者地西泮（成人10～20 mg、儿童0.3～0.5 mg/kg＋注射用水或葡萄糖）灌肠，或者10%水合氯醛溶液（成人10～20 mL，儿童0.5 mL/kg）灌肠。若有静脉通道，目前国内使用最常见的是地西泮缓慢静推[一般成人10～20 mg/次，儿童0.3～0.5 mg/（kg·次），间隔5分可重复使用]，成人每分钟2～5 mg。5岁以内，每分钟0.2～0.5 mg，最大量为5 mg/次，5岁以上每2～5 min 1mg，最大限用量10 mg/次。若发作仍反复，一般情况需地西泮溶于5%葡萄糖注射液静脉维持（目前尚无统一标准剂量，成人100～200 mg/24 h均在安全范围内，儿童酌情减量），但病情稳定时，需逐步减量，不宜骤停，防止反跳现象。

b. 二线治疗药物（针对确定性SE）：苯妥英、磷苯妥英（fosphenytoin）、苯巴比妥（有争议，儿童常用），部分国家还推荐使用丙戊酸（静脉）、左乙拉西坦（静脉，临床经验尚少）。目前国内无苯妥英、磷苯妥英以及左乙拉西坦静脉剂型。

c. 三线治疗药物（针对难治性SE）：主要为麻醉药，包括咪达唑仑（静脉用）、丙泊酚、戊巴比妥、硫喷妥钠等。

d. 超难治性SE的其他治疗选择：目前对于超难治性SE尚缺乏有效的治疗手段，应积极寻找病因，争取对因治疗。可以尝试：免疫治疗（甲泼尼龙、大剂量丙种球蛋白、血浆置换等）、$MgSO_4$、生酮饮食治疗、利多卡因、低温治疗、某些病例尝试外科治疗。

2. 非惊厥性SE（NCSE）的处理

目前缺乏NCSE处理的统一流程，需进行个体化治疗方案的选择。主要处理原则：①积极寻找病因，进行病因治疗（例如病毒性脑炎、代谢性或中毒性脑病）；②对于癫痫病人的NCSE，例如不典型失神持续状态、失张力持续状态等可临时应用安定类药物，并进行口服抗癫痫药的调整；③对于危重病人CSE后的NCSE，治疗原则同CSE，应使用CSE三线药物（麻醉药），并在EEG监测下进行治疗；④对于缺氧后脑损伤病人NCSE，尤其伴有低血压者，治疗可相对保守。

五、临床体会

（1）癫痫持续状态一旦出现，建议就近就诊，一旦诊断，需争分夺秒尽快终止发作；首次给药需足量，且能使其快速到达脑部发挥作用，保证在最短的时间内最有效地控制发作，若在最快的时机内给予足量的药物，一般都控制良好，癫痫持续状态持续时间越长，控制越困难。

（2）癫痫持续状态病人就诊时，需急查末梢血糖，尽快判断血糖情况，防止因并发低血糖而导致不可逆的中枢神经系统缺血缺氧。

（3）对于惊厥性癫痫持续状态病人，需关注心肌酶的转归，密切监测肌红蛋白及肾功能，观察24 h出入量，避免肌红蛋白血症所致急性肾衰竭，严重时可致死亡。

（4）地西泮一般需静脉使用，若发作严重，因为肌肉的剧烈强直建立静脉通道困难，可选择灌肠，但避免肌内注射，因为肌内注射吸收慢且不完全。

（5）10%水合氯醛溶液（成人10～20 mL，儿童0.5 mL/kg）用生理盐水或灭菌注射用水稀释1～2倍灌肠，在控制癫痫持续状态中的有效率为60%～70%，使用方便且安全，尤其适用于难以尽快建立静脉通道的病人；在院前急救则可使用。

（6）对于癫痫病人，需反复宣教切忌不适当停药；对于服用中药粉（成分不明）的病人，需查抗癫痫药物浓度，方便用同类药物替代药粉。

第六节　热性惊厥的诊断及治疗

热性惊厥（febrile seizures，FS）既往又称为高热惊厥，是人类最常见的抽搐事件，据统计各种类型"发作"的终身罹患危险率为8%，而其中有一半为热性惊厥。总体来说人群中有4%～5%至少有过一次热性惊厥。热性惊厥分为单纯性热性惊厥（占 70% ~ 80%）及复杂热性惊厥（20% ~ 30%），两者界限不十分明确。大量研究提示该疾病多与良性疾病相关。

一、病因和发病机制

FS 的发病原因和发病机制仍不清楚，目前认为与三种因素有关：脑发育未成熟、各种原因所致的发热、遗传易感性。

二、诊断

1. 临床表现

全面强直阵挛是热性惊厥最常见的癫痫发作类型（80%），其余 20% 分别表现为强直发作、失张力发作、单侧肢体强直阵挛发作或肌张力低下的凝视发作。大约 16% 的病人在一次热性疾病过程中反复出现多次的惊厥发作，而持续时间大于 20 分钟的发作见于 5% 的病例中。

2. 辅助检查

三大常规及生化（血糖、电解质）、脑脊液、代谢、神经影像学检查均未见异常。局灶性神经体征者应进行脑电图及神经影像检查。多数 FS 患儿脑电图缺乏特异性，2 周后脑电图正常，无法预测 FS 复发或者以后发展为癫痫的概率。

3. 诊断要点

（1）单纯型 FS：首次发作年龄为 6 月龄至 5 岁，腋温 ≥ 38.0℃时出现，5 min 以内很快自行缓解，排除颅内感染和其他导致惊厥的器质性和代谢性疾病，既往没有热性惊厥史，即可诊断为单纯型 FS。

（2）复杂型热性 FS：首发年龄 < 6 月龄或 > 5 岁、惊厥时体温 < 38.0℃、局灶性发作、持续时间 > 15 min、24 h 内惊厥次数 ≥ 2 次、脑电图异常、病前有神经系统异常，以上具有一条即可诊断为复杂型热性 FS。

4. 鉴别诊断

（1）非痫性事件：如寒战、热性肌阵挛、疾病诱发晕厥等。

（2）颅内感染：大约 15% 的脑膜炎患儿会出现惊厥发作，但可能出现相应的神经功能异常，对于婴儿可能只出现轻微症状和体征，根据临床评估，必要时可完善头颅 MRI、脑脊液等检查。

（3）其他的癫痫综合征：一些癫痫综合征以 FS 起病，具有"热敏感"的特点或者早期表现为 FS，不易与 FS 鉴别，需引起重视。证实癫痫综合征与 FS 关系密切。遗传性癫痫伴热性惊厥附加症（GEFS +），既往称全面性癫痫伴热性惊厥附加症（Generalized Epilepsy with Febrile Seizures plus，GEFS +），为家族性遗传性癫痫综合征，呈不完全外显遗传。在一个受累的家族中约有 1/3 的受累儿童出现一次或一次以上的热性惊厥，并经常持续超过一般发作年龄。另有 1/3 的病例先有热性惊厥，然后在青春期出现无热性全身强直阵挛发作，然后缓解。在余下 1/3 病例中患有其他癫痫综合征。Dravet 综合征（婴儿严重肌阵挛癫痫）为另一种密切相关的早期表现为热性惊厥的严重的癫痫综合征，表现为长时间部分性热性惊厥发作，随后出现极具伤害性的顽固性癫痫及精神功能残疾，多与 SCNIA 基因突变有关，较少见。

三、治疗

1. 发作期的治疗

（1）单纯的热性惊厥不需要用止痉药。

（2）频繁发作或者长时间惊厥者（> 5 min）：多首选地西泮，在家可给予地西泮灌肠（0.3 ~ 0.5 mg/kg）或者地西泮栓剂；在医院静脉滴注地西泮（0.3 ~ 0.5 mg/kg）止惊，也可选用咪达唑仑肌注。热性惊厥持续状态若地西泮无效，可选用咪达唑仑或者其他静脉用止惊药（苯妥英钠、氯硝西泮等），国外常用劳拉西泮。

2. 间歇期预防治疗

（1）发热时间歇性应用地西泮；平时不用抗惊厥药，只在每次发热期间使用，地西泮溶液灌肠或者口服地西泮，也可使用地西泮栓剂，剂量为 0.3 ~ 0.5 mg/（kg·次），最大剂量 10 mg/次。如 8 h 后仍有发热，可再次直肠注入或者口服地西泮 1 次，必要时 8 小时后给药第 3 次。为防止地西泮在体内蓄积，24 h 内不超过 3 次，该方法在医生指导下在家进行，应用地西泮的同时应及时退热并治疗原发病。该疗法适用于首次 FS 发作后但有 FS 复发的危险因素的、虽无 FS 复发危险因素，但已有 FS 复发者。疗程一般 2 年或者用至 4 ~ 5 岁。

（2）长期口服抗癫痫药物：如苯巴比妥 3 ~ 5 mg/（kg·d）或者丙戊酸钠 20 ~ 30 mg/（kg·d），使稳态血药浓度在有效范围，疗程一般 2 年，适用于复杂型 FS 或者每年发作 5 次用间歇期短疗程预防性治疗无效者，服药期间应注意监测药物不良反应。长期口服新型抗癫痫药物左乙拉西坦对预防 FS 也有效。

四、临床体会

1. 热性惊厥非常常见，病因不明。有热性惊厥家族史预后相对好，不引起脑损害或智能减退，发展为癫痫相刘少见，成年后病人智力运动基本正常。

2. 多数 FS 患儿首次发作后，有部分复发。复发的危险因素：有热性惊厥家族史、首次 FS 的年龄小于 18 月龄，低热时容易出现发作、首次为复杂型 FS、有永久性的神经系统异常。随着危险因素增多，复发率越高。且相应癫痫发生率也增高。

3. 首次热性惊厥的病人需排除其他器质性疾病，反复热性惊厥的病人需排除其他癫痫综合征。

4. 仅有脑电图的异常放电，不能作为长期口服抗癫痫药物的依据。复发型热性惊厥患儿可在发热期间短期使用抗惊厥药预防发作，对于发作频繁的复杂型热性惊厥可长期口服抗惊厥药物预防复发，减轻因发作引起的恐慌及社交障碍。

微信扫码
◆临床科研
◆医学前沿
◆临床资讯
◆临床笔记

第七章　脑血管疾病

第一节　腔隙性脑梗死

腔隙性脑梗死是指大脑半球深部白质和脑干等中线部位，由直径为 $100 \sim 400 \mu m$ 的穿支动脉血管闭塞导致的脑梗死。所引起的病灶为 $0.5 \sim 15.0 mm^3$ 的梗死灶。大多由大脑前动脉、大脑中动脉、前脉络膜动脉和基底动脉的穿支动脉闭塞所引起，脑深部穿动脉闭塞导致相应灌注区脑组织缺血、坏死、液化，由吞噬细胞将该处组织移走而形成小腔隙。好发于基底节、丘脑、内囊、脑桥的大脑皮质贯通动脉供血区。反复发生多个腔隙性脑梗死，称多发性腔隙性脑梗死。临床引起相应的综合征，常见的有纯运动性轻偏瘫、纯感觉性卒中、构音障碍—手笨拙综合征、共济失调性轻偏瘫和感觉运动性卒中。高血压和糖尿病是主要原因，特别是高血压尤为重要。腔隙性脑梗死占脑梗死的 $20\% \sim 30\%$。

一、病因与发病机制

（一）病因

真正的病因和发病机制尚未完全清楚，但与下列因素有关。

1. 高血压

长期高血压作用于小动脉及微小动脉壁，致脂质透明变性，管腔闭塞，产生腔隙性病变。舒张压增高是多发性腔隙性脑梗死的常见原因。

2. 糖尿病

糖尿病时血浆低密度脂蛋白及极低密度脂蛋白的浓度增高，引起脂质代谢障碍，促进胆固醇合成，从而加速、加重动脉硬化的形成。

3. 微栓子（无动脉病变）

各种类型小栓子阻塞小动脉导致腔隙性脑梗死，如胆固醇、红细胞增多症、纤维蛋白等。

4. 血液成分异常

如红细胞增多症、血小板增多症和高凝状态，也可导致发病。

（二）发病机制

腔隙性脑梗死的发病机制还不完全清楚。微小动脉粥样硬化被认为是症状性腔隙性脑梗死常见的发病机制。在慢性高血压患者中，在粥样硬化斑为 $100 \sim 400 \mu m$ 的小动脉中，也能发现动脉狭窄和闭塞。颈动脉粥样斑块，尤其是多发性斑块，可能会导致腔隙性脑梗死；脑深部穿动脉闭塞，导致相应灌注区脑组织缺血、坏死，由吞噬细胞将该处脑组织移走，遗留小腔，因而导致该部位神经功能缺损。

二、病理

腔隙性脑梗死灶呈不规则圆形、卵圆形或狭长形。累及管径在 $100 \sim 400 \mu m$ 的穿动脉，梗死部位主要在基底节（特别是壳核和丘脑）、内囊和脑桥的白质。大多数腔隙性脑梗死位于豆纹动脉分支、大脑后动脉的丘脑深穿支、基底动脉的旁中央支供血区。阻塞常发生在深穿支的前半部分，因而梗死灶均较小，大多数直径为 $0.2 \sim 15$ mm。病变血管可见透明变性、玻璃样脂肪变、玻璃样小动脉坏死、血管壁坏死和小动脉硬化等。

三、临床表现

本病常见于 $40 \sim 60$ 岁以上的中老年人。腔隙性脑梗死患者中高血压的发病率约为 75%，糖尿病的发病率为 $25\% \sim 35\%$，有 TIA 史者约有 20%。

（一）症状和体征

临床症状一般较轻，体征单一，一般无头痛、颅内高压症状和意识障碍。由于病灶小，又常位于脑的静区，故许多腔隙性脑梗死在临床上无症状。

（二）临床综合征

Fisher 根据病因、病理和临床表现，归纳为 21 种综合征，常见的有以下几种：

1. 纯运动性轻偏瘫（Pure Motor Hemiparesis，PMH）

最常见，约占 60%，有病灶对侧轻偏瘫，而不伴失语、感觉障碍和视野缺损，病灶多在内囊和脑干。

2. 纯感觉性卒中（Pure Sensory Stroke，PSS）

约占 10%，表现为病灶对侧偏身感觉障碍，也可伴有感觉异常，如麻木、烧灼和刺痛感。病灶在丘脑腹后外侧核或内囊后肢。

3. 构音障碍 – 手笨拙综合征（Dysarthric–Clumsy Hand Syndrome，DCHS）

约占 20%，表现为构音障碍、吞咽困难，病灶对侧轻度中枢性面、舌瘫，手的精细运动欠灵活，指鼻试验欠稳。病灶在脑桥基底部或内囊前肢及膝部。

4. 共济失调性轻偏瘫（Ataxic–Hemiparesis，AH）

病灶同侧共济失调和病灶对侧轻偏瘫，下肢重于上肢，伴有锥体束征。病灶多在放射冠汇集至内囊处，或脑桥基底部皮质脑桥束受损所致。

5. 感觉运动性卒中（Sensori Motor Stroke，SMS）

少见，以偏身感觉障碍起病，再出现轻偏瘫，病灶位于丘脑腹后核及邻近内囊后肢。

6. 腔隙状态

由 Marie 提出，由于多次腔隙性脑梗死后，有进行性加重的偏瘫、严重的精神障碍、痴呆、平衡障碍、二便失禁、假性延髓性麻痹、双侧锥体束征和类帕金森综合征等。近年由于有效控制血压及治疗的进步，现在已很少见。

四、辅助检查

（一）神经影像学检查

1. 颅脑 CT

非增强 CT 扫描显示为基底节区或丘脑呈卵圆形低密度灶，边界清楚，直径为 $10 \sim 15$ mm。由于病灶小，占位效应轻微，一般仅为相邻脑室局部受压，多无中线移位，梗死密度随时间逐渐减低，4 周后接近脑脊液密度，并出现萎缩性改变。增强扫描于梗死后 3 d 至 1 个月可能发生均一或斑块性强化，以 $2 \sim 3$ 周明显，待达到脑脊液密度时，则不再强化。

2. 颅脑 MRI

MRI 显示比 CT 优越，尤其是对脑桥的腔隙性脑梗死和新旧腔隙性脑梗死的鉴别有意义，增强后能提高阳性率。颅脑 MRI 检查在 T_2WI 像上显示高信号，是小动脉阻塞后新的或陈旧的病灶。T_1WI 和 T_2

WI 分别表现为低信号和高信号斑点状或斑片状病灶，呈圆形、椭圆形或裂隙形，最大直径常为数毫米，一般不超过 1 cm。急性期 T_1WI 的低信号和 T_2WI 的高信号，常不及慢性期明显，由于水肿的存在，使病灶看起来常大于实际梗死灶。注射造影剂后，T_1WI 急性期、亚急性期和慢性期病灶显示增强，呈椭圆形、圆形，也可呈环形。

3. CT 血管成像（CTA）、磁共振血管成像（MRA）

了解颈内动脉有无狭窄及闭塞程度。

（二）超声检查

经颅多普勒超声（TCD）了解颈内动脉狭窄及闭塞程度。三维 B 超检查，了解颈内动脉粥样硬化斑块的大小和厚度。

（三）血液学检查

了解有无糖尿病和高脂血症等。

五、诊断与鉴别诊断

（一）诊断

1. 中老年人发病，多数患者有高血压病史，部分患者有糖尿病史或 TIA 史。
2. 急性或亚急性起病，症状比较轻，体征比较单一。
3. 临床表现符合 Fisher 描述的常见综合征之一。
4. 颅脑 CT 或 MRI 发现与临床神经功能缺损一致的病灶。
5. 预后较好，恢复较快，大多数患者不遗留后遗症状和体征。

（二）鉴别诊断

1. 小量脑出血

均为中老年发病，有高血压和急起的偏瘫和偏身感觉障碍。但小量脑出血头颅 CT 显示高密度灶即可鉴别。

2. 脑囊虫病

CT 均表现为低信号病灶。但是，脑囊虫病 CT 呈多灶性、小灶性和混合灶性病灶，临床表现常有头痛和癫痫发作，血和脑脊液囊虫抗体阳性，可供鉴别。

六、治疗

（一）抗血小板聚集药物

抗血小板聚集药物是预防和治疗腔隙性脑梗死的有效药物。

1. 肠溶阿司匹林（或拜阿司匹林）

每次 100 mg，每日 1 次，口服，可连用 6 ~ 12 个月。

2. 氯吡格雷

每次 50 ~ 75 mg，每日 1 次，口服，可连用半年。

3. 西洛他唑

每次 50 ~ 100 mg，每日 2 次，口服。

4. 曲克芦丁

每次 200 mg，每日 3 次，口服；或每次 400 ~ 600 mg 加入 5% 葡萄糖注射液或 0.9% 氯化钠注射液 500 mL 中静脉滴注，每日 1 次，可连用 20 d。

（二）钙通道阻滞剂

1. 氟桂利嗪

每次 5 ~ 10 mg，睡前口服。

2. 尼莫地平

每次 20 ~ 30 mg，每日 3 次，口服。

3. 尼卡地平

每次 20 mg，每日 3 次，口服。

（三）血管扩张药

1. 丁苯酞

每次 200 mg，每日 3 次，口服。偶见恶心、腹部不适，有严重出血倾向者忌用。

2. 丁咯地尔

每次 200 mg 加入 5% 葡萄糖注射液或 0.9% 氯化钠注射液 250 mL 中静脉滴注，每日 1 次，连用 10 ~ 14 d；或每次 200 mg，每日 3 次，口服。可有头痛、头晕、恶心等不良反应。

3. 倍他司汀

每次 6 ~ 12 mg，每日 3 次，口服。可有恶心、呕吐等不良反应。

（四）内科病的处理

有效控制高血压、糖尿病、高脂血症等，坚持药物治疗，定期检查血压、血糖、血脂、心电图和有关血液流变学指标。

七、预后与预防

（一）预后

Marie 和 Fisher 认为腔隙性脑梗死一般预后良好，下述几种情况影响本病的预后：

1. 梗死灶的部位和大小，如腔隙性脑梗死发生在脑的重要部位——脑桥和丘脑，以及大的和多发性腔隙性脑梗死者预后不良。

2. 有反复 TIA 发作，有高血压、糖尿病和严重心脏病（缺血性心脏病、心房颤动、心脏瓣膜病等），症状没有得到很好控制者预后不良。据报道，1 年内腔隙性脑梗死的复发率为 10% ~ 18%；腔隙性脑梗死，特别是多发性腔隙性脑梗死半年后约有 23% 的患者发展为血管性痴呆。

（二）预防

控制高血压、防治糖尿病和 TIA 是预防腔隙性脑梗死发生和复发的关键。

1. 积极处理危险因素。①血压的调控：长期高血压是腔隙性脑梗死主要的危险因素之一。在降血压药物方面无统一规定应用的药物。选用降血压药物的原则是既要有效和持久的降低血压，又不至于影响重要器官的血流量。可选用钙离子通道阻滞剂，如硝苯地平缓释片，每次 20 mg，每日 2 次，口服；或尼莫地平，每次 30 mg，每日 1 次，口服。也可选用血管紧张素转换酶抑制剂（ACEI），如卡托普利，每次 12.5 ~ 25 mg，每日 3 次，口服；或贝拉普利，每次 5 ~ 10 mg，每日 1 次，口服。②调控血糖：糖尿病也是腔隙性脑梗死主要的危险因素之一。③调控高血脂：可选用辛伐他汀（Simvastatin，或舒降之），每次 10 ~ 20 mg，每日 1 次，口服；或洛伐他汀（Lovastatin，又名"美降之"），每次 20 ~ 40 mg，每日 1 ~ 2 次，口服。④积极防治心脏病：要减轻心脏负荷，避免或慎用增加心脏负荷的药物，注意补液速度及补液量；对有心肌缺血、心肌梗死者应在心血管内科医师的协助下进行药物治疗。

2. 可以较长时期应用抗血小板聚集药物，如阿司匹林、氯吡格雷和中药活血化瘀药物。

3. 生活规律，心情舒畅，饮食清淡，适宜的体育锻炼。

第二节　血栓形成性脑梗死

血栓形成性脑梗死主要是脑动脉主干或皮质支动脉粥样硬化导致血管增厚、管腔狭窄闭塞和血栓形成；还可见于动脉血管内膜炎症、先天性血管畸形、真性红细胞增多症及血液高凝状态、血流动力学异常等，均可致血栓形成，引起脑局部血流减少或供血中断，脑组织缺血、缺氧导致软化坏死，出现局灶性神经系统症状和体征，如偏瘫、偏身感觉障碍和偏盲等。大面积脑梗死还有颅内高压症状，严重者可发生昏迷和脑疝。约 90% 的血栓形成性脑梗死是在动脉粥样硬化的基础上发生的，因此称动脉粥样硬化性血栓形成性脑梗死。

脑梗死的发病率约为 110/10 万，占全部脑卒中的 60% ~ 80%；其中血栓形成性脑梗死占脑梗死的 60% ~ 80%。

一、病因与发病机制

（一）病因

1. 动脉壁病变

血栓形成性脑梗死最常见的病因为动脉粥样硬化，常伴高血压，与动脉粥样硬化互为因果。其次为各种原因引起的动脉炎、血管异常（如夹层动脉瘤、先天性动脉瘤）等。

2. 血液成分异常

血液黏度增高，以及真性红细胞增多症、血小板增多症、高脂血症等，都可使血液黏度增高，血液淤滞，引起血栓形成。如果没有血管壁的病变为基础，不会发生血栓。

3. 血流动力学异常

在动脉粥样硬化的基础上，当血压下降、血流缓慢、脱水、严重心律失常及心功能不全时，可导致灌注压下降，有利于血栓形成。

（二）发病机制

主要是动脉内膜深层的脂肪变性和胆固醇沉积，形成粥样硬化斑块及各种继发病变，使管腔狭窄甚至阻塞。病变逐渐发展，则内膜分裂，内膜下出血和形成内膜溃疡。内膜溃疡易发生血栓形成，使管腔进一步狭窄或闭塞。由于动脉粥样硬化好发于大动脉的分叉处及拐弯处，故脑血栓的好发部位为大脑中动脉、颈内动脉的虹吸部及起始部、椎动脉及基底动脉的中下段等。由于脑动脉有丰富的侧支循环，管腔狭窄需达到 80% 以上才会影响脑血流量。逐渐发生的动脉硬化斑块一般不会出现症状，当内膜损伤破裂形成溃疡后，血小板及纤维素等血中有形成分黏附、聚集、沉着形成血栓。当血压下降、血流缓慢、脱水等血液黏度增加，致供血减少或促进血栓形成的情况下，即出现急性缺血症状。

病理生理学研究发现，脑的耗氧量约为总耗氧量的 20%，故脑组织缺血缺氧是以血栓形成性脑梗死为代表的缺血性脑血管疾病的核心发病机制。脑组织缺血缺氧将会引起神经细胞肿胀、变性、坏死、凋亡以及胶质细胞肿胀、增生等一系列继发反应。脑血流阻断 1 min 后神经元活动停止，缺血缺氧 4 min 即可造成神经元死亡。脑缺血的程度不同而神经元损伤的程度也不同。脑神经元损伤导致局部脑组织及其功能的损害。缺血性脑血管疾病的发病是多方面而且相当复杂的过程，脑缺血损害也是一个渐进的过程，神经功能障碍随缺血时间的延长而加重。目前的研究发现氧自由基的形成、钙离子超载、一氧化氮（NO）和一氧化氮合成酶的作用、兴奋性氨基酸毒性作用、炎症细胞因子损害、凋亡调控基因的激活、缺血半暗带功能障碍等方面参与了其发生机制。这些机制作用于多种生理、病理过程的不同环节，对脑功能演变和细胞凋亡给予调节，同时也受到多种基因的调节和制约，构成一种复杂的相互调节与制约的网络关系。

1. 氧自由基损伤

脑缺血时氧供应下降和 ATP 减少，导致过氧化氢、羟自由基以及起主要作用的过氧化物等氧自由基的过度产生和超氧化物歧化酶等清除自由基的动态平衡状态遭到破坏，攻击膜结构和 DNA，破坏内皮细胞膜，使离子转运、生物能的产生和细胞器的功能发生一系列病理生理改变，导致神经细胞、胶质细胞和血管内皮细胞损伤，增加血－脑屏障通透性。自由基损伤可加重脑缺血后的神经细胞损伤。

2. 钙离子超载

研究认为，Ca^{2+} 超载及其一系列有害代谢反应是导致神经细胞死亡的最后共同通路。细胞内 Ca^{2+} 超载有多种原因：①在蛋白激酶 C 等的作用下，兴奋性氨基酸（EAA）、内皮素和 NO 等物质释放增加，导致受体依赖性钙通道开放使大量 Ca^{2+} 内流。②细胞内 Ca^{2+} 浓度升高可激活磷脂酶、三磷酸脂醇等物质，使细胞内储存的 Ca^{2+} 释放，导致 Ca^{2+} 超载。③ ATP 合成减少，Na^+–K^+–ATP 酶功能降低而不能维持正常的离子梯度，大量 Na^+ 内流和 K^+ 外流，细胞膜电位下降产生去极化，导致电压依赖性钙通道开放，大量 Ca^{2+} 内流。④自由基使细胞膜发生脂质过氧化反应，细胞膜通透性发生改变和离子运转，引起 Ca^{2+}

内流使神经细胞内 Ca^{2+} 浓度异常升高。⑤多巴胺、5- 羟色胺和乙酰胆碱等水平升高，使 Ca^{2+} 内流和胞内 Ca^{2+} 释放。Ca^{2+} 内流进一步干扰了线粒体氧化磷酸化过程，且大量激活钙依赖性酶类，如磷脂酶、核酸酶及蛋白酶，以及自由基形成、能量耗竭等一系列生化反应，最终导致细胞死亡。

3. 一氧化氮（NO）和一氧化氮合成酶的作用

有研究发现，NO 作为生物体内重要的信使分子和效应分子，具有神经毒性和脑保护双重作用，即低浓度 NO 通过激活鸟苷酸环化酶使环鸟苷酸（cGMP）水平升高，扩张血管，抑制血小板聚集、白细胞 - 内皮细胞的聚集和黏附，阻断 NMDA 受体，减弱其介导的神经毒性作用起保护作用；而高浓度 NO 与超氧自由基作用形成过氧亚硝酸盐或者氧化产生亚硝酸阴离子，加强脂质过氧化，使 ATP 酶活性降低，细胞蛋白质损伤，且能使各种含铁硫的酶失活，从而阻断 DNA 复制及靶细胞内的能量合成和能量衰竭，亦可通过抑制线粒体呼吸功能实现其毒性作用而加重缺血脑组织的损害。

4. 兴奋性氨基酸毒性作用

兴奋性氨基酸（EAA）是广泛存在于哺乳动物中枢神经系统的正常兴奋性神经递质，参与传递兴奋性信息，同时又是一种神经毒素，以谷氨酸（Glu）和天冬氨酸（Asp）为代表。脑缺血使物质转化（尤其是氧和葡萄糖）发生障碍，使维持离子梯度所必需的能量衰竭和生成障碍。因为能量缺乏，膜电位消失，细胞外液中谷氨酸异常增高导致神经元、血管内皮细胞和神经胶质细胞持续去极化，并有谷氨酸从突触前神经末梢释放。胶质细胞和神经元对神经递质的再摄取一般均需耗能，神经末梢释放的谷氨酸发生转运和再摄取障碍，导致细胞间隙 EAA 异常堆积，产生神经毒性作用。EAA 毒性可以直接导致急性细胞死亡，也可通过其他途径导致细胞凋亡。

5. 炎症细胞因子损害

脑缺血后炎症级联反应是一种缺血区内各种细胞相互作用的动态过程，是造成脑缺血后的第 2 次损伤。在脑缺血后，由于缺氧及自由基增加等因素均可通过诱导相关转录因子合成，淋巴细胞、内皮细胞、多形核白细胞和巨噬细胞、小胶质细胞以及星形胶质细胞等一些具有免疫活性的细胞均能产生细胞因子，如肿瘤坏死因子（TNF-α）、血小板活化因子（PAF）、白细胞介素（IL）系列、转化生长因子（TGF）-β_1 等，细胞因子对白细胞又有趋化作用，诱导内皮细胞表达细胞间黏附分子（ICAM-I）、P- 选择素等黏附分子，白细胞通过其毒性产物、巨噬细胞作用和免疫反应加重缺血性损伤。

6. 凋亡调控基因的激活

细胞凋亡是由体内外某种信号触发细胞内预存的死亡程序而导致的以细胞 DNA 早期降解为特征的主动性自杀过程。细胞凋亡在形态学和生化特征上表现为细胞皱缩，细胞核染色质浓缩，DNA 片段化，而细胞的膜结构和细胞器仍完整。脑缺血后，神经元生存的内外环境均发生变化，多种因素如过量的谷氨酸受体的激活、氧自由基释放和细胞内 Ca^{2+} 超载等，通过激活与调控凋亡相关基因、启动细胞死亡信号转导通路，最终导致细胞凋亡。缺血性脑损伤所致的细胞凋亡可分 3 个阶段：信号传递阶段、中央调控阶段和结构改变阶段。

7. 缺血半暗带功能障碍

缺血半暗带（IP）是无灌注的中心（坏死区）和正常组织间的移行区。IP 是不完全梗死，其组织结构存在，但有选择性神经元损伤。围绕脑梗死中心的缺血性脑组织的电活动中止，但保持正常的离子平衡和结构上的完整。假如再适当增加局部脑血流量，至少在急性阶段突触传递能完全恢复，即 IP 内缺血性脑组织的功能是可以恢复的。缺血半暗带是兴奋性细胞毒性、梗死周围去极化、炎症反应、细胞凋亡起作用的地方，使该区迅速发展成梗死灶。缺血半暗带的最初损害表现为功能障碍，有独特的代谢紊乱。主要表现在葡萄糖代谢和脑氧代谢这两方面：①当血流速度下降时，蛋白质合成抑制，启动无氧糖酵解、神经递质释放和能量代谢紊乱。②急性脑缺血缺氧时，神经元和神经胶质细胞由于能量缺乏、K^+ 释放和谷氨酸在细胞外积聚而去极化，缺血中心区的细胞只去极化而不复极；而缺血半暗带的细胞以能量消耗为代价可复极，如果细胞外的 K^+ 和谷氨酸增加，这些细胞也只去极化，随着去极化细胞数量的增大，梗死灶范围也不断扩大。

尽管对缺血性脑血管疾病一直进行着研究，但对其病理生理机制尚不够深入，希望随着中西医结合对缺血性脑损伤治疗的研究进展，其发病机制也随之更深入地阐明，从而更好地为临床和理论研究服务。

二、病理

动脉闭塞 6 h 以内脑组织改变尚不明显，属可逆性，8 ~ 48 h 缺血最重的中心部位发生软化，并出现脑组织肿胀、变软，灰白质界限不清。如病变范围扩大、脑组织高度肿胀时，可向对侧移位，甚至形成脑疝。镜下见组织结构不清，神经细胞及胶质细胞坏死，毛细血管轻度扩张，周围可见液体和红细胞渗出，此期为坏死期。动脉阻塞 2 ~ 3 d 后，特别是 7 ~ 14 d，脑组织开始液化，脑组织水肿明显，病变区明显变软，神经细胞消失，吞噬细胞大量出现，星形胶质细胞增生．此期为软化期。3 ~ 4 周后液化的坏死组织被吞噬和移走，胶质增生，小病灶形成胶质瘢痕，大病灶形成中风囊，此期称恢复期，可持续数月至 1 ~ 2 年。上述病理改变称白色梗死。少数梗死区，由于血管丰富，于再灌流时可继发出血，呈现出血性梗死或称红色梗死。

三、临床表现

（一）症状与体征

多在 50 岁以后发病，常伴有高血压；多在睡眠中发病，醒来才发现肢体偏瘫。部分患者先有头昏、头痛、眩晕、肢体麻木、无力等短暂性脑缺血发作的前驱症状，多数经数小时甚至 1 ~ 2 d 症状达高峰，通常意识清楚，但大面积脑梗死或基底动脉闭塞可有意识障碍，甚至发生脑疝等危重症状。神经系统定位体征视脑血管闭塞的部位及梗死的范围而定。

（二）临床分型

有的根据病情程度分型，如完全性缺血性中风，系指起病 6 h 内病情即达高峰，一般较重，可有意识障碍。还有的根据病程进展分型，如进展型缺血性中风，则指局限性脑缺血逐渐进展，数天内呈阶梯式加重。

1. 按病程和病情分型

（1）进展型：局限性脑缺血症状逐渐加重，呈阶梯式加重，可持续 6 h 至数日。

（2）缓慢进展型：在起病后 1 ~ 2 周症状仍逐渐加重，血栓逐渐发展，脑缺血和脑水肿的范围继续扩大，症状由轻变重，直到出现对侧偏瘫、意识障碍，甚至发生脑疝，类似颅内肿瘤，又称类脑瘤型。

（3）大块梗死型：又称爆发型，如颈内动脉或大脑中动脉主干等较大动脉的急性脑血栓形成，往往症状出现快，伴有明显脑水肿、颅内压增高，患者头痛、呕吐、病灶对侧偏瘫，常伴意识障碍，很快进入昏迷，有时发生脑疝，类似脑出血，又称 " 类脑出血型 "。

（4）可逆性缺血性神经功能缺损（Reversible Ischemic Neurologic Deficit，RIND）：此型患者症状、体征持续超过 24 h，但在 2 ~ 3 周内完全恢复，不留后遗症。病灶多数发生于大脑半球半卵圆中心，可能由于该区尤其是非优势半球侧侧支循环迅速而充分地代偿，缺血尚未导致不可逆的神经细胞损害，也可能是一种较轻的梗死。

2. OCSP 分型

即英国牛津郡社区脑卒中研究规划（Oxfordshire Community Stroke Project，OCSP）的分型。

（1）完全前循环梗死（TACI）：表现为三联征，即完全大脑中动脉（MCA）综合征的表现。①大脑高级神经活动障碍（意识障碍、失语、失算、空间定向力障碍等）；②同向偏盲；③对侧三个部位（面、上肢和下肢）较严重的运动和（或）感觉障碍。多为 MCA 近段主干，少数为颈内动脉虹吸段闭塞引起的大面积脑梗死。

（2）部分前循环梗死（PACI）：有以上三联征中的两个，或只有高级神经活动障碍，或感觉运动缺损较 TACI 局限。提示是 MCA 远段主干、各级分支或 ACA 及分支闭塞引起的中、小梗死。

（3）后循环梗死（POCI）：表现为各种不同程度的椎－基底动脉综合征——可表现为同侧脑神经瘫痪及对侧感觉运动障碍；双侧感觉运动障碍；双眼协同活动及小脑功能障碍，无长束征或视野缺损等。为椎－基底动脉及分支闭塞引起的大小不等的脑干、小脑梗死。

（4）腔隙性梗死（LACI）：表现为腔隙综合征，如纯运动性偏瘫、纯感觉性脑卒中、共济失调性轻偏瘫、手笨拙 – 构音不良综合征等。大多是基底节或脑桥小穿支病变引起的小腔隙灶。

OCSP 分型方法简便，更加符合临床实际的需要，临床医师不必依赖影像或病理结果即可对急性脑梗死迅速分出亚型，并做出有针对性的处理。

（三）临床综合征

1. 颈内动脉闭塞综合征

颈内动脉闭塞综合征指颈内动脉血栓形成，主干闭塞。病史中可有头痛、头晕、晕厥、半身感觉异常或轻偏瘫；病变对侧有偏瘫、偏身感觉障碍和偏盲；可有精神症状，严重时有意识障碍，病变侧有视力减退，有的还有视神经乳头萎缩；病灶侧有 Horner 综合征；病灶侧颈动脉搏动减弱或消失；优势半球受累可有失语，非优势半球受累可出现体象障碍。

2. 大脑中动脉闭塞综合征

指大脑中动脉血栓形成，大脑中动脉主干闭塞，引起病灶对侧偏瘫、偏身感觉障碍和偏盲，优势半球受累还有失语。累及非优势半球可有失用、失认和体象障碍等顶叶症状。病灶广泛，可引起脑肿胀，甚至死亡。

（1）皮质支闭塞：引起病灶对侧偏瘫、偏身感觉障碍，面部及上肢重于下肢，优势半球病变有运动性失语，非优势半球病变有体象障碍。

（2）深穿支闭塞：出现对侧偏瘫和偏身感觉障碍，优势半球病变可出现运动性失语。

3. 大脑前动脉闭塞综合征

指大脑前动脉血栓形成，大脑前动脉主干闭塞。在前交通动脉以前发生阻塞时，因为病损脑组织可通过对侧前交通动脉得到血供，故不出现临床症状；在前交通动脉分出之后阻塞时，可出现对侧中枢性偏瘫，以面瘫和下肢瘫为重，可伴轻微偏身感觉障碍；并可有排尿障碍（旁中央小叶受损）；精神障碍（额极与胼胝体受损）；强握及吸吮反射（额叶受损）等。

（1）皮质支闭塞：引起对侧下肢运动及感觉障碍；轻微共济运动障碍；排尿障碍和精神障碍。

（2）深穿支闭塞：引起对侧中枢性面、舌及上肢瘫。

4. 大脑后动脉闭塞综合征

指大脑后动脉血栓形成。约 70% 的患者两条大脑后动脉来自基底动脉，并有后交通动脉与颈内动脉联系交通。有 20% ~ 25% 的人一条大脑后动脉来自基底动脉，另一条来自颈内动脉；其余的人中，两条大脑后动脉均来自颈内动脉。

大脑后动脉供应颞叶的后部和基底面、枕叶的内侧及基底面，并发出丘脑膝状体及丘脑穿动脉供应丘脑血液。

（1）主干闭塞：引起对侧同向性偏盲，上部视野受损较重，黄斑回避（黄斑视觉皮质代表区为大脑中、后动脉双重血液供应，故黄斑视力不受累）。

（2）中脑水平大脑后动脉起始处闭塞：可见垂直性凝视麻痹、动眼神经麻痹、眼球垂直性歪扭斜视。

（3）双侧大脑后动脉闭塞：有皮质盲、记忆障碍（累及颞叶）、不能识别熟悉面孔（面容失认症）、幻视和行为综合征。

（4）深穿支闭塞：丘脑穿动脉闭塞则引起红核丘脑综合征，病侧有小脑性共济失调，意向性震颤。舞蹈样不自主运动和对侧感觉障碍。丘脑膝状体动脉闭塞则引起丘脑综合征，病变对侧偏身感觉障碍（深感觉障碍较浅感觉障碍为重），病变对侧偏身自发性疼痛。轻偏瘫，共济失调和舞蹈 – 手足徐动症。

5. 椎 – 基底动脉闭塞综合征

椎 – 基底动脉闭塞综合征指椎 – 基底动脉血栓形成。椎 – 基底动脉实为一连续的脑血管干并有着共同的神经支配，无论是结构、功能还是临床病症的表现，两侧互为影响，实难予以完全分开，故常总称为"椎 – 基底动脉系疾病"。

（1）基底动脉主干闭塞综合征：指基底动脉主干血栓形成。发病虽然不如脑桥出血那么急，但病情常迅速恶化，出现眩晕、呕吐、四肢瘫痪、共济失调、昏迷和高热等。大多数在短期内死亡。

（2）双侧脑桥正中动脉闭塞综合征：指双侧脑桥正中动脉血栓形成，为典型的闭锁综合征，表现为四肢瘫痪、假性延髓性麻痹、双侧周围性面瘫、双眼球外展麻痹、两侧的侧视中枢麻痹。但患者意识清楚，视力、听力和眼球垂直运动正常，所以，患者通过听觉、视觉和眼球上下运动表示意识和交流。

（3）基底动脉尖综合征：基底动脉尖分出两对动脉——小脑上动脉和大脑后动脉，分支供应中脑、丘脑、小脑上部、颞叶内侧及枕叶。血栓性闭塞多发生于基底动脉中部，栓塞性病变通常发生在基底动脉尖。栓塞性病变导致眼球运动及瞳孔异常，表现为单侧或双侧动眼神经部分或完全麻痹、眼球上视不能（上丘受累）、光反射迟钝而调节反射存在（顶盖前区病损）、一过性或持续性意识障碍（中脑或丘脑网状激活系统受累）、对侧偏盲或皮质盲（枕叶受累）、严重记忆障碍（颞叶内侧受累）。如果是中老年人突发意识障碍又较快恢复，有瞳孔改变、动眼神经麻痹、垂直注视障碍、无明显肢体瘫痪和感觉障碍应想到该综合征的可能。如果还有皮质盲或偏盲、严重记忆障碍更支持本综合征的诊断，需做头部 CT 或 MRI 检查，若发现有双侧丘脑、枕叶、颞叶和中脑病灶则可确诊。

（4）中脑穿动脉综合征：指中脑穿动脉血栓形成，亦称 Weber 综合征，病变位于大脑脚底，损害锥体束及动眼神经，引起病灶侧动眼神经麻痹和对侧中枢性偏瘫。中脑穿动脉闭塞还可引起 Benedikt 综合征，累及动眼神经髓内纤维及黑质，引起病灶侧动眼神经麻痹及对侧锥体外系症状。

（5）脑桥支闭塞综合征：指脑桥支血栓形成引起的 Millard-Gubler 综合征，病变位于脑桥的腹外侧部，累及展神经核和面神经核以及锥体束，引起病灶侧眼球外直肌麻痹、周围性面神经麻痹和对侧中枢性偏瘫。

（6）内听动脉闭塞综合征：指内听动脉血栓形成（内耳卒中）。内耳的内听动脉有两个分支，较大的耳蜗动脉供应耳蜗及前庭迷路下部；较小的耳蜗动脉供应前庭迷路上部，包括水平半规管及椭圆囊斑。由于口径较小的前庭动脉缺乏侧支循环，以致前庭迷路上部对缺血选择性敏感，故迷路缺血常出现严重眩晕、恶心呕吐。若耳蜗支同时受累则有耳鸣、耳聋。耳蜗支单独梗死则会突发耳聋。

（7）小脑后下动脉闭塞综合征：指小脑后下动脉血栓形成，也称 Wallenberg 综合征。表现为急性起病的头晕、眩晕、呕吐（前庭神经核受损）、交叉性感觉障碍，即病侧面部感觉减退、对侧肢体痛觉、温度觉障碍（病侧三叉神经脊束核及对侧交叉的脊髓丘脑束受损），同侧 Horner 综合征（下行交感神经纤维受损），同侧小脑性共济失调（绳状体或小脑受损），声音嘶哑、吞咽困难（疑核受损）。小脑后下动脉常有解剖变异，常见不典型临床表现。

四、辅助检查

（一）影像学检查

1. 胸部 X 线检查

了解心脏情况及肺部有无感染和癌肿等。

2. CT 检查

不仅可确定梗死的部位及范围，而且可明确是单发还是多发。在缺血性脑梗死发病 12 ~ 24 h 内，CT 常没有明显的阳性表现。梗死灶最初表现为不规则的稍低密度区，病变与血管分布区一致。常累及基底节区，如为多发灶，亦可连成一片。病灶大、水肿明显时可有占位效应。在发病后 2 ~ 5 d，病灶边界清晰，呈楔形或扇形等。1 ~ 2 w，水肿消失，边界更清，密度更低。发病第 2 w，可出现梗死灶边界不清楚，边缘出现等密度或稍低密度，即模糊效应；在增强扫描后往往呈脑回样增强，有助于诊断。4 ~ 5周，部分小病灶可消失，而大片状梗死灶密度进一步降低和囊变，后者 CT 值接近脑脊液。

在基底节和内囊等处的小梗死灶（一般在 15 mm 以内）称之为腔隙性脑梗死，病灶亦可发生在脑室旁深部白质、丘脑及脑干。

在 CT 排除脑出血并证实为脑梗死后，CT 血管成像（CTA）对探测颈动脉及其各主干分支的狭窄准确性较高。

3. MRI 检查

对病灶较 CT 敏感性、准确性更高的一种检测方法，其无辐射、无骨伪迹、更易早期发现小脑、脑干等部位的梗死灶，并于脑梗死后 6 h 左右便可检测到由于细胞毒性水肿造成 T_1 和 T_2 加权延长引起的 MRI 信号变化。近年除常规应用 SE 法的 T_1 和 T_2 加权以影像对比度原理诊断外，更需采用功能性磁共振成像，如弥散成像（DWI）和表观弥散系数（Apparent Diffusion Coefficient，ADC）、液体衰减反转恢复序列（FLAIR）等进行水平位和冠状位检查，往往在脑缺血发生后 1 ~ 1.5 h 便可发现脑组织水含量增加引起的 MRI 信号变化，并随即可进一步行磁共振血管成像（MRA）、CT 血管成像（CTA）或数字减影血管造影（DSA）以了解梗死血管部位，为超早期施行动脉内介入溶栓治疗创造条件，有时还可发现血管畸形等非动脉硬化性血管病变。

（1）超早期：脑梗死临床发病后 th 内，DWI 便可描出高信号梗死灶，ADC 序列显示暗区。实际上 DWI 显示的高信号灶仅是血流低下引起的缺血灶。随着缺血的进一步进展，DWI 从高信号渐转为等信号或低信号，病灶范围渐增大；PWI、FLAIR 及 T_2WI 均显示高信号病灶区。值得注意的是，DWI 对超早期脑干缺血性病灶，在水平位不易发现，而往往在冠状位可清楚显示。

（2）急性期：血 – 脑屏障尚未明显破坏，缺血区有大量水分子聚集，T_1WI 和 T_2WI 明显延长，T_1WI 呈低信号，T_2WI 呈高信号。

（3）亚急性期及慢性期：由于正血红铁蛋白游离，T_1WI 呈边界清楚的低信号，T_2WI 和 FLAIR 均呈高信号；直至病灶区水肿消除，坏死组织逐渐产生，囊性区形成，乃至脑组织萎缩，FLAIR 呈低信号或低信号与高信号混杂区，中线结构移向病侧。

（二）脑脊液检查

脑梗死患者脑脊液检查一般正常，大块梗死型患者可有压力增高和蛋白含量增高；出血性梗死时可见红细胞。

（三）经颅多普勒超声

TCD 是诊断颅内动脉狭窄和闭塞的手段之一，对脑底动脉严重狭窄（> 65%）的检测有肯定的价值。局部脑血流速度改变与频谱图形异常是脑血管狭窄最基本的 TCD 改变。三维 B 超检查可协助发现颈内动脉粥样硬化斑块的大小和厚度，有没有管腔狭窄及严重程度。

（四）心电图检查

进一步了解心脏情况。

（五）血液学检查

1. 血常规、血沉、抗"O"和凝血功能检查：了解有无感染征象、活动风湿和凝血功能情况。

2. 血糖：了解有无糖尿病。

3. 血清脂质；包括总胆固醇和三酰甘油（甘油三酯）有无增高。

4. 脂蛋白：低密度脂蛋白胆固醇（LDL-C）由极低密度脂蛋白胆固醇（VLDL-C）转化而来。通常情况下，LDL-C 从血浆中清除，其所含胆固醇酯由脂肪酸水解，当体内 LDL-C 显著升高时，LDL-C 附着到动脉的内皮细胞与 LDL 受体结合，而易被巨噬细胞摄取，沉积在动脉内膜上形成动脉硬化。有一组报道正常人组 LDL-C（2.051 ± 0.853）mmol/L，脑梗死患者组为（3.432 ± 1.042）mol/L。

5. 载脂蛋白 B：载脂蛋白 B（ApoB）是血浆低密度脂蛋白（LDL）和极低密度脂蛋白（VLDL）的主要载脂蛋白，其含量能精确反映出 LDL 的水平，与动脉粥样硬化（AS）的发生关系密切。在 AS 的硬化斑块中，胆固醇并不是孤立地沉积于动脉壁上，而是以 LDL 整个颗粒形成沉积物；ApoB 能促进沉积物与氨基多糖结合成复合物，沉积于动脉内膜上，从而加速 AS 形成。对总胆固醇（TC）、LDL-C 均正常的脑血栓形成患者，ApoB 仍然表现出较好的差别性。

ApoA-I 的主要生物学作用是激活卵磷脂胆固醇转移酶，此酶在血浆胆固醇（Ch）酯化和 HDL 成熟（即 HDL → HDL_2 → HDL_3）过程中起着极为重要的作用。ApoA-I 与 HDL_2 可逆结合以完成 Ch 从外周组织转移到肝脏。因此，ApoA-I 显著下降时，可形成 AS。

6. 血小板聚集功能：近些年来的研究提示血小板聚集功能亢进参与体内多种病理反应过程，尤其是对缺血性脑血管疾病的发生、发展和转归起重要作用。血小板最大聚集率（PMA）、解聚型出现率（PDC）和双相曲线型出现率（PBC），发现缺血型脑血管疾病 PMA 显著高于对照组，PDC 明显低于对照组。

7. 血栓烷 A_2 和前列环素；许多文献强调花生四烯酸（AA）的代谢产物在影响脑血液循环中起着重要作用，其中血栓烷 A_2（TXA_2）和前列环素（PGI_2）的平衡更引人注目。脑组织细胞和血小板等质膜有丰富的不饱和脂肪酸，脑缺氧时，磷脂酶 A_2 被激活，分解膜磷脂使 AA 释放增加。后者在环氧化酶的作用下血小板和血管内皮细胞分别生成 TXA_2 和 $PG1_2$。TXA_2 和 $PG1_2$ 水平改变在缺血性脑血管疾病的发生上是原发还是继发的问题，目前还不清楚。TXA_2 大量产生，PGI_2 的生成受到抑制，使正常情况下 TXA_2 与 PGI_2 之间的动态平衡受到破坏。TXA_2 强烈的缩血管和促进血小板聚集作用因失去对抗而占优势，对于缺血性低灌流的发生起着重要作用。

8. 血液流变学：缺血性脑血管疾病全血黏度、血浆比黏度、血细胞比容升高，血小板电泳和红细胞电泳时间延长。通过对脑血管疾病进行 133 例脑血流（CBF）测定，并将黏度相关的几个变量因素与 CBF 做了统计学处理，发现全部患者的 CBF 均低于正常，证实了血液黏度因素与 CBF 的关系。有学者把血液流变学各项异常作为脑梗死的危险因素之一。

红细胞表面带有负电荷，其所带电荷越少，电泳速度就越慢。有一组报道示脑梗死组红细胞电泳速度明显慢于正常对照组，说明急性脑梗死患者红细胞表面电荷减少，聚集性强，可能与动脉硬化性脑梗死的发病有关。

五、诊断与鉴别诊断

（一）诊断

1. 血栓形成性脑梗死为中年以后发病。
2. 常伴有高血压。
3. 部分患者发病前有 TIA 史。
4. 常在安静休息时发病，醒后发现症状。
5. 症状、体征可归为某一动脉供血区的脑功能受损，如病灶对侧偏瘫、偏身感觉障碍和偏盲，优势半球病变还有语言功能障碍。
6. 多无明显头痛、呕吐和意识障碍。
7. 大面积脑梗死有颅内高压症状，头痛、呕吐或昏迷，严重时发生脑疝。
8. 脑脊液检查多属正常。
9. 发病 12 ~ 48 h 后 CT 出现低密度灶。
10. MRI 检查可更早发现梗死灶。

（二）鉴别诊断

1. 脑出血

血栓形成性脑梗死和脑出血均为中老年人多见的急性起病的脑血管疾病，必须进行 CT/MRI 检查予以鉴别。

2. 脑栓塞

血栓形成性脑梗死和脑栓塞同属脑梗死范畴，且均为急性起病，后者多有心脏病病史，或有其他肢体栓塞史，心电图检查可发现心房颤动等，以供鉴别诊断。

3. 颅内占位性病变

少数颅内肿瘤、慢性硬膜下血肿和脑脓肿患者可以突然发病，表现局灶性神经功能缺失症状，而易与脑梗死相混淆。但颅内占位性病变常有颅内高压症状和逐渐加重的临床经过，颅脑 CT 对鉴别诊断有确切的价值。

4. 脑寄生虫病

如脑囊虫病、脑型血吸虫病，也可在癫痫发作后，急性起病偏瘫。寄生虫的有关免疫学检查和神经影像学检查可帮助鉴别。

六、治疗

欧洲脑卒中组织（ESO）缺血性脑卒中和短暂性脑缺血发作处理指南［欧洲脑卒中促进会（EUSI），2008年］推荐所有急性缺血性脑卒中患者都应在卒中单元内接受以下治疗：

（一）溶栓治疗

理想的治疗方法是在缺血组织出现坏死之前，尽早清除栓子，早期使闭塞脑血管再开通和缺血区的供血重建，以减轻神经组织的损害，正因为如此，溶栓治疗脑梗死一直引起人们的广泛关注。国外早在1958年即有溶栓治疗脑梗死的报道，由于有脑出血等并发症，益处不大，溶栓疗法一度停止使用。近30多年来，由于溶栓治疗急性心肌梗死的患者取得了很大的成功，大大减少了心肌梗死的范围，死亡率下降20% ~ 50%。溶栓治疗脑梗死又受到了很大的鼓舞。再者，CT扫描能及时排除颅内出血，可在早期或超早期进行溶栓治疗，因而提高了疗效和减少脑出血等并发症。

1. 病例选择

（1）临床诊断符合急性脑梗死。

（2）头颅CT扫描排除颅内出血和大面积脑梗死。

（3）治疗前收缩压不宜 > 180 mmHg，舒张压不宜 > 110 mmHg。

（4）无出血素质或出血性疾病。

（5）年龄 > 18岁及 < 75 ~ 80岁。

（6）溶栓最佳时机为发病后6 h内，特别是在3 h内。

（7）获得患者家属的书面知情同意。

2. 禁忌证

（1）病史和体检符合蛛网膜下腔出血。

（2）CT扫描有颅内出血、肿瘤、动静脉畸形或动脉瘤。

（3）两次降压治疗后血压仍 > 180/110 mmHg。

（4）过去30 d内有手术史或外伤史，3个月内有脑外伤史。

（5）病史有血液疾病、出血素质、凝血功能障碍或使用抗凝药物史，凝血酶原时间（PT） > 15 s，部分凝血活酶时间（APTT） > 40 s，国际标准化比值（INR） > 1.4，血小板计数 < 100×10^9/L。

（6）脑卒中发病时有癫痫发作的患者。

3. 治疗时间窗

前循环脑卒中的治疗时间窗一般认为在发病后6 h内（使用阿替普酶为3 h内），后循环闭塞时的治疗时间窗适当放宽到12 h。这一方面是因为脑干对缺血耐受性更强，另一方面是由于后循环闭塞后预后较差，更积极的治疗有可能挽救患者的生命。许多研究者尝试放宽治疗时限，有认为脑梗死12 ~ 24 h内早期溶栓治疗有可能对少部分患者有效。但美国脑卒中协会（ASA）和欧洲脑卒中促进会（EUSI）都赞同认真选择在缺血性脑卒中发作后3 h内早期恢复缺血脑的血流灌注，才可获得良好的转归。两个指南也讨论了超过治疗时间窗溶栓的效果，EUSI的结论是目前仅能作为临床试验的组成部分。对于不能可靠地确定脑卒中发病时间的患者，包括睡眠觉醒时发现脑卒中发病的病例，两个指南均不推荐进行静脉溶栓治疗。

4. 溶栓药物

（1）尿激酶（urokinase）：是从健康人新鲜尿液中提取分离，然后再进行高度精制而得到的蛋白质，没有抗原性，不引起变态反应。其溶栓特点为不仅溶解血栓表面，而且深入栓子内部，但对陈旧性血栓则难起作用。尿激酶是非特异性溶栓药，与纤维蛋白的亲和力差，常易引起出血并发症。尿激酶的剂量和疗程目前尚无统一标准，剂量波动范围也大。

静脉滴注法：尿激酶每次100万 ~ 150万U溶于0.9%氯化钠注射液500 ~ 1 000 mL，静脉滴注，仅用1次。另外，还可每次尿激酶20万 ~ 50万U溶于0.9%氯化钠注射液500 mL中静脉滴注，每日1次，可连用7 ~ 10 d。

动脉滴注法：选择性动脉给药有两种途径，一是超选择性脑动脉注射法，即经股动脉或肘动脉穿刺后，先进行脑血管造影，明确血栓所在的部位，再将导管插至颈动脉或椎 - 基底动脉的分支，直接将药物注入血栓所在的动脉或直接注入血栓处，达到较准确的选择性溶栓作用。在注入溶栓药后，还可立即再进行血管造影了解溶栓的效果。二是采用颈动脉注射法，常规颈动脉穿刺后，将溶栓药注入发生血栓的颈动脉，起到溶栓的效果。动脉溶栓尿激酶的剂量一般是 10 万 ~ 30 万 U，有学者报道药物剂量还可适当加大。但急性脑梗死取得疗效的关键是掌握最佳的治疗时间窗，才会取得更好的效果，治疗时间窗比给药途径更重要。

（2）阿替普酶（rt-PA）：rt-PA 是第一种获得美国食品药品监督管理局（FDA）批准的溶栓药，特异性作用于纤溶酶原，激活血块上的纤溶酶原，而对血循环中的纤溶酶原亲和力小。因纤溶酶赖氨酸结合部位已被纤维蛋白占据，血栓表面的 α_2- 抗纤溶酶作用很弱，但血中的纤溶酶赖氨酸结合部位未被占据，故可被 α_2- 抗纤溶酶很快灭活。因此，rt-PA 优点为局部溶栓，很少产生全身抗凝、纤溶状态，而且无抗原性。但 rt-PA 半衰期短（3 ~ 5 min），而且血循环中纤维蛋白原激活抑制物的活性高于 rt-PA，会有一定的血管再闭塞，故临床溶栓必须用大剂量连续静脉滴注。rt-PA 治疗剂量是 0.85 ~ 0.90 mg/kg，总剂量 < 90 mg，10% 的剂量先予静脉推注，其余 90% 的剂量在 24 h 内静脉滴注。

美国更新的《急性缺血性脑卒中早期治疗指南》指出，早期治疗的策略性选择，发病接诊的当时第一阶段医师能做的就是 3 件事：①评价患者。②诊断、判断缺血的亚型。③分诊、介入、外科或内科，0 ~ 3 h 的治疗只有一个就是静脉溶栓，而且推荐使用 rt-PA。

《中国脑血管病防治指南》建议：①对经过严格选择的发病 3 h 内的急性缺血性脑卒中患者，应积极采用静脉溶栓治疗，首选阿替普酶（rt-PA），无条件采用 rt-PA 时，可用尿激酶替代。②发病 3 ~ 6 h 的急性缺血性脑卒中患者，可应用静脉尿激酶溶栓治疗，但选择患者应更严格。③对发病 6 h 以内的急性缺血性脑卒中患者，在有经验和有条件的单位，可以考虑进行动脉内溶栓治疗研究。④基底动脉血栓形成的溶栓治疗时间窗和适应证，可以适当放宽。⑤超过时间窗溶栓，不会提高治疗效果，且会增加再灌注损伤和出血并发症，不宜溶栓，恢复期患者应禁用溶栓治疗。

美国《急性缺血性脑卒中早期处理指南》Ⅰ级建议：MCA 梗死小于 6 h 的严重脑卒中患者，动脉溶栓治疗是可以选择的，或可选择静脉内滴注 rt-PA；治疗要求患者处于一个有经验、能够立刻进行脑血管造影，且提供合格的介入治疗的脑卒中中心。鼓励相关机构界定遴选能进行动脉溶栓的个人标准。Ⅱ级建议：对于具有使用静脉溶栓禁忌证，诸如近期手术的患者，动脉溶栓是合理的。Ⅲ级建议：动脉溶栓的可获得性不应该一般地排除静脉内给 rt-PA。

（二）降纤治疗

降纤治疗可以降解血栓蛋白质，增加纤溶系统的活性，抑制血栓形成或促进血栓溶解。此类药物亦应早期应用，最好是在发病后 6 h 内，但没有溶栓药物严格，特别适应于合并高纤维蛋白原血症者。目前，国内纤溶药物种类很多，现介绍下面几种。

1. 巴曲酶

巴曲酶又名东菱克栓酶，能分解纤维蛋白原，抑制血栓形成，促进纤溶酶的生成，而纤溶酶是溶解血栓的重要物质。巴曲酶的剂量和用法：第 1 d 10 BU，第 3 d 和第 5 d 各为 5 ~ 10 BU 稀释于 100 ~ 250 mL 0.9% 氯化钠注射液中，静脉滴注 1 h 以上。对治疗前纤维蛋白原在 4 g/L 以上和突发性耳聋（内耳卒中）的患者，首次剂量为 15 ~ 20 BU，以后隔日 5 BU，疗程 1 周，必要时可增至 3 周。

2. 精纯溶栓酶

精纯溶栓酶又名注射用降纤酶，是以我国尖吻蝮蛇（又名五步蛇）的蛇毒为原料，经现代生物技术分离、纯化而精制的蛇毒制剂。本品为缬氨酸蛋白水解酶，能直接作用于血中的纤维蛋白 α - 链释放出肽 A。此时生成的肽 A 血纤维蛋白体的纤维系统，诱发 t-PA 的释放，增加 t-PA 的活性，促进纤溶酶的生成，使已形成的血栓得以迅速溶解。本品不含出血毒素，因此，很少引起出血并发症。剂量和用法：首次 10 U 稀释于 100 mL 0.9% 氯化钠注射液中缓慢静脉滴注，第 2 d 10 U，第 3 d 5 ~ 10 U。必要时可适当延长疗程，1 次 5 ~ 10 U，隔日静脉滴注 1 次。

3. 降纤酶

曾用名蝮蛇抗栓酶、精纯抗栓酶和去纤酶。取材于东北白眉蝮蛇蛇毒，是单一成分蛋白水解酶。剂量和用法：急性缺血性脑卒中，首次 10 U 加入 0.9% 氯化钠注射液 100 ~ 250 mL 中静脉滴注，以后每日或隔日 1 次，连用 2 周。

4. 注射用纤溶酶

从蝮蛇蛇毒中提取纤溶酶并制成制剂，其原理是利用抗体最重要的生物学特性——抗体与抗原能特异性结合，即抗体分子只与其相应的抗原发生结合。纤溶酶单克隆抗体纯化技术，就是用纤溶酶抗体与纤溶酶进行特异性结合，从而达到分离纯化纤溶酶，同时去除蛇毒中的出血毒素和神经毒。剂量和用法：对急性脑梗死（发病后 72 h 内）第 1 ~ 3 d 每次 300 U 加入 5% 葡萄糖注射液或 0.9% 氯化钠注射液 250 mL 中静脉滴注，第 4 ~ 14 d 每次 100 ~ 300 U。

5. 安康乐得

安康乐得是马来西亚一种蝮蛇毒液的提纯物，是一种蛋白水解酶，能迅速有效地降低血纤维蛋白原，并可裂解纤维蛋白肽 A，导致低纤维蛋白血症。剂量和用法：2 ~ 5 AU/kg，溶于 250 ~ 500 mL 0.9% 氯化钠注射液中，6 ~ 8 h 静脉滴注完，每日 1 次，连用 7 d。

《中国脑血管病防治指南》建议：①脑梗死早期（特别是 12 h 以内）可选用降纤治疗，高纤维蛋白血症更应积极降纤治疗。②应严格掌握适应证和禁忌证。

（三）抗血小板聚集药

抗血小板聚集药又称血小板功能抑制剂。随着对血栓性疾病发生机制认识的加深，发现血小板在血栓形成中起着重要的作用。近年来，抗血小板聚集药在预防和治疗脑梗死方面越来越引起人们的重视。

抗血小板聚集药主要包括血栓烷 A_2 抑制剂（阿司匹林）、ADP 受体拮抗剂（噻氯匹啶、氯吡格雷）、磷酸二酯酶抑制剂（双嘧达莫）、糖蛋白（GP）Ⅱ b/Ⅲ a 受体拮抗剂和其他抗血小板药物。

1. 阿司匹林

阿司匹林是一种强效的血小板聚集抑制剂。阿司匹林抗栓作用的机制，主要是基于对环氧化酶的不可逆性抑制，使血小板内花生四烯酸转化为血栓烷 A_2（TXA_2）受阻，因为 TXA_2 可使血小板聚集和血管平滑肌收缩。在脑梗死发生后，TXA_2 可增加脑血管阻力、促进脑水肿形成。小剂量阿司匹林，可以最大限度地抑制 TXA_2 和最低限度地影响前列环素（PGI_2），从而达到比较理想的效果。国际脑卒中实验协作组和 CAST 协作组两项非盲法随机干预研究表明，脑卒中发病后 48 h 内应用阿司匹林是安全有效的。

阿司匹林预防和治疗缺血性脑卒中效果的不恒定，可能与用药剂量有关。有些研究者认为每日给 75 ~ 325 mg 最为合适。有学者分别给患者口服阿司匹林每日 50 mg、100 mg、325 mg 和 1 000 mg. 进行比较，发现 50 mg/d 即可完全抑制 TXA_2 生成，出血时间从 5.03 min 延长到 6.96 min，100 mg/d 出血时间 7.78 分钟，但 1 000 mg/d 反而缩减至 6.88 min。也有人观察到口服阿司匹林 45 mg/d，尿内 TXA_2 代谢产物能被抑制 95%，而尿内 PGI_2 代谢产物基本不受影响；每日 100 mg，则尿内 TXA_2 代谢产物完全被抑制，而尿内 PGI_2 代谢产物保持基线的 25% ~ 40%；若用 1 000 mg/d，则上述两项代谢产物完全被抑制。根据以上实验结果和临床体会提示，阿司匹林每日 100 ~ 150 mg 最为合适，既能达到预防和治疗的目的，又能避免发生不良反应。

《中国脑血管病防治指南》建议：①多数无禁忌证的未溶栓患者，应在脑卒中后尽早（最好 48 h 内）开始使用阿司匹林。②溶栓患者应在溶栓 24 h 后，使用阿司匹林，或阿司匹林与双嘧达莫缓释剂的复合制剂。③阿司匹林的推荐剂量为 150 ~ 300 mg/d，分 2 次服用，2 ~ 4 周后改为预防剂量（50 ~ 150 mg/d）。

2. 氯吡格雷

由于噻氯匹啶有明显的不良反应，已基本被淘汰，被第 2 代 ADP 受体拮抗剂氯吡格雷所取代。氯吡格雷和噻氯匹啶一样对 ADP 诱导的血小板聚集有较强的抑制作用，对花生四烯酸、胶原、凝血酶、肾上腺素和血小板活化因子诱导的血小板聚集也有一定的抑制作用。与阿司匹林不同的是，它们对 ADP 诱导的血小板第Ⅰ相和第Ⅱ相的聚集均有抑制作用，且有一定的解聚作用。它还可以与红细胞膜结合，降低红细胞在低渗溶液中的溶解倾向，改变红细胞的变形能力。

氯吡格雷和阿司匹林均可作为治疗缺血性脑卒中的一线药物，多项研究都说明氯吡格雷的效果优于阿司匹林。氯吡格雷与阿司匹林合用防治缺血性脑卒中，比单用效果更好。氯吡格雷可用于预防颈动脉粥样硬化高危患者急性缺血事件。有文献报道 23 例颈动脉狭窄患者，在颈动脉支架置入术前常规服用阿司匹林 100 mg/d，介入治疗前晚给予负荷剂量氯吡格雷 300 mg，术后服用氯吡格雷 75 mg/d，3 个月后经颈动脉彩超发现，新生血管内皮已完全覆盖支架，无血管闭塞和支架内再狭窄。

氯吡格雷的使用剂量为每次 50 ~ 75 mg，每日 1 次。它的不良反应与阿司匹林比较，发生胃肠道出血的风险明显降低，发生腹泻和皮疹的风险略有增加，但明显低于噻氯匹啶。主要不良反应有头昏、头胀、恶心、腹泻，偶有出血倾向。氯吡格雷禁用于对本品过敏者及近期有活动性出血者。

3. 双嘧达莫

双嘧达莫又名"潘生丁"，通过抑制磷酸二酯酶活性，阻止环腺苷酸（cAMP）的降解，提高血小板 cAMP 的水平，具有抗血小板黏附聚集的能力。双嘧达莫已作为预防和治疗冠心病、心绞痛的药物，而用于防治缺血性脑卒中的效果仍有争议。欧洲脑卒中预防研究（ESPS）大宗 RCT 研究认为双嘧达莫与阿司匹林联合防治缺血性脑卒中，疗效是单用阿司匹林或双嘧达莫的 2 倍，并不会导致更多的出血不良反应。

美国 FDA 最近批准了阿司匹林和双嘧达莫复方制剂用于预防脑卒中。这一复方制剂每片含阿司匹林 50 mg 和缓释双嘧达莫 400 mg。一项单中心大规模随机试验发现，与单用小剂量阿司匹林比较，这种复方制剂可使脑卒中发生率降低 22%，但这项资料的价值仍有争论。

双嘧达莫的不良反应轻而短暂，长期服用可有头痛、头晕、呕吐、腹泻、面红、皮疹和皮肤瘙痒等。

4. 血小板糖蛋白（Glyco Protein，GP）Ⅱb/Ⅲa 受体拮抗剂

GP Ⅱb/Ⅲa 受体拮抗剂是一种新型抗血小板药，其通过阻断 GP Ⅱb/Ⅲa 受体与纤维蛋白原配体的特异性结合，有效抑制各种血小板激活剂诱导的血小板聚集，进而防止血栓形成。GP Ⅱb/Ⅲa 受体是一种血小板膜蛋白，是血小板活化和聚集反应的最后通路。GP Ⅱb/Ⅲa 受体拮抗剂能完全抑制血小板聚集反应，是作用最强的抗血小板药。

GP Ⅱb/Ⅲa 受体拮抗剂分 3 类，即抗体类如阿昔单抗、肽类如依替巴肽和非肽类如替罗非班。这 3 种药物均获美国 FDA 批准应用。

该药还能抑制动脉粥样硬化斑块的其他成分，对预防动脉粥样硬化和修复受损血管壁起重要作用。GP Ⅱb/Ⅲa 受体拮抗剂在缺血性脑卒中二级预防中的剂量、给药途径、时间、监护措施以及安全性等目前仍在探讨之中。

有报道对于阿替普酶（rt-PA）溶栓和球囊血管成形术机械溶栓无效的大血管闭塞和急性缺血性脑卒中患者，GP Ⅱb/Ⅲa 受体拮抗剂能够提高治疗效果。阿昔单抗的抗原性虽已减低，但仍有部分患者可引起变态反应。

5. 西洛他唑

西洛他唑又名培达，可抑制磷酸二酯酶（PDE），特别是 PDE Ⅲ，提高 cAMP 水平，从而起到扩张血管和抗血小板聚集的作用，常用剂量为每次 50 ~ 100 mg，每日 2 次。

为了检测西洛他唑对颅内动脉狭窄进展的影响，Kwan 进行了一项多中心双盲随机与安慰剂对照研究，将 135 例大脑中动脉 M1 段或基底动脉狭窄有急性症状者随机分为两组，一组接受西洛他唑 200 mg/d 治疗，另一组给予安慰剂治疗，所有患者均口服阿司匹林 100 mg/d，在进入试验和 6 个月后分别做 MRA 和 TCD 对颅内动脉狭窄程度进行评价。主要转归指标为 MRA 上有症状颅内动脉狭窄的进展，次要转归指标为临床事件和 TCD 的狭窄进展。西洛他唑组，45 例有症状颅内动脉狭窄者中有 3 例（6.726）进展、11 例（24.4%）缓解；而安慰剂组 15 例（28.8%）进展、8 例（15.4%）缓解，两组差异有显著性意义。

有症状颅内动脉狭窄是一个动态变化的过程，西洛他唑有可能防止颅内动脉狭窄的进展。西洛他唑的不良反应可有皮疹、头晕、头痛、心悸、恶心、呕吐，偶有消化道出血、尿路出血等。

6. 三氟柳

三氟柳的抗血栓形成作用是通过干扰血小板聚集的多种途径实现的，如不可逆性抑制环氧化酶（CoX）

和阻断血栓素 A_2（TXA_2）的形成。三氟柳抑制内皮细胞 CoX 的作用极弱，不影响前列腺素合成。另外，三氟柳及其代谢产物 2- 羟基 -4- 三氟甲基苯甲酸可抑制磷酸二酯酶，增加血小板和内皮细胞内 cAMP 的浓度，增强血小板的抗聚集效应，该药应用于人体时不会延长出血时间。

有研究将 2 113 例 TIA 或脑卒中患者随机分组，进行三氟柳（600 mg/d）或阿司匹林（325 mg/d）治疗，平均随访 30.1 个月，主要转归指标为非致死性缺血性脑卒中、非致死性心肌梗死和血管性疾病死亡的联合终点，结果两组联合终点发生率、各个终点事件发生率和存活率均无明显差异，三氟柳组出血性事件发生率明显低于阿司匹林组。

7. 沙格雷酯（Sarpogrelate）

沙格雷酯又名"安步乐克"，是 5–HT$_2$ 受体阻滞剂，具有抑制由 5–HT 增强的血小板聚集作用和由 5–HT 引起的血管收缩的作用，增加被减少的侧支循环血流量，改善周围循环障碍等。口服沙格雷酯后 1 ~ 5 h 即有抑制血小板的聚集作用，可持续 4 ~ 6 h。口服每次 100 mg，每日 3 次。不良反应较少，可有皮疹、恶心、呕吐和胃部灼热感等。

8. 曲克芦丁

曲克芦丁又名"维脑路通"，能抑制血小板聚集，防止血栓形成，同时能对抗 5–HT、缓激肽引起的血管损伤，增加毛细血管抵抗力，降低毛细血管通透性等。每次 200 mg，每日 3 次，口服；或每次 400 ~ 600 mg 加入 5% 葡萄糖注射液或 0.9% 氯化钠注射液 250 ~ 500 mL 中静脉滴注，每日 1 次，可连用 15 ~ 30 d。不良反应较少，偶有恶心和便秘。

（四）扩血管治疗

扩张血管药目前仍然是广泛应用的药物，但脑梗死急性期不宜使用，因为脑梗死病灶后的血管处于血管麻痹状态，此时应用血管扩张药，能扩张正常血管，对病灶区的血管不但不能扩张，还要从病灶区盗血，称"偷漏现象"。因此，血管扩张药应在脑梗死发病 2 周后才应用。常用的扩张血管药有以下：

1. 丁苯酞

每次 200 mg，每日 3 次，口服。偶见恶心，腹部不适，有严重出血倾向者忌用。

2. 倍他司汀

每次 20 mg 加入 5% 葡萄糖注射液 500 mL 中静脉滴注，每日 1 次，连用 10 ~ 15 d；或每次 8 mg，每日 3 次，口服。有些患者会出现恶心、呕吐和皮疹等不良反应。

3. 盐酸法舒地尔注射液

每次 60 mg（2 支）加入 5% 葡萄糖注射液或 0.9% 氯化钠注射液 250 mL 中静脉滴注，每日 1 次，连用 10 ~ 14 d。可有一过性颜面潮红、低血压和皮疹等不良反应。

4. 丁咯地尔

每次 200 mg 加入 o% 葡萄糖注射液或 0.9% 氯化钠注射液 250 ~ 500 mL 中，缓慢静脉滴注，每日 1 次，连用 10 ~ 14 d。可有头痛、头晕、肠胃道不适等不良反应。

5. 银杏达莫注射液

每次 20 mL 加入 5% 葡萄糖注射液或 0.9% 氯化钠注射液 500 mL 中静脉滴注，每日 1 次，可连用 14 d。偶有头痛、头晕、恶心等不良反应。

6. 葛根素注射液

每次 500 mg 加入 5% 葡萄糖注射液或 0.9% 氯化钠注射液 500 mL 中静脉滴注，每日 1 次，连用 14 d。少数患者可出现皮肤瘙痒、头痛、头昏、皮疹等不良反应，停药后可自行消失。

7. 灯盏花素注射液

每次 20 mL（含灯盏花乙素 50 g）加入 5% 葡萄糖注射液或 0.9% 氯化钠注射液 250 mL 中静脉滴注，每日 1 次，连用 14 d。偶有头痛、头昏等不良反应。

（五）钙通道阻滞剂

钙通道阻滞剂是继 β 受体阻滞剂之后，脑血管疾病治疗中最重要的进展之一。正常时细胞内钙离子浓度为 10^{-9} mol/L，细胞外钙离子浓度比细胞内大 10 000 倍。在病理情况下，钙离子迅速内流到细胞内，使原有的细胞内外钙离子平衡破坏，结果造成：①由于血管平滑肌细胞内钙离子增多，导致血管痉挛，加重缺血、缺氧。②由于大量钙离子激活ATP酶，使ATP酶加速消耗，结果细胞内能量不足，多种代谢无法维持。③由于大量钙离子破坏了细胞膜的稳定性，使许多有害物质释放出来。④由于神经细胞内钙离子陡增，可加速已经衰竭的细胞死亡。使用钙通道阻滞剂的目的在于阻止钙离子内流到细胞内，阻断上述病理过程。

钙通道阻滞剂改善脑缺血和解除脑血管痉挛的机制可能是：①解除缺血灶中的血管痉挛。②抑制肾上腺素能受体介导的血管收缩，增加脑组织葡萄糖利用率，继而增加脑血流量。③有梗死的半球内血液重新分布，缺血区脑血流量增加，高血流区血流量减少，对临界区脑组织有保护作用。几种常用的钙通道阻滞剂：

1. 尼莫地平

为选择性扩张脑血管作用最强的钙通道阻滞剂。口服，每次40 mg，每日3～4次。注射液，每次24 mg，溶于5%葡萄糖注射液I 500 mL中静脉滴注，开始注射时，1 mg/h，若患者能耐受，1 h后增至2 mg/h，每日1次，连续用药10 d，以后改用口服。德国Bayer药厂生产的尼莫同（Nimotop），每次口服30～60 mg，每日3次，可连用1个月。注射液开始2 h可按照0.5 mg/h静脉滴注，如果耐受性良好，尤其血压无明显下降时，可增至1 mg/h，连用7～10 d后改为口服。该药规格为尼莫同注射液50 mL含尼莫地平10 mg，一般每日静脉滴注10 mg。不良反应比较轻微，口服时可有一过性消化道不适、头晕、嗜睡和皮肤瘙痒等。静脉给药可有血压下降（尤其是治疗前有高血压者）、头痛、头晕、皮肤潮红、多汗、心率减慢或心率加快等。

2. 尼卡地平

对脑血管的扩张作用强于外周血管的作用。每次口服20 mg. 每日3～4次，连用1～2个月。可有胃肠道不适、皮肤潮红等不良反应。

3. 氟桂利嗪

氟桂利嗪又名"西比灵"，每次5～10 mg，睡前服。有嗜睡、乏力等不良反应。

4. 桂利嗪

桂利嗪又名"脑益嗪"，每次口服25 mg，每日3次。有嗜睡、乏力等不良反应。

（六）防治脑水肿

大面积脑梗死、出血性梗死的患者多有脑水肿，应给予降低颅压处理，如床头抬高30.角，避免有害刺激、解除疼痛、适当吸氧和恢复正常体温等基本处理；有条件行颅内压测定者，脑灌注压应保持在70 mmHg以上；避免使用低渗和含糖溶液，如脑水肿明显者应快速给予降颅压处理。

1. 甘露醇

甘露醇对缩小脑梗死面积与减轻病残有一定的作用。甘露醇除降低颅内压外，还可降低血液黏度、增加红细胞变形性、减少红细胞聚集、减少脑血管阻力、增加灌注压、提高灌注量、改善脑的微循环。同时，还可提高心排出量。每次125～250 mL静脉滴注，6 h 1次，连用7～10 d。甘露醇治疗脑水肿疗效快、效果好。不良反应：降颅压有反跳现象，可能引起心力衰竭、肾功能损害、电解质紊乱等。

2. 复方甘油注射液

能选择性脱出脑组织中的水分，可减轻脑水肿；在体内参加三羧酸循环代谢后转换成能量，供给脑组织，增加脑血流量，改善脑循环，因而有利于脑缺血病灶的恢复。每日500 mL静脉滴注，每日2次，可连用15～30 d。静脉滴注速度应控制在2 mL/min，以免发生溶血反应。由于要控制静脉滴速，并不能用于急救。有大面积脑梗死的患者，有明显脑水肿甚至发生脑疝，一定要应用足量的甘露醇，或甘露醇与复方甘油同时或交替用药，这样可以维持恒定的降颅压作用和减少甘露醇的用量，从而减少甘露醇的不良反应。

3. 七叶皂苷钠注射液

有抗渗出、消水肿、增加静脉张力、改善微循环和促进脑功能恢复的作用。每次25 mg加入5%葡萄糖注射液或0.9%氯化钠注射液250～500 mL中静脉滴注，每日1次，连用10～14 d。

4. 手术减压治疗

主要适用于恶性大脑中动脉（MCA）梗死和小脑梗死。

（七）提高血氧和辅助循环

高压氧是有价值的辅助疗法，在脑梗死的急性期和恢复期都有治疗作用。最近研究提示，脑广泛缺血后，纠正脑的乳酸中毒或脑代谢产物积聚，可恢复神经功能。高压氧向脑缺血区域弥散，可使这些区域的细胞在恢复正常灌注前得以生存，从而减轻缺血缺氧后引起的病理改变，保护受损的脑组织。

（八）神经细胞活化剂

据一些药物实验研究报告，这类药物有一定的营养神经细胞和促进神经细胞活化的作用，但确切的效果，尚待进一步大宗临床验证和评价。

1. 胞磷胆碱

参与体内卵磷脂的合成，有改善脑细胞代谢的作用和促进意识的恢复。每次 750 mg 加入 5% 葡萄糖注射液 250 mL 中静脉滴注，每日 1 次，连用 15～30 d。

2. 三磷酸胞苷二钠

主要药效成分是三磷酸胞苷，该物质不仅能直接参与磷脂与核酸的合成，而且还间接参与磷脂与核酸合成过程中的能量代谢，有神经营养、调节物质代谢和抗血管硬化的作用。每次 60～120 mg 加入 5% 葡萄糖注射液 250 mL 中静脉滴注，每日 1 次，可连用 10～14 d。

3. 小牛血去蛋白提取物

小牛血去蛋白提取物又名爱维治，是一种小分子肽、核苷酸和寡糖类物质，不含蛋白质和致热原。爱维治可促进细胞对氧和葡萄糖的摄取和利用，使葡萄糖的无氧代谢转向为有氧代谢，使能量物质生成增多，延长细胞生存时间，促进组织细胞代谢、功能恢复和组织修复。每次 1 200～1 600 mg 加入 5% 葡萄糖注射液 500 mL 中静脉滴注，每日 1 次，可连用 15～30 d。

4. 依达拉奉

依达拉奉是一种自由基清除剂，有抑制脂自由基的生成、抑制细胞膜脂质过氧化连锁反应及抑制自由基介导的蛋白质、核酸不可逆的破坏作用，是一种脑保护药物。每次 30 mg 加入 5% 葡萄糖注射液 250 mL 中静脉滴注，每日 2 次，连用 14 d。

（九）其他内科治疗

1. 调节和稳定血压

急性脑梗死患者的血压检测和治疗是一个存在争议的领域。因为血压偏低会减少脑血流灌注，加重脑梗死。在急性期，患者会出现不同程度的血压升高。原因是多方面的，如脑卒中后的应激反应、膀胱充盈、疼痛及机体对脑缺氧和颅内压升高的代偿反应等，且其升高的程度与脑梗死病灶大小和部位、疾病前是否患高血压有关。脑梗死早期的高血压处理取决于血压升高的程度及患者的整体情况。美国脑卒中学会（ASA）和欧洲脑卒中促进会（EUSI）都赞同：收缩压超过 220 mmHg 或舒张压超过 120 mmHg 以上，则应给予谨慎缓慢降压治疗，并严密观察血压变化，防止血压降得过低。然而有一些脑血管治疗中心，主张只有在出现下列情况才考虑降压治疗，如合并夹层动脉瘤、肾衰竭、心脏衰竭及高血压脑病时。但在溶栓治疗时，需及时降压治疗，应避免收缩压 > 185 mmHg，以防止继发性出血。降压推荐使用微输液泵静脉注射硝普钠，可迅速、平稳地降低血压至所需水平，也可用利喜定（压宁定）、卡维地洛等。血压过低对脑梗死不利，应适当提高血压。

2. 控制血糖

糖尿病是脑卒中的危险因素之一，并可加重急性脑梗死和局灶性缺血再灌注损伤。欧洲脑卒中组织（ESO）《缺血性脑卒中和短暂性脑缺血发作处理指南》[欧洲脑卒中促进会（EUSI），2008 年]指出，已证实急性脑卒中后高血糖与大面积脑梗死、皮质受累及其功能转归不良有关，但积极降低血糖能否改善患者的临床转归，尚缺乏足够证据。如果过去没有糖尿病史，只是急性脑卒中后血糖应激性升高，则不必应用降糖措施，只需输液中尽量不用葡萄糖注射液液似可降低血糖水平；有糖尿病史的患者必须同时应用降糖药适当控制高血糖；血糖超过 10 mmol/L（180 mg/dL）时需降糖处理。

3. 心脏疾病的防治

对并发心脏疾病的患者要采取相应防治措施，如果要应用甘露醇脱水治疗，则必须加用呋塞米以减少心脏负荷。

4. 防治感染

对有吞咽困难或意识障碍的脑梗死患者，常常容易合并肺部感染，应给予相应抗生素和止咳化痰药物，必要时行气管切开，有利吸痰。

5. 保证营养和水、电解质的平衡

特别是对有吞咽困难和意识障碍的患者，应采用鼻饲，保证营养、水与电解质的补充。

6. 体温管理

在实验室脑卒中模型中，发热与脑梗死体积增大和转归不良有关。体温升高可能是中枢性高热或继发感染的结果，均与临床转归不良有关。应积极迅速找出感染灶并予以适当治疗，并可使用乙酰氨基酚进行退热治疗。

（十）康复治疗

脑梗死患者只要生命体征稳定，应尽早开始康复治疗，主要目的是促进神经功能的恢复。早期进行瘫痪肢体的功能锻炼和语言训练，防止关节挛缩和足下垂，可采用针灸、按摩、理疗和被动运动等措施。

七、预后与预防

（一）预后

（1）如果得到及时的治疗，特别是能及时在卒中单元获得早期溶栓疗法等系统规范的中西医结合治疗，可提高疗效，减少致残率，约30%～50%以上的患者能自理生活，甚至恢复工作能力。

（2）脑梗死国外病死率为6.9%～20%，其中颈内动脉系梗死为17%，椎-基底动脉系梗死为18%。秦震等观察随访经 CT 证实的脑梗死1～7年的预后，发现：①累计生存率，6个月为96.8%，12个月为91%，2年为81.7%，3年为81.7%，4年为76.5%，5年为76.5%，6年为71%，7年为71%。急性期病死率为22.3%，其中颈内动脉系22%，椎-基底动脉系25%。意识障碍、肢体瘫痪和继发肺部感染是影响预后的主要因素。②累计病死率在开始半年内迅速上升，一年半达高峰。说明发病后一年半不能恢复自理者，继续恢复的可能性较小。

（二）预防

1. 一级预防

一级预防是指发病前的预防，即通过早期改变不健康的生活方式，积极主动地控制危险因素，从而达到使脑血管疾病不发生或发病年龄推迟的目的。从流行病学角度看，只有一级预防才能降低人群发病率，所以对于病死率及致残率很高的脑血管疾病来说，重视并加强开展一级预防的意义远远大于二级预防。

对血栓形成性脑梗死的危险因素及其干预管理有下述几方面：服用降血压药物，有效控制高血压，防治心脏病，冠心病患者应服用小剂量阿司匹林，定期监测血糖和血脂，合理饮食和应用降糖药物和降脂药物，不抽烟、不酗酒，对动脉狭窄患者及无症状颈内动脉狭窄患者一般不推荐手术治疗或血管内介入治疗，对重度颈动脉狭窄（≥70%）的患者在有条件的医院可以考虑行颈动脉内膜切除术或血管内介入治疗。

2. 二级预防

脑卒中首次发病后应尽早开展二级预防工作，可预防或降低再次发生率。二级预防有下述几个方面：首先要对第1次发病机制正确评估，管理和控制血压、血糖、血脂和心脏病，应用抗血小板聚集药物，颈内动脉狭窄的干预同一级预防，有效降低同型半胱氨酸水平等。

第三节 脑栓塞

脑栓塞以前称栓塞性脑梗死，是指来自身体各部位的栓子，经颈动脉或椎动脉进入颅内，阻塞脑部血管，中断血流，导致该动脉供血区域的脑组织缺血缺氧而软化坏死及相应的脑功能障碍。临床表现出相应的神经系统功能缺损症状和体征，如急骤起病的偏瘫、偏身感觉障碍和偏盲等。大面积脑梗死还有颅内高压症状，严重时可发生昏迷和脑疝。脑栓塞约占脑梗死的 10%。

一、病因与发病机制

（一）病因

脑栓塞按其栓子来源不同，可分为心源性脑栓塞、非心源性脑栓塞及来源不明的脑栓塞。心源性栓子约占脑栓塞的 60% ~ 75%。

1. 心源性

风湿性心脏病引起的脑栓塞，占整个脑栓塞的 50% 以上。二尖瓣狭窄或二尖瓣狭窄合并闭锁不全者最易发生脑栓塞，因二尖瓣狭窄时，左心房扩张，血流缓慢瘀滞，又有涡流，易于形成附壁血栓，血流的不规则更易使之脱落成栓子，放心房颤动时更易发生脑栓塞。慢性心房颤动是脑栓塞形成最常见的原因。其他还有心肌梗死、心肌病的附壁血栓，以及细菌性心内膜炎时瓣膜上的炎性赘生物脱落、心脏黏液瘤和心脏手术等病因。

2. 非心源性

主动脉以及发出的大血管粥样硬化斑块和附着物脱落引起的血栓栓塞也是脑栓塞的常见原因。另外，还有炎症的脓栓、骨折的脂肪栓、人工气胸和气腹的空气栓、癌栓、虫栓和异物栓等。还有来源不明的栓子等。

（二）发病机制

各个部位的栓子通过颈动脉系统或椎动脉系统时，栓子阻塞血管的某一分支，造成缺血、梗死和坏死，产生相应的临床表现；还有栓子造成远端的急性供血中断，该区脑组织发生缺血性变性、坏死及水肿；另外，由于栓子的刺激，该段动脉和周围小动脉反射性痉挛，结果不仅造成该栓塞的动脉供血区的缺血，同时因其周围的动脉痉挛，进一步加重脑缺血损害的范围。

二、病理

脑栓塞的病理改变与脑血栓形成基本相同。但是，有以下几点不同：①脑栓塞的栓子与动脉壁不粘连；而脑血栓形成是在动脉壁上形成的，所以栓子与动脉壁粘连不易分开。②脑栓塞的栓子可以向远端移行，而脑血栓形成的栓子不能。③脑栓塞所致的梗死灶，有 60% 以上合并出血性梗死；脑血栓形成所致的梗死灶合并出血性梗死较少。④脑栓塞往往为多发病灶，脑血栓形成常为一个病灶。另外，炎性栓子可见局灶性脑炎或脑脓肿，寄生虫栓子在栓塞处可发现虫体或虫卵。

三、临床表现

（一）发病年龄

风湿性心脏病引起者以中青年为多，冠心病及大动脉病变引起者以中老年人为多。

（二）发病情况

发病急骤，在数秒钟或数分钟之内达高峰，是所有脑卒中发病最快者，有少数患者因反复栓塞可在数日内呈阶梯式加重。一般发病无明显诱因，安静和活动时均可发病。

（三）症状与体征

约有 4/5 的脑栓塞发生于前循环，特别是大脑中动脉，病变对侧出现偏瘫、偏身感觉障碍和偏盲，优势半球病变还有失语。癫痫发作很常见，因大血管栓塞，常引起脑血管痉挛，有部分性发作或全面性发作。椎 – 基底动脉栓塞约占 1/5，起病有眩晕、呕吐、复视、交叉性瘫痪、共济失调、构音障碍和吞咽困难等。栓子进入一侧或两侧大脑后动脉有同向性偏盲或皮质盲。基底动脉主干栓塞会导致昏迷、四肢瘫痪，可引起闭锁综合征及基底动脉尖综合征。

心源性栓塞患者有心慌、胸闷、心律不齐和呼吸困难等。

四、辅助检查

（一）胸部 X 线检查

可发现心脏肥大。

（二）心电图检查

可发现陈旧或新鲜心肌梗死、心律失常等。

（三）超声心动图检查

超声心动图检查是评价心源性脑栓塞的重要依据之一，能够显示心脏立体解剖结构，包括瓣膜反流和运动、心室壁的功能和心腔内的肿块。

（四）多普勒超声检查

有助于测量血流通过狭窄瓣膜的压力梯度及狭窄的严重程度。彩色多普勒超声血流图可检测瓣膜反流程度并可研究与血管造影的相关性。

（五）经颅多普勒超声（TCD）

TCD 可检测颅内血流情况，评价血管狭窄的程度及闭塞血管的部位，也可检测动脉粥样硬化的斑块及微栓子的部位。

（六）神经影像学检查

头颅 CT 和 MRI 检查可显示缺血性梗死和出血性梗死改变。合并出血性梗死高度支持脑栓塞的诊断，许多患者继发出血性梗死临床症状并未加重，发病 3 ~ 5 d 内复查 CT 可早期发现继发性梗死后出血。早期脑梗死 CT 难于发现，常规 MRI 假阳性率较高，MRI 弥散成像（DWI）和灌注成像（PWI）可以发现超急性期脑梗死。磁共振血管成像（MRA）是一种无创伤性显示脑血管狭窄或阻塞的方法，造影特异性较高。数字减影血管造影（DSA）可更好地显示脑血管狭窄的部位、范围和程度。

（七）腰椎穿刺脑脊液检查

脑栓塞引起的大面积脑梗死可有压力增高和蛋白含量增高。出血性脑梗死时可见红细胞。

五、诊断与鉴别诊断

（一）诊断

（1）多为急骤发病。

（2）多数无前驱症状。

（3）一般意识清楚或有短暂意识障碍。

（4）有颈内动脉系统或椎 – 基底动脉系统症状和体征。

（5）腰椎穿刺脑脊液检查一般不应含血，若有红细胞可考虑出血性脑栓塞。

（6）栓子的来源可为心源性或非心源性，也可同时伴有脏器栓塞症状。

（7）头颅 CT 和 MRI 检查有梗死灶或出血性梗死灶。

（二）鉴别诊断

1. 血栓形成性脑梗死

均为急性起病的偏瘫、偏身感觉障碍，但血栓形成性脑梗死发病较慢，短期内症状可逐渐进展，一般无心房颤动等心脏病症状，头颅 CT 很少有出血性梗死灶，以资鉴别。

2. 脑出血

均为急骤起病的偏瘫，但脑出血多数有高血压、头痛、呕吐和意识障碍，头颅 CT 为高密度灶可以鉴别。

六、治疗

（一）抗凝治疗

对抗凝治疗预防心源性脑栓塞复发的利弊，仍存在争议。有的学者认为脑栓塞容易发生出血性脑梗死和大面积脑梗死，可有明显的脑水肿，所以在急性期不主张应用较强的抗凝药物，以免引起出血性梗死，或并发脑出血及加重脑水肿。也有学者认为，抗凝治疗是预防随后再发栓塞性脑卒中的重要手段。心房颤动或有再栓塞风险的心源性病因、动脉夹层或动脉高度狭窄的患者，可应用抗凝药物预防再栓塞。栓塞复发的高风险可完全抵消发生出血的风险。常用的抗凝药物有以下几种。

1. 肝素

有妨碍凝血活酶的形成作用；能增强抗凝血酶、中和活性凝血因子及纤溶酶；还有消除血小板的凝集作用，通过抑制透明质酸酶的活性而发挥抗凝作用。肝素钠每次 12 500 ～ 25 000 U（100 ～ 200 mg）加入 5% 葡萄糖注射液或 0.9% 氯化钠注射液 1 000 mL 中，缓慢静脉滴注或微泵注入，以每分钟 10 ～ 20滴为宜，维持 48 h，同时第 1 d 开始口服抗凝药。

有颅内出血、严重高血压、肝肾功能障碍、消化道溃疡、急性细菌性心内膜炎和出血倾向者禁用。根据部分凝血活酶时间（APTT）调整剂量，维持治疗前 APTT 值的 1.5 ～ 2.5 倍，及时检测凝血活酶时间及活动度。用量过大，可导致严重自发性出血。

2. 那曲肝素钙

那曲肝素钙又名"低分子肝素钙"，是一种由普通肝素钠通过硝酸分解纯化而得到的低分子肝素钙盐，其平均分子量为 4 500。目前，认为低分子肝素钙是通过抑制凝血酶的生长而发挥作用。另外，还可溶解血栓和改善血流动力学。对血小板的功能影响明显小于肝素，很少引起出血并发症。因此，那曲肝素钙是一种比较安全的抗凝药。每次 4 000 ～ 5 000 U（WHO 单位），腹部脐下外侧皮下垂直注射，每日 1 ～ 2 次，连用 7 ～ 10 d，注意不能用于肌内注射。可能引起注射部位出血性瘀斑、皮下瘀血、血尿和过敏性皮疹。

3. 华法林

为香豆素衍生物钠盐，通过拮抗维生素 K 的作用，使凝血因子 Ⅱ、Ⅶ、Ⅸ 和 Ⅹ 的前体物质不能活化，在体内发挥竞争性的抑制作用，为一种间接性的中效抗凝剂。第 1 d 给予 5 ～ 10 mg 口服，第 2 d 半量；第 3 d 根据复查的凝血酶原时间及活动度结果调整剂量，凝血酶原活动度维持在 25% ～ 40% 给予维持剂量，一般维持量为每日 2.5 ～ 5 mg，可用 3 ～ 6 个月。不良反应可有牙龈出血、血尿、发热、恶心、呕吐、腹泻等。

（二）脱水降颅压药物

脑栓塞患者常为大面积脑梗死、出血性脑梗死，常有明显脑水肿，甚至发生脑疝的危险，对此必须立即应用降颅压药物。心源性脑栓塞应用甘露醇可增加心脏负荷，有引起急性肺水肿的风险。20% 甘露醇每次只能给 125 mL 静脉滴注，每日 4 ～ 6 次。为增强甘露醇的脱水力度，同时必须加用呋塞米，每次 40 mg 静脉注射，每日 2 次，可减轻心脏负荷，达到保护心脏的作用，保证甘露醇的脱水治疗；甘油果糖每次 250 ～ 500 mL 缓慢静脉滴注，每日 2 次。

（三）扩张血管药物

1. 丁苯酞

每次 200 mg，每日 3 次，口服。

2. 葛根素注射液

每次 500 mg 加入 5% 葡萄糖注射液或 0.9% 氯化钠注射液 250 mL 中静脉滴注，每日 1 次，可连用 10 ～ 14 d。

3. 复方丹参注射液

每次 2 支（4 mL）加入 5% 葡萄糖注射液或 0.9% 氯化钠注射液 250 mL 中静脉滴注，每日 1 次，可连用 10 ～ 14 d。

4. 川芎嗪注射液

每次 100 mg 加入 5% 葡萄糖注射液或 0.9% 氯化钠注射液 250 mL 中静脉滴注，每日 1 次，可连用 10 ～ 15 d，有脑水肿和出血倾向者忌用。

（四）抗血小板聚集药物

早期暂不应用，特别是已有出血性梗死者急性期不宜应用。当急性期过后，为预防血栓栓塞的复发，可较长期应用阿司匹林或氯吡格雷。

（五）原发病治疗

对感染性心内膜炎（亚急性细菌性心内膜炎），在病原菌未培养出来时，给予青霉素每次 320 万 ～ 400 万 U 加入 5% 葡萄糖注射液或 0.9% 氯化钠注射液 250 mL。中静脉滴注，每日 4 ～ 6 次；已知病原微生物，对青霉素敏感的首选青霉素，对青霉素不敏感者选用头孢曲松钠，每次 29 加入 5% 葡萄糖注射液 250 ～ 500 mL 中静脉滴注，12 h 滴完，每日 2 次。对青霉素过敏和过敏体质者慎用，对头孢菌素类药物过敏者禁用。对青霉素和头孢菌素类抗生素不敏感者可应用去甲万古霉素，30 mg/（kg·d），分 2 次静脉滴注，每 0.8 g 药物至少加 200 mL 液体，在 1 h 以上时间内缓慢滴入，可用 4 ～ 6 周，24 h 内最大剂量不超过 2 g，此药有明显的耳毒性和肾毒性。

七、预后与预防

（一）预后

脑栓塞急性期病死率为 5% ～ 15%，多死于严重脑水肿、脑疝。心肌梗死引起的脑栓塞预后较差，多遗留严重的后遗症。如栓子来源不消除，半数以上患者可能复发，约 2/3 在 1 年内复发，复发的病死率更高。10% ～ 20% 的脑栓塞患者可能在病后 10 d 内发生第 2 次栓塞，病死率极高。栓子较小、症状较轻、及时治疗的患者，神经功能障碍可以部分或完全缓解。

（二）预防

最重要的是预防脑栓塞的复发。目前认为对于心房颤动、心肌梗死、二尖瓣脱垂患者可首选华法林作为二级预防的药物，阿司匹林也有效，但效果低于华法林。华法林的剂量一般为每日 2.5 ～ 3.0 mg，老年人每日 1.5 ～ 2.5 mg，并可采用国际标准化比值（INR）为标准进行治疗，既可获效，又可减少出血的危险性。1993 年，欧洲 13 个国家 108 个医疗中心联合进行了一组临床试验，共入选 1 007 例非风湿性心房颤动发生 TIA 或小卒中的患者，分为 3 组，一组应用香豆素，一组用阿司匹林，另一组用安慰剂，随访 2 ～ 3 年，计算脑卒中或其他部位栓塞的发生率。结果发现应用香豆素组每年可减少 9% 脑卒中发生率，阿司匹林组减少 4%。前者出血发生率为 2.8%（每年），后者为 0.9%（每年）。

关于脑栓塞发生后何时开始应用抗凝剂仍有不同看法。有的学者认为过早应用可增加出血的危险性，因此建议发病后数周再开始应用抗凝剂比较安全。据临床研究结果表明，高血压是引起出血的主要危险因素，如能严格控制高血压，华法林的剂量强度控制在 INR2.0 ～ 3.0 之间，则其出血发生率可以降低。因此，目前认为华法林可以作为某些心源性脑栓塞的预防药物。

微信扫码
◆ 临床科研
◆ 医学前沿
◆ 临床资讯
◆ 临床笔记

第八章　神经系统感染性疾病

第一节　神经系统感染性疾病概述

神经系统（CNS）感染即各种病原体，包括细菌、病毒、真菌、寄生虫、螺旋体、支原体、衣原体、立克次体、朊蛋白等，侵犯脑膜和（或）脑实质、脊髓和（或）脊膜，引起的炎症反应。临床上按感染部位可分为：脑炎、脑膜炎、脑膜脑炎、脊髓炎、脊髓膜炎、脑脊髓膜炎等。按感染的病原体分类，可分为细菌性、病毒性、真菌、寄生虫、螺旋体、支原体、衣原体、立克次体等。目前，临床通常用病原体＋感染部位来诊断，如结核性脑膜脑炎、新型隐球菌性脑膜炎等。

一、感染途径

感染的途径：①血行感染：病原体通过昆虫叮咬、动物咬伤、医源性、面部感染时经静脉血逆行入颅等。母婴垂直传播也是一种常见途径。②直接感染：病原体通过穿透性外伤或邻近组织结构的感染向颅内蔓延。③逆行感染：嗜神经病毒如单纯疱疹病毒、狂犬病毒等先感染皮肤、呼吸道或胃肠道黏膜，沿神经末梢进入神经干，而后入颅内。

CNS 感染引起的炎性反应可表现为化脓性、非化脓性、出血性、组织细胞及肉芽肿性反应，在脑和脊髓常有髓鞘的破坏。

二、病因和发病机制

1. 病因

主要有病毒、细菌、真菌、寄生虫、螺旋体、支原体、衣原体、立克次体等。

2. 发病机制

各种病原体通过血行感染或直接感染、逆行感染等途径侵犯脑或脊髓实质、被膜、血管等，引起特异性或非特异性炎症反应，出现各种病理损害。

三、诊断思路

1. 病史采集

详细了解病人的起病缓急、病情进展、生活习性、与相关疾病病人的接触史等，对疾病的判断具有重要的参考价值。

2. 临床表现

各种病原体引起的 CNS 感染，具有的共同症状和体征如下。

（1）发热：病人发热的程度与持续时间个体间差异很大，这与导致感染的病原体、病人的体质、病程、治疗效果等有关。一般来讲，细菌感染、病毒感染、青壮年、疾病的初期等情况下，体温相对较高，如化脓性脑膜炎、结核性脑膜脑炎、病毒性脑炎等，而寄生虫感染发热相对较轻。经过针对性治疗后，体温逐渐下降直至正常。

（2）头痛：由于炎症刺激了脑膜，或脑实质炎症导致脑水肿颅高压，可引起剧烈头痛。头痛为持续性，可阵发性加重。如脊膜受累，可有相应节段的根痛表现。

（3）恶心呕吐：感染引起颅压增高，会出现恶心呕吐、食欲减退症状。

（4）癫痫：感染灶本身刺激引起大脑皮质异常放电，引起癫痫发作。如多见于病毒性脑炎、结核性脑膜脑炎等。脑寄生虫感染往往以癫痫发作为首发症状，如脑囊虫病、脑裂头蚴感染等。

（5）局灶性神经系统损伤相应症状与体征：感染造成的不同部位、不同程度的脑实质损伤，出现相应的中枢神经系统损伤症状，如偏身感觉障碍、肢体无力等。如炎症累及脊神经根，可出现根痛、肌无力或麻木等症状，脊髓损伤则可引起节段性感觉障碍、尿便潴留甚至截瘫。

（6）认知功能下降及精神症状：感染损伤额叶、颞叶等部位，可出现认知功能下降、记忆力减退及幻觉、妄想等精神症状。有的中枢神经系统感染性疾病，尤其是病毒性脑炎，往往以精神症状为首发症状，被误诊为精神病而被送至精神病医院。

（7）意识障碍：感染直接破坏或由于颅高压，导致脑干、丘脑等上行激活系统损伤，可出现淡漠、嗜睡、昏睡及昏迷，严重者可导致脑疝死亡。

3. 辅助检查

（1）脑脊液。

脑脊液检查是诊断 CNS 感染最重要的手段之一，也是判断治疗效果最关键的指标之一。脑脊液常规项目中细胞数及分类百分比、脑脊液生化检查项目中的蛋白、葡萄糖、氯化物含量定量可以提示不同的病原体感染和感染严重、好转程度。通过脑脊液细菌培养、抗酸染色及墨汁染色或可找到病原菌如脑膜炎双球菌、链球菌、抗酸杆菌、隐球菌等，是确诊的金指标。脑脊液细胞学检查可通过脑脊液中各种细胞、白细胞的分类、形态帮助判断病原体性质。如嗜酸细胞明显增多，可提示寄生虫感染。有时可找到肿瘤细胞，可帮助临床医生将一些诊断较为困难的癌性脑膜病人获得及时诊断。

（2）脑电图：脑电图检查也是诊断 CNS 感染的常规项目。尤其是某些感染往往以精神异常为首发症状。脑电图检查是鉴别器质性精神异常和原发性精神异常的有效方法。通常，原发性精神病病人脑电图检查往往正常，而病毒性脑炎病人脑电图检查通常是异常的。

（3）影像学检查：胸 X 线片检查也是 CNS 感染病人的常规项目，有助于帮助结核性脑膜脑炎的诊断。CT、MRI 更有助于了解感染的部位、范围、病原体性质、治疗效果、是否有脑积水等并发症等。

（4）自身抗体检查：如副肿瘤性自身抗体、自身免疫性脑炎抗体等检查，可帮助诊断自身免疫性脑炎、副肿瘤综合征等。

（5）其他检查：如血常规、血细菌培养＋药敏试验、C 反应蛋白、血生化、肝功能等都是常规开展的项目。

4. 明确疾病的诊断

（1）定位诊断：通过影像学检查及神经系统定位检查一般可做出明确定位，如脑膜和（或）脑实质、脊髓和（或）脊膜。

（2）定性诊断：中枢神经系统感染的定性诊断相对较为困难，如果能通过脑脊液细菌培养、抗酸染色及墨汁染色或可找到病原菌如脑膜炎双球菌、链球菌、抗酸杆菌、隐球菌等，则可确诊感染的性质；如果不能完全明确，则根据临床相关资料做出初步判断，进而根据判断的结果采取相应的治疗，通过治疗的效果加以验证。

第二节　单纯疱疹病毒性脑炎

单纯疱疹病毒性脑炎（HSE）是由单纯疱疹病毒（HSV）引起的急性中枢神经系统病毒感染性疾病，是散发性病毒性脑炎中最常见的类型。国外单纯疱疹性病毒性脑炎的发病率为 4 ～ 8/10 万。

一、病因和发病机制

1. 病因

单纯疱疹病毒包括两种病毒，即1型和2型单纯疱疹病毒，这两种病毒形态学上一致，且具有共同抗原，但两种病毒传播方式不同，单纯疱疹病毒性脑炎由HSV-1型病毒引起，约占HSE的90%，由HSV-2型病毒引起，只有6%～15%。HSV-1多经呼吸道或唾液接触传染，HSV-1可能通过嗅神经或三叉神经侵入脑组织，损害额叶眶部、颞叶皮质和边缘系统。

2. 发病机制

单纯疱疹病毒主要潜伏于神经节中，HSV-1主要潜伏在三叉神经节，HSV-2潜伏在骶神经节。当人体受到各种非特异性刺激使机体免疫力下降，潜伏的病毒再度活化，经三叉神经轴突进入脑内，引起颅内感染。成人超过2/3的HSV-1脑炎是由再活化感染而引起，其余由原发感染引起。而HSV-2则大多数由原发感染引起。在人类大约90%HSE由HSV-1引起。仅10%由HSV-2所致，且HSV-2所引起的HSE主要发生在新生儿，是新生儿通过产道时被HSV-2感染所致。

二、诊断与鉴别诊断

1. 临床表现

（1）1型疱疹病毒性脑炎。

①发病无季节性，也无性别差异。

②急性起病，约1/4的病人有口唇疱疹史。

③大部分病人发病前有头痛、发热（体温最高可达40℃）、恶心呕吐、全身乏力、肌肉酸痛等前驱症状；也可有少部分病人无前驱症状。

④首发症状为精神行为异常，表现为：情感淡漠、表情呆滞、呆坐、反应迟钝、言语减少、胡言乱语或幻觉、幻想等症状。

⑤不同程度的神经功能受损表现：如偏瘫、偏盲、眼肌麻痹等，也可出现扭转、手足徐动或舞蹈样动作等锥体外系症状。

⑥约1/3的病人出现全身性或部分性癫痫发作，重症病人可出现癫痫持续状态。

⑦如颅内病灶广泛，导致脑水肿引起颅内压增高，表现为头痛、恶心、呕吐，甚至出现脑疝而危及生命。

⑧病情进一步发展可出现嗜睡、昏睡、昏迷或去皮质状态。

⑨查体可有高级智能和精神行为障碍，可有局灶性神经系统体征，可有轻度脑膜刺激征。

（2）2型疱疹病毒性脑炎多见于1岁以下婴儿。

2. 辅助检查

（1）脑脊液检查：颅内压一般正常或轻至中度增高，白细胞计数轻度增多，可达（50～100）×10^6/L，分类以单核或淋巴细胞为主。如伴有出血性坏死者，可见脑脊液红细胞增多，严重时可呈均匀红色浑浊。蛋白含量常较正常升高，但一般不超过1.0 g/L，葡萄糖、氯化物正常。

（2）头颅MRI：典型表现为大脑半球颞叶、岛叶或额叶大片状长T_1、长T_2信号，边缘模糊，多累及皮质及皮质下白质，病变可伴出血，严重者可出现占位效应，DWI受限，ADC值下降，ASL则显示病灶区高灌注。增强扫描可表现为线状或脑回样增强，主要位于病变的边缘部分，偶尔也可呈类环样强化。MRI是目前脑炎诊断最为敏感的影像学检查手段。

（3）脑电图：脑电图检查可见α波节律消失，弥漫性高幅波背景上的局灶性尖波，多见单侧或双侧颞、额叶异常，以颞叶为中心的周期性同步放电（2～3 Hz）最具诊断价值。

（4）脑脊液病毒抗体检测：脑脊液病毒抗体检测的敏感性较差，且特异性不达10%，通常表现为IgG阳性，而IgM阴性。

（5）脑组织活检：发现神经细胞内有嗜酸性包涵体（Cowdry A型）或电镜下发现HSV病毒颗粒

可以确诊。亦可以用脑组织标本做 PCR、原位杂交等检查病毒核酸或进行病毒分离与培养。

3. 诊断要点

（1）有口唇或生殖道疱疹史，有头痛、发热、精神行为异常、症状性癫痫、意识障碍和早期出现局灶性神经系统体征。

（2）腰穿检查提示脑脊液细胞数增多，可合并新鲜红细胞；总蛋白轻度升高，但一般不超过 1.0 g/L，葡萄糖、氯化物正常。

（3）MRI 检查发现颞叶（主要以颞叶内侧多见）局灶性出血性脑软化灶。

（4）脑电图显示弥漫性异常，以颞、额叶为主。

（5）急性期与恢复期脑脊液 HSV–IgM、HSV–IgG 特异性抗体检测，PCR 病原学诊断。

（6）特异性抗病毒药物治疗有效。

4. 鉴别诊断

（1）带状疱疹病毒性脑炎：本病多见于中老年人，发生脑部症状与发疹时间不尽相同，多数在疱疹后数天或数周，也可在发病之前，有些无任何疱疹病史。临床表现为发热、头痛、呕吐、意识模糊、共济失调、精神异常及局灶性神经功能缺失。依据胸腰部带状疱疹史、病变较轻、预后较好、CT 无出血性脑坏死、血清及 CSF 检出该病毒抗体可鉴别。

（2）肠道病毒性脑炎：该病毒主要引起脑膜炎，也可引起脑炎，夏秋季多见，呈流行性或散发性发病。可见发热、意识障碍、癫痫发作和肢体瘫痪等，一般在发病 2 ~ 3 周后症状即自然缓解，根据起病初期的胃肠道症状、脑炎症状可帮助诊断。PCR 检出 CSF 中病毒 DNA 可明确诊断。

（3）巨细胞病毒性脑炎：本病临床少见，常见于艾滋病或长期应用免疫抑制药的病人。呈亚急性或慢性病程，表现为意识模糊、记忆力减退、情感障碍、头痛和局灶性脑损害等。MRI 可见弥漫性或局灶性白质异常。CSF 正常或有单核细胞增多，蛋白增高。因病人有艾滋病或免疫抑制的病史，体液检查找到典型的巨细胞，PCR 检测出 CSF 中该病毒 DNA 可鉴别。

（4）急性播散性脑脊髓炎：多在疫苗接种后或感染后急性发病，发病部位为脑实质、脑膜、脑干、小脑和脊髓等部位受损的症状和体征，故症状和体征表现多样，重症病人也可有意识障碍和精神症状。因病变主要在脑白质，癫痫发作少见。影像学显示病灶在皮质下白质多发病灶，以脑室周围多见，分布不均，大小不一，新旧并存，免疫抑制药治疗有效，病毒学和相关抗体检查阴性。而 HSE 为脑实质病变，精神症状突出，智能障碍较明显，少数病人可有口唇疱疹史，一般不会出现脊髓损害的体征。

三、治疗

1. 抗病毒治疗

（1）阿昔洛韦（无环鸟苷）：常用剂量为 15 ~ 30 mg/（kg·d），分 3 次静脉滴注，或 500 mg，静脉滴注，每 8 h 1 次，连用 14 ~ 21 天。

（2）更昔洛韦（ganciclovir）：抗 HSV 的疗效是阿昔洛韦的 25 ~ 100 倍，具有更强更广谱的抗 HSV 作用和更低的毒性。对阿昔洛韦耐药并有 DNA 聚合酶改变的 HSV 突变株对更昔洛韦亦敏感。用量是 5 ~ 10 mg/（kg·d），每 12 h 一次，静脉滴注，疗程 14 ~ 21 天。

2. 免疫治疗

（1）干扰素：是细胞经病毒感染后产生的一组高活性糖蛋白，具有广谱抗病毒活性，但对宿主细胞损害极小。α–干扰素治疗剂量为 60×10^6 U/d，肌内注射，连续 30 d；亦可用 β–干扰素全身用药与鞘内注射联合治疗。

（2）干扰素诱生剂（Interferon–Stimulating）：主要有聚肌苷胞啶酸（poly：C）和聚鸟苷聚胞啶酸（poly：G）、青枝霉素、麻疹活疫苗等，可促使人体产生足够量的内源性干扰素。

（3）转移因子：可使正常淋巴细胞致敏而转化为免疫淋巴细胞，用量为每次 1 支，皮下注射，每周 1 ~ 2 次。

（4）肾上腺皮质激素：病情危重、病灶多、脑水肿明显，CT 显示出血性坏死性、脑脊液白细胞明显增多和出现红细胞时，可在抗病毒基础上早期、大剂量、短程应用肾上腺皮质激素，如甲基泼尼松龙 500 ~ 1 000 mg/d 冲击治疗，连用 3 ~ 5 d，皮质激素有非特异性抗炎作用，降低血管通透性，保护血脑屏障，消除脑水肿。

（5）免疫球蛋白：主要功能是特异性地结合抗原，抗体和抗原结合后可直接发挥效应，病毒的中和抗体可阻止病毒感染靶细胞。治疗剂量为 400 mg/（kg·d），静脉滴注，连用 3 ~ 5 d。

3. 对症治疗

（1）有癫痫发作、精神行为异常及躁动不安等症状，可分别给予抗癫痫、镇静等对症治疗。

（2）对重症或意识不清合并有肺部感染的病人应积极抗感染治疗，注意保持呼吸道通畅，维持营养及水、电解质的平衡。

（3）颅内压增高的病人可用甘露醇等脱水药脱水降低颅内压。

（4）长期卧床的病人应加强护理，预防压疮及呼吸道感染等并发症。

（5）恢复期可行康复治疗。

四、临床体会

1. 单纯疱疹病毒性脑炎主要侵犯部位为颞叶、额叶和边缘系统，具有起病急，病情重等特点，早期治疗可改善预后，若不及时治疗或没有进行针对性的抗病毒治疗，则会导致残疾甚至危及生命。

2. 抗病毒治疗以阿昔洛韦为首选，对于临床疑诊但不能做 CSF 病原学检查时可行阿昔洛韦进行诊断性治疗。

3. 对起病即表现为癫痫、精神行为异常等症状的病人，应及时控制癫痫、抗精神症状，单纯疱疹病毒性脑炎继发的癫痫症状单药往往难以控制，往往需要多种抗癫痫药物联合应用，对癫痫持续状态的病人应予以地西泮静脉滴注或咪达唑仑静脉推注等持续镇静治疗。

4. 癫痫持续状态的病人容易出现误吸或吸入性肺炎，应加强气道护理，减少呼吸道感染机会，予持续镇静后的病人容易出现咳嗽无力、中枢抑制等并发症，应及时行气管插管，加强排痰，必要时予以呼吸机辅助呼吸。

5. 肾上腺皮质激素能控制炎症反应和减轻水肿，因其不良反应多，治疗本病尚有争议，特别是伴有癫痫发作的病人。

第三节　病毒性脑膜炎

病毒性脑膜炎是一组由各种病毒感染引起的软脑膜（软膜和蛛网膜）弥漫性炎症综合征，主要表现为头痛、发热、脑膜刺激征，是临床最常见的无菌性脑膜炎。病毒性脑膜炎可发病于任何年龄，但大多好发于年少儿童。

一、病因和发病机制

1. 病因

目前，所有的病毒性脑膜炎中 80% ~ 90% 是由肠道病毒经粪 - 口途径传播引起的，属微小核糖核酸病毒科，包括脊髓灰质炎病毒、柯萨奇病毒 A、B 各型，艾科病毒以及未分类的肠道病毒。虫媒病毒和 HSV-1 型、HSV-2 型也可引起，腮腺炎病毒、淋巴细胞性脉络丛脑膜炎病毒、水痘 - 带状疱疹病毒及流感病毒少见。

2. 发病机制

病毒经胃肠道（肠道病毒）、呼吸道（流行性腮腺炎病毒、腺病毒、肠道病毒、淋巴细胞脉络丛病毒等）、皮肤（虫媒病毒、HSV-1）或结膜（某些肠道病毒）等侵入机体，侵入机体后在侵入部位的局部淋巴结内复制，在病毒血症初期通过血源性传播途径播散至中枢神经系统以外的组织，偶尔进入中枢神经系统，中枢神经系统的感染多发生在病毒血症的后期，病毒在中枢神经系统以外的部位多次复制后经脉络丛进入脑脊液，引起脑膜炎。

二、诊断与鉴别诊断

1. 临床表现

（1）急性或亚急性起病，任何年龄均可发生，以青少年常见。

（2）全身中毒症状：发热、畏光、肌肉酸痛、全身乏力、纳差，体温一般不超过 40℃。

（3）脑膜刺激征表现：剧烈的头痛（主要位于前额部或双颞侧）、呕吐、轻度颈项强直等，凯尔尼格（Kernig）征和布鲁津斯基（Brudzinski）征可有可无。

（4）婴幼儿病程超过 1 周，可仅表现为发热、易激惹及淡漠，成年可持续 2 周或更长。

2. 辅助检查

（1）脑脊液检查：病毒性脑膜炎腰穿颅内压一般处于正常范围，少数病人可稍增高；脑脊液外观清亮；白细胞数基本处于正常范围（成年人 $< 8 \times 10^6/L$，儿童 $< 15 \times 10^6/L$），细胞分类早期以中性粒细胞为主，8 ~ 48 h 后以淋巴细胞为主；蛋白含量可轻度升高，葡萄糖含量正常，如病人为糖尿病病人，脑脊液葡萄糖一般不超过血糖的一半；氯化物正常。

（2）影像学检查：头颅 CT 或 MRI 平扫一般无异常，但头颅 MRI 增强扫描后可发现颅内软脑膜有异常强化，脑实质无明显异常。

（3）脑电图检查：病毒性脑膜炎因脑实质无病灶一般表现为正常脑电图。

（4）病毒检测：如能从脑脊液中分离出病毒则可确诊，因病毒血症出现在脑膜炎之前，所以从血液中分离出病毒的可能性极小，50% 以上的肠道病毒脑膜炎可以从脑脊液中分离出病毒。

3. 鉴别诊断

（1）化脓性脑膜炎：起病急，发热以高热为主，腰穿颅内压多升高，脑脊液呈乳白色，白细胞计数大于 $1\,000 \times 10^6/L$，早期细胞分类以中性粒细胞为主（90% 以上），中期免疫活性细胞、单核细胞增多，晚期以激活单核细胞、吞噬细胞为主；蛋白明显升高，可达 10 g/L 以上，葡萄糖极低，氯化物大多数正常，脑脊液涂片或细菌培养呈阳性，颅脑 MRI 增强扫描提示颅内脑膜广泛强化。

（2）结核性脑膜炎：起病时一般有反复低热、盗汗、消瘦等前驱症状，腰穿颅内压升高，部分可大于 330 mmH$_2$O，脑脊液呈淡绿色或黄绿色，白细胞多在（200 ~ 500）$\times 10^6/L$，分类以单核细胞为主，早期细胞可正常，分类以中性粒细胞为主，中后期以淋巴细胞为主；蛋白多在 1 ~ 2 g/L，如有椎管梗阻时蛋白可显著升高，葡萄糖及氯化物均降低，脑脊液的 PCR-TB-DNA 检查阳性可确诊，颅脑 MRI 增强扫描提示脑膜广泛强化，颅底脑干周围强化较其他脑炎更明显。

（3）无菌性脑膜炎：无菌性脑膜炎也称良性复发性脑膜炎或 Mollaret 脑膜炎，临床少见，病因不明，主要表现为头痛、发热、恶心呕吐、颈项强直，重者有意识障碍、精神行为异常、全身性强直阵挛发作、瞳孔不等大、巴宾斯基征阳性等，急性起病，症状可在数小时达高峰，持续 2 ~ 7 d 后好转，发作次数 2 ~ 15 次，病程短则 1 年，最长可达 28 年，发病过后一般不遗留任何神经系统后遗症。腰穿脑脊液淋巴细胞增多，蛋白轻度升高而糖含量正常，病后最初 24 h 内可发现 Mollaret 细胞，并在 24 h 后迅速减少。

三、治疗

病毒性脑膜炎为一种自限性疾病，主要是对症治疗、支持治疗和防治合并症。

1. 对症治疗

如严重头痛可用镇痛药，癫痫发作可首选卡马西平或苯妥英钠，伴有颅内压增高可适当使用 20% 甘露醇脱水降颅压。

2. 抗病毒治疗

阿昔洛韦：10 mg/kg 配入液体静脉滴注，每 8 h 1 次，疗程 2 ~ 3 周。

更昔洛韦：5 mg/kg 配入液体静脉滴注，每 12 h 1 次，疗程 2 ~ 3 周。

免疫球蛋白：主要用于预防和治疗肠道病毒感染，可减少体内病毒数量，增高抗病毒抗体滴度。

四、临床体会

（1）病毒性脑膜炎为一种自限性疾病，如治疗及时，预后较好，一般不遗留后遗症。

（2）如有脑膜炎三联征：头痛、发热、脑膜刺激征的病人，应尽快完善腰穿、头颅 MRI 平扫＋增强扫描、脑电图等检查。

（3）抗病毒治疗可减轻症状和缩短病程，应尽早开始抗病毒治疗，避免进展至病毒性脑炎或病毒性脑膜脑炎，如脑脊液检查结果存在疑似其他类型感染，如结核杆菌、细菌等感染时，可合并抗结核、抗细菌治疗，以免贻误治疗，定期复查腰穿（建议至少 1 周复查 1 次，必要时用药治疗后 3 d 可复查），根据脑脊液化验结果调整治疗方案。

（4）以高热就诊的病人在诊断未明确前避免使用激素退热，以防不典型的结核感染因使用激素而造成结核感染扩散，可予以药物降温或联合物理降温退热。

（5）确诊为病毒性脑膜炎后建议治疗时间不少于 2 周，避免发展至病毒性脑炎。

（6）部分病人有特定病毒感染症状，如腹痛、腹泻、皮疹、心肌炎等。应注意心率、心功能变化，及时检查心电图、肌酶谱等，避免漏诊心肌炎而造成生命危险。

第四节　结核性脑膜炎

结核性脑膜炎（TBM）是由结核杆菌感染引起的脑膜和脊髓膜的非化脓性炎症性疾病。其在全身性结核病中占比 6% 左右，是最常见的神经系统结核病。由于结核杆菌的基因突变、抗结核药物的研制滞后、结核杆菌对传统抗结核药物的耐受以及 AIDS 病人增多，导致难治性结核病人增多，发病率、死亡率均逐渐增高。

一、病因和发病机制

1. 病因

结核杆菌侵入人体血液后形成菌血症，经血行播散进入软脑膜下种植，形成结核结节，结节破裂后结核菌进入蛛网膜下隙，到达脑膜、脉络丛以及脑实质，引起结核性脑膜炎或结核性脑膜脑炎。

2. 发病机制

（1）结核性脑膜炎早期脑膜、脉络丛和室管膜炎性反应增加，导致脑脊液生成增多，但蛛网膜颗粒吸收下降，导致颅内压轻至中度升高。如炎症未及时控制，进入晚期，结核性渗出物在蛛网膜下隙中扩散，导致蛛网膜、脉络丛粘连，则出现完全或不完全性梗阻性脑积水，引起颅内压明显增高。

（2）结核性脑膜炎的病变主要以颅底部最为严重，容易造成视神经、展神经、动眼神经等的功能损害。

（3）因结核性脑膜炎炎性渗出物较多，可使中小动脉受累，血管内层发生纤维素样变化和内皮细胞增生导致血管腔狭窄或闭塞，引起脑梗死。

（4）部分迁延不愈的难治性结核侵犯至脑实质可形成结核性脑炎、结核性脊髓炎、结核结节、结核瘤、结核性脑脓肿等。

二、诊断与鉴别诊断

1. 临床表现

（1）通常为急性或亚急性起病，呈慢性病程，常缺乏结核的接触史，早期常表现为发热、头痛、恶心呕吐和体重减轻，常持续 1～2 周。

（2）如早期未明确诊断及治疗，4～8 周时常出现脑实质损害症状，如精神萎靡、淡漠、谵妄或妄想，全身性、部分性癫痫发作或癫痫持续状态，昏迷或意识模糊，如发生结核性血管炎，可致脑梗死，出现偏瘫、交叉瘫、四肢瘫或截瘫等，如因结核瘤或脑脊髓蛛网膜炎引起可出现类似于肿瘤的慢性瘫痪。

（3）并发症包括脊髓蛛网膜下腔梗阻、脑积水、脑水肿等，引起颅内压增高，常表现为头痛、恶心呕吐、视力障碍和视盘水肿，可出现眼肌麻痹、视物重影和轻偏瘫，严重时表现为去脑强直发作或去皮质状态。

（4）年老病人结核性脑膜炎症状常不典型，如头痛、呕吐较轻，颅内压增高症状不明显，约半数脑脊液改变不典型，脑动脉硬化合并结核性动脉内膜炎较易引起脑梗死。

（5）神经系统查体常见颈强直、凯尔尼格（Kernig）征阳性和意识模糊等。

2. 辅助检查

（1）脑脊液常规及生化检查

①颅内压大多升高至 200 mmH$_2$O 以上，最高可达 400 mmH$_2$O 或以上，不典型时脉络丛变性、萎缩，分泌脑脊液减少，颅内压可低于正常值，偶可呈低颅压表现。

②早期外观可无色透明，症状明显时外观大多呈淡黄绿色，伴有微浑浊，部分静置后脑脊液表面有纤维蛋白薄膜形成。

③细胞数增多，（200 ~ 500）×10^6/L，也偶有大于 500×10^6/L，易误诊为细菌性脑膜炎。典型改变是单个核细胞明显增多，早期细胞可正常，分类以中性粒细胞为主，细胞数是诊断及判断疗效、预后的指标。

④潘氏试验蛋白定性为阳性，蛋白定量增高，通常 1 ~ 2 g/L，如椎管梗阻，蛋白显著增高，可大于 30 g/L。

⑤脑脊液中糖和氯化物大多降低，正常人脑脊液糖含量约为空腹血糖的一半，早期和少数结核性脑膜炎糖可正常，如糖和氯化物均降低对诊断意义重大。

（2）脑脊液涂片和培养：如脑脊液涂片或培养发现有结核菌可确诊，但临床上检出率低，可行脑脊液的 PCR-TB-DNA 检查，阳性率可显著提高，是结核性脑膜炎快速、准确的早期诊断方法。

（3）血 T-SPOT 检测：T-SPOT 检测阴性提示病人体内不存在针对结核杆菌特异的效应 T 细胞；阳性提示病人体内存在结核杆菌特异的效应 T 细胞，病人存在结核感染。T-SPOT 检测方法目前在活动性结核感染的敏感性为 83% ~ 98%，特异性为 65% ~ 100%，该检测方法最好在开始抗结核治疗前留取标本检测，使用抗结核药物后再检测可降低阳性率。

（4）影像学：结核性脑膜炎影像学检查首选 MRI 检查，MRI 平扫在 T$_1$WI 图像上呈等信号，显示不明显，T$_2$WI 及 FLAIR 呈稍高信号，增强后可见颅内脑膜广泛强化，可呈斑片状、结节状、线样强化，特别是环池、鞍上池脑膜强化较明显。

3. 诊断要点

临床上以头痛、发热、恶心呕吐等为主要表现的病人首先应详细询问病史，特别是发热的特点，有无规律性，是否伴有潮热、盗汗、消瘦，其次为查体，是否有脑膜刺激征、视盘是否有水肿，最后结合腰穿、MRI 等辅助检查做出初步诊断。

4. 鉴别诊断

（1）化脓性脑膜炎：病人起病急，发热以高热为主，腰穿颅内压多升高，脑脊液呈乳白色，白细胞计数大于 1 000×10^6/L，早期细胞分类以中性粒细胞为主（90% 以上），中期免疫活性细胞、单核细胞增多，晚期以激活单核细胞、吞噬细胞为主；蛋白明显升高，可达 10 g/L 以上，葡萄糖极低，氯化物大多数正常，脑脊液涂片或细菌培养呈阳性，颅脑 MRI 增强扫描提示颅内脑膜广泛强化。

（2）新型隐球性脑膜炎：病人起病隐袭，慢性进展，呈持续性、进行性加重，与结核性脑膜炎的临床表现相类似，首发症状主要为发热、剧烈头痛、颈项强直，但临床上有少部分病人虽颅内压高，但颈项无强直表现；腰穿脑脊液呈无色清亮，压力基本大于 330 mmH$_2$O，镜下墨汁染色涂片可见隐球菌，荚膜抗原阳性，白细胞（10 ~ 500）×10^6/L，总蛋白升高，但通常不大于 2 g/L，氯化物、葡萄糖含量降低。

（3）病毒性脑膜炎：病人起病急，进展快，主要表现为发热、头痛、脑膜刺激征等三联征，腰穿颅内压基本正常，一般处于正常范围，少数病人可稍增高；脑脊液外观清亮；白细胞数基本处于正常范围（成年人 < 8×10^6/L，儿童 < 15×10^6/L），细胞分类早期以中性粒细胞为主，8 ~ 48 h 后以淋巴细胞为主；蛋白含量可轻度升高，葡萄糖含量正常，如病人为糖尿病病人，脑脊液葡萄糖一般不超过血糖的一半；氯化物正常。颅脑 MRI 增强扫描提示颅内软脑膜广泛强化。

5. 结核性脑膜炎、化脓性脑膜炎、新型隐球性脑膜炎、病毒性脑膜炎的脑脊液鉴别

在中枢神经系统感染性疾病中以结核性脑膜炎、化脓性脑膜炎、新型隐球性脑膜炎、病毒性脑膜炎最为常见，脑脊液检查是其重要的诊断依据，虽然脑脊液的变化有其各自的特点，但临床上有时候并不十分典型，因此，脑脊液的鉴别极其重要（表8-1）。

表8-1 结核性、化脓性、新型隐球性及病毒性脑膜炎的脑脊液鉴别要点

	压力 (mmH$_2$O)	白细胞计数及细胞学检查 (10×10^6/L)	蛋白含量 (g/L)	糖	氯化物	其他
结核性脑膜炎	压力增高，200～400	白细胞多在200～500，少数＞500，早期以中性粒细胞为主，中后期以淋巴细胞为主	多在1～2，如有阻塞可更高	降低	明显降低	培养（+）
化脓性脑膜炎	压力多＞330	＞1 000，早期以中性粒细胞为主（＞90%），中期免疫活性细胞、单核细胞增多，晚期以激活单核细胞、吞噬细胞	1～5，可＞10	极低或消失	大多正常	涂片或培养（+）
新型隐球性脑膜炎	压力＞330	10～500，以单核细胞为主	1～2	早期正常，中晚期明显降低	早期正常，中晚期明显降低	墨汁染色涂片可见隐球菌，荚膜抗原阳性
病毒性脑膜炎	正常或稍升高	白细胞数正常或轻度升高，分类以淋巴细胞为主	正常或轻微增高，增高＜1	正常或稍降低	大多正常	组织培养（+）细菌培养（-）涂片（-）

三、治疗

1. 药物治疗

（1）治疗原则：应早期、联合、适量、规律、足疗程抗结核治疗，首选容易通过血脑屏障的杀菌药组成标准的化疗方案。

（2）抗结核药物。

①一线的抗结核药物包括异烟肼（INH）、利福平（RFP）、吡嗪酰胺（PZA）、乙胺丁醇（EMB）以及链霉素（SM），INH 和 PZA 是自由通过血脑屏障的杀菌药，RFP、SM 是部分通过血脑屏障的杀菌药，EMB 是部分通过血脑屏障的抑菌药，抗结核作用与 SM 相似，不良反应比 SM 少，可以替代 SM 组成化疗方案。

②二线抗结核药物包括莫西沙星、左氧氟沙星、对氨水杨酸、乙硫/丙硫异烟胺、环丝氨酸、利奈唑胺等。

③部分一、二线抗结核药物的脑脊液通透性（表8-2）。

④TBM 联合用药方案主要的一线抗结核药物的用法（表8-3）。

⑤化疗方案的选择：一般的结核性脑膜炎选用 4HRZS/14HRE 方案；重症结核性脑膜炎或合并脑外结核时，可选用 6HRZSE/18HRE 化疗方案，治疗的强化期延长为 4～6 个月，总疗程延长为 18～24 个月，强化期应住院治疗，待症状基本消失脑脊液接近正常后可带药出院继续治疗，定期复查脑脊液及头颅 MRI 等，直到治愈为止。

（3）肾上腺皮质激素：大脑或脊髓被侵犯伴有局灶性神经体征或脊髓蛛网膜下腔粘连阻塞的重症结核，在抗结核的前提下加用肾上腺皮质激素，可改善疗效和预后，应用激素应当遵守早期、小剂量、

疗程短、递减法、每日疗法和顿服的原则，常选用泼尼松，成人每日60 mg，儿童1～3 mg/（kg·d）口服，3～4周后逐渐减量，2～3周后停药，如果不能排除真菌性脑膜炎，可与抗真菌药合用。

表8-2 部分一、二线抗结核药物的脑脊液通透性"-"，无相关数据

药物名称	通透性比例	说明
异烟肼	80%～90%	必须药物，脑膜通透性好
利福平	10%～20%	必须药物，尽管通透性差，高剂量可能提高疗效
吡嗪酰胺	90%～100%	脑膜通透性极佳
乙胺丁醇	20%～30%	脑膜炎症消退后通透性差
链霉素	10%～20%	脑膜炎症消退后通透性差
卡那霉素	10%～20%	脑膜炎症消退后通透性差
阿米卡星	10%～20%	脑膜炎症消退后通透性差
莫西沙星	70%～80%	脑膜通透性好
左氧氟沙星	70%～80%	脑膜通透性好
对氨水杨酸	-	除非有脑膜炎症，否则脑膜通透性可能极差
乙硫/丙硫异烟胺	80%～90%	脑膜通透性好
环丝氨酸	80%～90%	脑膜通透性好
利奈唑胺	40%～70%	脑脊液药代动力学存在个体差异.

表8-3 TBM联合用药方案主要的一线抗结核药物

药物	儿童用量	成人用量	给药途径	用药疗程
异烟肼	10～20 mg/kg	900～1200 mg，每日1次	口服及静脉	1～2年
利福平	10～20 mg/kg	450～600 mg，每日1次	口服	6～12个月
吡嗪酰胺	20～30 mg/kg	500 mg，每日3次	口服	2～3个月
乙胺丁醇	15～20 mg/kg	750 mg，每日1次	口服	2～3个月
链霉素	20～30 mg/kg	750 mg，每日1次	肌内注射	3～6个月

2. 降颅压

（1）脱水药物：高颅压特别是出现脑疝时必须使用脱水药物迅速降低颅内压，首选高渗性脱水药，如20%甘露醇快速静脉滴注，为预防颅内压升高，可间隔6～8 h重复使用，如出现脑疝可同时使用甘露醇、呋塞米脱水，需要注意的是预防电解质紊乱，在脱水的同时应补充电解质，并定期复查。

（2）腰大池引流：颅高压经脱水后可使颅内压下降，但持续时间短，且长期使用容易造成肾功能损害及电解质紊乱，外科干预如侧脑室引流又创伤大、风险相对高，为此，在充分脱水降低颅内压的前提下可行腰大池置管持续引流脑脊液，充分引流后可减少或停用脱水药。

3. 鞘内注射药物

（1）适应证：常规抗结核治疗1个月后仍无好转或继续恶化；耐药、延误治疗、晚期、复发；脑脊液出现蛋白细胞分离现象；腰穿脑脊液流出不畅有椎管梗阻趋势；脊髓结核出现双下肢截瘫、尿便失禁等。

（2）方法：异烟肼（50～100 mg）+地塞米松（1～2 mg），2次/周，15～20次1个疗程，脑脊液蛋白、细胞数恢复正常可提前结束鞘注，如1个疗程无效应停止，有效可持续2个疗程；腰穿脑脊液流出不畅有椎管梗阻趋势或蛋白较高时可鞘注完异烟肼十地塞米松后继续鞘注透明质酸酶1 500 U（用生理盐水稀释后用），每周2次，脑脊液恢复正常后停用。

四、临床体会

1. 结核性脑膜炎起病初期部分病人脑脊液外观、常规、生化及颅内压表现不典型，易误诊为病毒性脑膜炎，予抗病毒治疗后症状无好转并逐渐加重，此种情况可在开始治疗后 3 ~ 5 d 复查腰穿，观察脑脊液指标变化，及早明确诊断。

2. 脑脊液涂片及结核菌培养阳性率低，可结合 T-SPOT、TB-DNA 等检测手段提高早期诊断率。

3. 对诊断明确的结核性脑膜炎，如一线抗结核药物治疗效果不理想，应首先加用鞘内注射药物，如仍不能控制病情，可加用二线抗结核药物，避免发展至颅底粘连或椎管阻塞。

4. 如脑实质或脊髓受侵犯，可在充分抗结核治疗的同时联用肾上腺皮质激素，减少神经细胞损伤，改善神经功能障碍。

5. 如头痛明显、炎症反应激烈的颅高压病人，应尽早行腰大池置管持续引流脑脊液，此方法一方面可使颅内压恢复至正常范围，减少或停用脱水药，避免出现脑疝、电解质紊乱，另外也可将部分结核杆菌及炎性坏死产物直接排出体外，避免椎管梗阻。

6. 抗结核药物毒性较大，肝功能损害最为常见（对胆红素升高难以下降的病人可予消炎利胆片口服，大部分治疗有效），治疗期间应定期复查肝肾功能，如出现不良反应，尽快停用相关药物并予对症处理。

微信扫码
◆ 临床科研
◆ 医学前沿
◆ 临床资讯
◆ 临床笔记

第九章　周围神经疾病

第一节　三叉神经痛

三叉神经痛是原因不明的三叉神经分布区短暂反复发作性剧痛，又称"特发性三叉神经痛"。根据病因可分为特发性和继发性，继发性病因包括桥小脑角肿瘤，胆脂瘤、听神经瘤、脑膜瘤和动脉瘤等多见，以及三叉神经节肿瘤、脊索瘤、垂体瘤长入麦氏囊、颅底恶性肿瘤（如鼻咽癌、其他转移癌）、血管畸形、蛛网膜炎和多发性硬化等。

三叉神经痛年发病率为 4.3/10 万，女性高于男性（3：2），成年及老年人多见，40 岁以上患病占 70% ~ 80%；特发性发病年龄 52 ~ 58 岁，症状性 30 ~ 35 岁。

一、病因机制

病因和发病机制尚不清楚，目前认为有两种病因：

1. 中枢性学说

认为三叉神经痛是周围性痫样放电，为一种感觉性癫痫样发作，发放部位可能在三叉神经脊束核。也有认为病因可能在脑干，轻微刺激面部触发点，刺激可在脑干内迅速"叠加"，引起一次疼痛发作。本病突然发作、持续时间短、有触发点、抗癫痫药物治疗有效、疼痛发作时在中脑可记录到局灶性痫样放电等特征，均支持中枢性病因设想。但尚不能解释许多临床现象，如大多数病例仅单侧疼痛，疼痛发作仅局限于一支或两支范围长期不发展，脑干病变（如肿瘤等）并不产生三叉神经痛，长期发作而无神经体征等。

2. 周围性学说

半月神经节到脑桥间后根部分病变。各种压迫性病因，如胆脂瘤、脑膜瘤、听神经瘤、血管畸形、蛛网膜炎及血管等均可促发三叉神经痛。90% 以上患者在三叉神经脑桥入口处有扭曲血管压迫三叉神经根，引起局部脱髓鞘。85% 的压迫血管为动脉，如小脑上动脉、小脑前下动脉等，少数为静脉或动脉与静脉共同压迫。有学者推测脱髓鞘局部可能产生异位冲动，相邻纤维间产生短路或伪突触形成和传递，轻微触觉刺激通过"短路"传入中枢，中枢传出冲动亦通过"短路"传入，如此很快叠加导致三叉神经痛发作。近年来三叉神经血管减压术获得良好效果，使人们普遍接受周围性病因理论。也有认为中枢性与周围性因素并存，病变在周围部、发病机制在中枢部。

二、病理

以往认为特发性三叉神经痛无特殊病理改变，近年来开展三叉神经感觉根切断术，活检发现神经节细胞消失、炎性细胞浸润、神经纤维脱髓鞘或髓鞘增厚、轴突变细或消失等，部分患者发现后颅窝小异常血管团压迫三叉神经根或延髓外侧面，手术解除压迫可缓解或治愈。病理变化表现节细胞轴突有不规则球状茎块，是髓鞘不正常染色形成，常沿神经束分布，发生在相邻束上。受损髓鞘明显增厚，失去原有层次结构，外层神经鞘膜破裂，髓鞘自破裂口挤出，有的碎裂成椭圆形颗粒，甚至呈粉末状；轴突扭曲不规则，节段性断裂或完全消失，轴浆改变可见 Ranvier 结附近集结大量线粒体。无髓鞘纤维也发生退行性变，但神经鞘膜细胞外层保持正常，神经节细胞附近卫星细胞胞浆内常有空泡出现。

三、临床表现

三叉神经痛通常限于一或两支分布区，第 2，3 支多见。发作多为一侧性，仅少数（5% 以下）为双侧性，先从一侧开始。疼痛多自上颌支或下颌支开始，以后可扩散为两支，眼支起病少见，两支同时发病以 2、3 支常见，三支同时受累罕见。下颌支受累最多（约 60%），多由下颌犬齿部开始，向后上放射至耳深部或下颌关节处，少数可呈相反方向放射，局限于下颌支范围内；上颌支次之（约 30%），由鼻孔处开始，放射至眼眶内、外缘，有时扩散至眼支区产生眼部疼痛。

发作特点：①常无预兆，骤然发生，突然停止，每次发作数秒至 1 ~ 2 min，面颊、上下颌及舌部最明显，口角、鼻翼、颊部和舌部为敏感区，轻触可诱发；②病人常述剧烈电击样、针刺样、刀割样或撕裂样疼痛，发作时常以手掌或毛巾紧按病侧面部或用力擦面部减轻疼痛，极少数病例发作前或发作时伴咀嚼动作，严重者伴偏侧面肌痉挛；③通常早期发作次数较少，间歇期较长，可数日一次，以后发作逐渐频繁，甚至数分钟发作一次，终日不止；④病程可呈周期性，发作期可为数日、数周或数月不等，缓解期如常人，可达数年，少数仍有烧灼感，夜间发作较轻或停止，严重者昼夜发作，夜不能寐或睡后痛醒；病程愈长，通常发作愈频繁愈重，很少自愈；部分病例发作周期似与气候有关，春、冬季易发病；⑤可有扳机点或触发点，上下唇、鼻翼、口角、门齿或犬齿、齿根、颊和舌等部位特别敏感，稍触及即可诱发疼痛，刺激上唇外 1/3、鼻翼、上门齿和颊部等扳机点可诱发上颌支发作，饮冷或热水、擤鼻涕、刷牙、洗脸和剃须等可诱发，严重影响病人生活，病人常不敢进食、大声说话或洗脸等；咀嚼、呵欠、讲话、冷或热水刺激下犬齿可诱发下颌支发作，皮肤扳机点较少诱发；可合并舌咽神经痛，发作时间数秒至 2 分钟；⑥有时伴面部发红、皮温增高、结膜充血、流泪、唾液分泌增多、鼻黏膜充血及流涕等。

神经系统检查一般无阳性体征，患者因恐惧疼痛发作而不敢洗脸、剃须、刷牙和进食，表现面部、口腔卫生很差，全身营养不良，面色憔悴，精神抑郁及情绪低落等。慢性患者可发生面部营养障碍，如局部皮肤粗糙、眉毛脱落、角膜水肿混浊、麻痹性角膜炎、虹膜脱出及白内障、咀嚼肌萎缩等，局部触痛觉轻度减退，封闭治疗者面部感觉可减退。

四、诊断

诊断典型特发性三叉神经痛诊断根据疼痛发作部位、性质、面部扳机点及神经系统无阳性体征等，多数病例卡马西平或苯妥英钠治疗有效，有助于确诊。

五、鉴别诊断

本病须注意与以下疾病鉴别：

1. 继发性三叉神经痛

发作特点与特发性相似，发病年龄较小，表现三叉神经麻痹如面部感觉减退、角膜反射迟钝等，伴持续性疼痛；常合并其他脑神经麻痹，可因多发性硬化、延髓空洞症、原发性或转移性颅底肿瘤所致。

2. 牙痛

牙痛一般呈持续钝痛，局限于牙龈部，进食冷、热食物加剧。X 线检查可发现龋齿等牙病、埋伏牙及肿瘤等，有的患者拔牙后仍然疼痛才确诊。

3. 舌咽神经痛

较少见，常见于年轻妇女，性质与三叉神经痛相似，每次持续数秒至 1 分钟，位于扁桃体、舌根、咽及耳道深部，吞咽、讲话、呵欠和咳嗽等常可诱发。咽喉、舌根和扁桃体窝可有触发点，用 4% 可卡因、

1% 地卡因等喷涂，如能止痛可确诊。

　　4. 蝶腭神经痛

　　较少见，疼痛呈剧烈烧灼样、刀割样或钻样，位于鼻根后方、颧部、上颌、上腭及牙龈部，常累及同侧眼眶，疼痛向额、颞、枕和耳部等处放散，可伴病侧鼻黏膜充血、鼻塞、流泪。每日发作数次至数十次，每次持续数分钟至数小时，无扳机点。蝶腭神经节封闭有效。

　　5. 三叉神经炎

　　可因流感、上颌窦炎、额窦炎、下颌骨髓炎、伤寒、疟疾、糖尿病、痛风、酒精中毒、铅中毒、食物中毒等引起，疼痛呈持续性，压迫可加剧，三叉神经区可有感觉减退或过敏，可伴运动支功能障碍。

　　6. 鼻窦炎

　　局部持续钝痛，可有发热、流脓涕、白细胞增高和局部压痛等炎症表现，鼻腔检查及 X 线摄片可确诊。

　　7. 非典型性面痛

　　见于抑郁症、疑病及人格障碍病人，疼痛部位模糊不定，深在、弥散和不易定位，常为双侧，无触痛点。情绪是唯一加重疼痛因素。

　　8. 颞颌关节病

　　咀嚼时疼痛，颞颌关节局部压痛明显。

六、治疗

　　特发性三叉神经痛首选药物治疗，无效或失效时考虑其他疗法。继发性三叉神经痛应针对病因治疗。

　　1. 药物治疗

　　（1）卡马西平：为首选药物，作用于网状结构—丘脑系统，抑制三叉神经脊束核—丘脑系统病理性多神经元反射，有效率 70% ~ 80%。首次剂量 0.1 g，2 次 /d，每日增加 0.1 g，至疼痛停止，最大剂量 1.2 g/d；减轻后可试验逐渐减量，用最小有效维持量，通常为 0.6 ~ 0.8 g/d。孕妇忌用，副作用有头晕、嗜睡、口干、恶心、消化不良及步态不稳等，多可消失，偶有皮疹、血白细胞一过性减少，停药后可恢复；出现共济失调、复视、再生障碍性贫血、肝功能损害、心绞痛及精神症状等，须立即停药。无效者与苯妥英钠合用可能有效。

　　（2）苯妥英钠：显著抑制突触传导或可提高痛阈，0.1 g 口服，3 次 /d，无效时可每日加量 0.05 g，数日后加至 0.6 g/d，疗效达 54% ~ 70%。疗效不显著时可辅用氯丙嗪、苯巴比妥、利眠宁等。

　　（3）氯硝安定：以上两药无效时可试用，6 ~ 8 mg/d 日服，40% ~ 50% 的病人可完全控制发作，25% 明显缓解。副作用为嗜睡、步态不稳，老年患者偶见短暂精神错乱，停药后可消失 j

　　（4）巴氯芬：可试用，有效率约 70%，其余 30% 不能耐受副作用。自 5 mg 开始，2 次 /d，用量达 20 ~ 30 mg/d。副作用有恶心、呕吐和嗜睡等。

　　（5）大剂量维生素 B_{12}：1 000 ~ 2 000 μg，肌内注射，每周 2 ~ 3 次，4 ~ 8 周为一疗程，部分患者可缓解，机制不清。无副作用，偶有一过性头晕、全身瘙痒及复视等。复发时可给予以前的疗效剂量。可试用三叉神经分支注射，注射前先行普鲁卡因局部麻醉，眼支注射眶上神经，上颌支注射眶下神经，下颌支注射下颌神经，剂量 250 mg。

　　（6）哌咪清：通常第 1 ~ 4 d 剂量 4 mg/d，第 5 ~ 9 d 6 mg/d，第 10 ~ 14 d 8 mg/d，第 14 日后 12 mg/d，均分 2 次口服。副作用包括手颤、记忆力减退、睡眠中出现肢体不随意抖动等，出现率高达 83.3%，多发生于治疗后 4 ~ 6 周。

　　2. 无水酒精或甘油封闭疗法

　　适于服药无效者，在神经分支或半月神经节注药阻断传导，无水酒精注射疗效较短，甘油注射疗效较长，甘油是高黏度神经化学破坏剂，注射后逐渐破坏感觉神经细胞，数小时至数日方能止痛。副作用为注射区感觉缺失。可采取：①周围支封闭：在眶下、眶上、上颌、下颌神经分支处局部麻醉，注入无水酒精 0.3 ~ 0.5 mL，疗效期短（一般 1 ~ 6 个月），除眶上神经封闭现已少用；②半月神经节封闭：注射药物破坏节内感觉神经细胞，疗效较持久，但注射技术较难，CT 监视下注射可提高成功率。

3. 经皮半月神经节射频电凝疗法

在 X 线监视或 CT 导向下将射频电极针经皮插入半月神经节，通电加热至 65 ～ 75℃，维持 1 min，选择性破坏半月节后无髓鞘痛温觉传导 Aδ 和 C 细纤维，保留有髓鞘触觉传导 Aα，β 粗纤维，疗效达 90% 以上；适于年老患者及系统疾病不能耐受手术患者；约 20% 患者出现并发症，如面部感觉异常、角膜炎、咀嚼肌无力、复视、带状疱疹等；长期随访复发率 21% ～ 28%，重复应用有效。

4. 手术治疗

（1）周围支切除术：疗效较短，仅限第 1 支疼痛者，可因神经再生复发。

（2）三叉神经感觉根部分切断术：为首选治疗，手术途径包括经颞、经枕下入路，经颞入路适于第 2、3 支疼痛，危险性小，死亡率 0.77% ～ 2.3%，术后反应较小，缺点是不能保留面部感觉，可产生周围性面瘫或损伤运动根使咀嚼无力，复发率约 7.5%；经枕下入路适于各种三叉神经痛（包括三支疼痛）病例，优点可发现血管异常、移位等，保留运动支及面部、角膜和舌部分触觉；缺点是风险较大，可有面神经、听神经及小脑损伤并发症，可见角膜炎，死亡率达 3.4%。

（3）三叉神经脊束切断术：经后颅窝入路在延髓门平面离中线 8 ～ 10 mm 处切断三叉神经脊束，适于伴第 1 支疼痛或双侧三叉神经痛，一侧眼已失明，术后期望保留健侧角膜反射，防止角膜炎和失明，并发症为咽喉麻痹、上肢共济失调、呃逆等，为暂时性，死亡率为 2.4%，由于复发率可高达约 30%，目前较少采用；④三叉神经显微血管减压术：三叉神经感觉根在脑桥进入处受异常走行血管压迫常是引起神经痛病因，手术解压可以止痛，不产生感觉或运动障碍，术前面部感觉异常、麻木等亦可消失，是目前广泛应用的安全有效手术方法；将神经与血管分开，两者间垫入不吸收的海绵片、涤纶片，或用涤纶、筋膜条吊开血管，解除血管压迫，近期疗效达 80% ～ 95%，疼痛显著减轻达 4% ～ 15%，可辅以药物治疗，长期随访复发率 5% 以下；可合并听力减退、面部痛觉减退、气栓和带状疱疹，滑车、外展及面神经暂时麻痹等。

第二节　舌咽神经痛

一、概述

舌咽神经痛系发生在舌咽神经分布区如：咽后部舌根部、扁桃体区和软腭等部位的阵发性剧烈疼痛，并可放射至外耳道深部、下颌角等迷走神经耳咽支分布区。故亦有人称之为迷走舌咽神经痛。早在 1910 年，Weisenberg 就对一位因脑桥小脑角肿瘤刺激引起舌咽神经痛患者临床症状进行了描述。1921 年，Siebelt 首先提出了舌咽神经痛这一病名。1969 年 White 和 Sweet 建议更完整的称之为迷走舌咽神经痛，因前者的命名忽略了迷走神经的参与。在目前国外的专著中已大多倾向于采用后者命名。由于舌咽神经痛可因吞咽、咀嚼、咳嗽或说话等日常动作而诱发，症状严重时给病人造成难以忍受的巨大痛苦，影响其正常生活和工作。患者往往因害怕吞咽咀嚼诱发疼痛而节制进食，久而久之导致营养不良；因害怕讲话引发疼痛而缄默，情绪低落、抑郁；甚至产生自杀倾向。个别甚至因心血管并发症而导致生命危险。舌咽神经痛临床上较少见，其发生率仅约为三叉神经痛的 1%，故容易误诊而得不到及时、适当的治疗。舌咽神经痛药物治疗效果不佳。近 20 多年来，应用 Jannetta 开创的微血管减压（MVD）手术治疗舌咽神经痛等一类药物难治性脑神经病变取得良效，安全性高，复发率低，大有取代其他方法成为外科治疗舌咽神经痛的首选手段之势。

二、病因机制

舌咽神经痛的病因可分为原发性和继发性两大类。舌咽神经临近部位的解剖结构异常、占位或炎性病变侵犯舌咽神经引起的舌咽神经痛为继发性。引起舌咽神经痛的继发病因多为颅外因素，如鼻咽部肿瘤、扁桃体炎、扁桃体脓肿，或因解剖变异（如茎突过长即 Eagle's syndrome）、茎突舌骨韧带钙化等。近有报道 Chiar 畸形、多发性硬化等亦可成为舌咽神经痛的病因。继发性舌咽神经痛若为肿瘤引起者，性质上多为恶性肿瘤，如鼻咽癌等，且往往影响颅外段舌咽神经。此点与三叉神经痛的继发病因多为颅内良性肿瘤有所不同。临床上有明确继发病因的舌咽神经痛只占少部分，且症状往往与相关病因的症状相伴重叠，病程持续时间短，并随着相关病因的治愈而得到缓解。临床上更常见的是排除了炎性、占位性等明确继发性病变的原发性舌咽神经痛。目前认为所谓原发性舌咽神经痛，主要是由于微血管压迫舌咽和迷走神经近脑干根部，血管的搏动性刺激引起舌咽和迷走神经局部脱髓鞘变化，传入冲动发生短路所致。或因蛛网膜炎症、粘连、增厚，导致小脑甚至是第四脑室外侧 Luschka 孔脉络丛组织对舌咽、迷走神经根部形成压迫，使神经根牵拉扭转而缺乏缓冲余地，造成神经根病理变化。舌咽神经痛的发病机制类似于三叉神经痛和面肌抽搐，可参见有关章节，不再赘述。

三、临床表现

舌咽神经痛一般中老年发病多见，40 ~ 60 岁是发病高峰年龄。男女发病率无明显差异。症状绝大部分为单侧，左侧略多见。左右之比为 3 ：2。约 2% 患者可表现为双侧疼痛。疼痛可为自发性，亦常因舌咽和迷走神经分布区皮肤、黏膜碰触、激惹而诱发。这些部位包括：外耳道及其周边的皮肤、舌后 1/3 的黏膜、扁桃体、鼻咽部、软腭的下面、悬雍垂、咽鼓管、食管、气管、和支气管、鼓室、后颅窝和枕大孔的硬脑膜。来自这些部位的躯体传入纤维终于三叉神经脊束核，而内脏传入纤维分别进入孤束核和三叉神经脊束核。因此，来自上述部位的各种刺激都可引起疼痛发作。Patel 报道一组 217 例舌咽神经痛临床分析，发现舌咽神经痛根据其分布特点可分为以下三型。咽型：疼痛主要位于咽后壁、舌后 1/3 根部、扁桃体区和软腭；耳型：疼痛主要局限于耳部、外耳道及乳突区；以上二者的混合型。发作时疼痛性质与三叉神经痛相类似，可呈阵发性刀割样、电击或烧灼样剧痛，口面部的动作如吞咽、咀嚼、咳嗽、打哈欠或说话等均可诱发。由于患者恐惧疼痛的袭来，往往采取低声说话或说话中突然中断、低头不语，压迫颈部或下颌部等保护性动作。疼痛每次发作可持续数秒至数分钟不等。间歇期可完全正常。病程迁延者发作频率增加，间歇期缩短。病程中可见疼痛发作和缓解交替，40% 病人缓解期可长达一年。约 10% 的舌咽神经痛病人可伴心动过缓、心律不齐等表现。心电图改变包括窦性心律失常，房性早搏，结性或交界性心律及非特异性 T 波改变。这些现象易混淆于常见的心肌病变并可加重心肌缺血。严重的心律失常可引起低血压甚至有心脏停搏，后者可导致昏厥或抽搐。这可能是由于舌咽神经近端发生假突触联系，舌咽神经躯体感觉和运动纤维冲动兴奋窦神经，反射性引起迷走神经功能亢进所致。这些心血管并发症的发生有时并非与舌咽神经痛的发作相吻合。故易引起误诊，导致意外。

四、辅助检查

CT 和 MRI 检查有助于舌咽神经痛的病因诊断。颅底和鼻咽部的成像常可明确舌咽神经痛的继发性病因。对于常规 CT、MRI 排除明显占位性病因的原发性舌咽神经痛则可进一步行磁共振断层血管成像（MRTA）检查，作 1.0 mm 薄层扫描，包括轴位、冠状位和左右斜矢状位共 4 个序列扫描，有助于了解延髓舌咽、迷走神经根部微血管压迫的情况及其压迫血管的来源。

五、诊断

仔细询问病史，依据临床表现，辅助 CT 和 MRI 检查，舌咽神经痛诊断一般不难确立。肿瘤、感染或炎症引起的继发性舌咽神经痛体检时常可发现原发病变的体征以及舌咽、迷走和其他临近脑神经损害的症状。舌咽神经痛有时会误诊为膝状神经痛或三叉神经下颌支痛。约 10% 舌咽神经痛患者可同时伴有三叉神经痛。耳型舌咽神经痛特别需与膝状神经痛（Hunt 神经痛）作鉴别，后者系中间神经病变引起，常为疱疹病毒感染所致。应用局部麻醉剂如 0.25% ~ 1% 可卡因或利多卡因溶液喷雾涂布于咽后壁和扁桃体区可使疼痛缓解 1 ~ 2 h，在这段时间内患者可以正常吞咽，即使碰触刺激舌咽神经痛扳机点如咽后壁和扁桃体区也不会引发疼痛。此项检查是鉴别舌咽神经痛的可靠诊断试验。

六、治疗

（一）内科治疗

同三叉神经痛的治疗。发病初期可选用卡马西平、苯妥英钠、巴氯芬、氯硝西泮等，有一定疗效。长期服药时要注意副作用的产生，育龄妇女孕期要考虑到药物的致畸作用。患者疾病后期往往因出现副作用和药效下降而停药，半数以上患者需求助于外科治疗。

（二）外科治疗

选择外科手段治疗要求达到治愈疼痛的目的而尽可能不增加新的神经系统症状。外科治疗适应证包括经正规药物治疗无效且症状严重的患者。手术方法的选择应根据患者年龄、全身情况能否耐受、神经系统检查、术者经验及手术风险等因素综合考虑来决定。继发性舌咽神经痛应尽早明确诊断后针对病因治疗。原发性舌咽神经痛可根据病人不同情况选择下述适当的治疗方法。

1. 微血管减压（MVD）手术

根据舌咽神经痛的微血管压迫病因学说，在舌咽神经根进出脑干区（REZ）行 MVD 手术可以治愈本病。然而这些开拓性工作在初期同样充满着风险和曲折。1977 年 Laha 和 Jannetta 首先报道在对 6 例舌咽神经痛患者的手术中发现有 5 例存在舌咽迷走神经根部椎动脉或小脑后下动脉的压迫。对 4 例行 MVD，其中 1 例还加行了舌咽神经和迷走神经根上部根丝切断。在单纯行 MVD 的 3 例中，术后 1 例疼痛完全消失，1 例疼痛减轻，另 1 例因术后高血压并发颅内出血而死亡。1981 年 Jannetta 报道他个人主刀的 11 例舌咽神经痛手术，其中 MVD 占 9 例，仅有 2 例行舌咽迷走神经根切断。9 例 MVD 中除 1 例早期手术因并发高血压脑出血死亡外，余 8 例中 6 例术后疼痛消失。因使用肌肉片作为压迫血管与神经之间的隔离材料，有 2 例症状复发。Jannetta 倡导改用不易吸收的 Teflon（聚四氟乙烯）棉片来作为减压材料。MVD 手术取代传统的舌咽神经根、迷走神经根上部根丝切断的满意疗效开始为世人所重视。MVD 手术一般在全麻下进行，术中特别需要麻醉师的全力配合。麻醉师应对围手术期可能发生的心血管并发症有所预防，如应用阿托品，插管前口咽部的局部麻醉以减少刺激等。应能随时处理术中可能出现的心率、血压的剧烈变化。

患者手术体位与面肌抽搐微血管减压时的体位相似。取健侧卧位，一般无须使用三钉头架。笔者亦不主张常规腰穿置管放脑脊液。手术区枕后发际 3 cm 范围内局部剃发，上达耳郭上缘。乳突后皮肤切口及骨窗位置亦与面肌抽搐微血管减压手术相似。剪开硬膜后操作需在显微镜下进行。从后颅窝底面轻抬起小脑，打开小脑延髓外侧池，缓慢放出脑脊液。显露颈静脉孔。从上至下依次辨认舌咽神经、迷走神经和副神经。舌咽神经通常由背侧的感觉纤维和腹侧的运动纤维构成。感觉根一般为单根，较粗大，运动根较细，可为 1 ~ 2 支。它们在延髓上方，面神经起始段的下方，橄榄背侧 2 ~ 4 mm 处出脑干后逐渐合并形成直径为 0.4 ~ 1.1 cm 的单支走在四脑室侧孔脉络丛的腹侧，穿过颈静脉孔前内侧的神经部出颅。迷走神经则由多根粗细不均（直径 0.1 ~ 1.5 cm）的根丝组成。它们在舌咽神经下方 2.0 ~ 5.5 mm 长度范围内呈线条状自延髓发出。经颈静脉孔后外侧的血管部出颅。舌咽神经和迷走神经在颈静脉孔区常有一硬膜反折相隔。术中需锐性充分游离小脑与后组脑神经的粘连，仔细寻找与舌咽、迷走神经进出脑干区关系密切的血管袢。若探查发现压迫血管为动脉则以 teflon 棉垫隔开，但要注意避免产生占位效应。若为动脉袢压迫，则最好能改变其方向。Kondo 建议将血管袢提起，用胶固定于邻近岩骨的硬膜上，可有效防止责任血管复位重新压迫神经；如发现压迫血管为静脉则将其与神经分开后电凝切断。舌咽神经根周围如有蛛网膜粘连则一律锐性解剖分离松解。对动脉的操作必须轻柔，以避免血管抽搐。若已有明显血管抽搐发生则可用浸湿的罂粟碱小棉片敷于其上，以缓解血管抽搐。压迫神经的主要责任血管来源依次为小脑后下动脉、椎动脉。动脉和静脉共同压迫者也不少见。

2. 经颅舌咽神经根及迷走神经上部根丝切断术

Adson 在 1922 年就尝试经颅舌咽神经根切断来治疗舌咽神经痛。此后的一些研究发现，单纯切断舌咽神经术后疼痛仍易复发。而在术中同时切断相邻与舌咽神经有交通的迷走神经上部根丝则能提高疗效。在 20 世纪 20—70 年代，经颅舌咽神经根及迷走神经上部根丝切断术是治疗舌咽神经痛的基本术式。

经颅舌咽神经及迷走神经上部根丝切断术的手术入路及方法基本上同 MVD 手术。术中对舌咽神经及迷走神经的牵拉必须轻柔。以免引起剧烈的心血管反应，在舌咽神经进入颈静脉孔前 6 ~ 8 mm 处切断，同时切断迷走神经部分根丝。至于应该切断几根迷走神经根丝尚无定论。有人推荐切断迷走神经近端 1/8 ~ 1/6 的根丝。Rhoton 建议避免切除较粗的根丝，而对于较细的根丝则可多切除一些。近年来 Taha 报道在术中将针式电极插入咽喉部室带，在迷走神经运动功能刺激和监护引导下，选择性切除迷走神经根丝，能显著减少迷走神经损伤的并发症。

3. 颈静脉孔穿刺舌咽神经射频热凝术

1932 年，Kirschner 最早开始在立体定向头架帮助下穿刺三叉神经半月神经节，应用射频热凝术来治疗三叉神经痛。在临床大量三叉神经卵圆孔穿刺的实践中人们不经意间发现穿刺可达到颈静脉孔的舌咽神经。之后的解剖研究发现，一些骨性标志有助于准确、安全的颈静脉孔穿刺。X 线片颅底位显示穿刺针进入颈静脉孔的神经部。注意小骨棘将颈静脉孔分为前内侧较小的神经部和后外侧较大的血管部。可作为穿刺时的标志。

1977 年，Arias 首先提出经皮穿刺颈静脉孔舌咽神经射频热凝术治疗舌咽神经痛。一般穿刺舌咽神经射频热凝术操作在放射科进行，局麻下或应用短效静脉麻醉剂。穿刺点位于口角外侧 2.5 cm，矢状位上穿刺颈静脉孔的方向与穿刺卵圆孔的方向呈向下 140 夹角。在侧位头颅透视下，颈静脉孔位于下颌关节后方，枕骨髁的前方，鞍底以下 27 ~ 33 mm。穿刺后舌咽神经的电生理定位可用 1 ms 矩形脉冲波电刺激，频率 10 ~ 75 Hz，电压强度 100 ~ 300 mV 或用射频加热到 40℃ 的低温刺激会引起咽喉部或耳部的疼痛发作，这说明电极位置准确。更大电流的刺激会引起咳嗽和胸锁乳突肌收缩。射频电极的加温宜从 60℃ 开始，持续 90 s，然后每次提高 5℃ 重复加温，直至咽后壁及扁桃体窝不再有疼痛感。操作过程中必须监测血压，因为邻近迷走神经或窦神经的刺激或破坏会引起严重的低血压或高血压，心动过缓、昏厥甚至心脏停搏。由于舌咽神经颈静脉孔穿刺舌咽神经干的射频热电凝在操作上较三叉神经痛射频热电凝更困难，术后声音嘶哑、声带瘫痪和吞咽困难等并发症发生率较高，因此一般仅应用于肿瘤等继发性舌咽神经痛或老年、全身状况较差的原发性舌咽神经痛。文献报道成功的病例亦很少。由于迷走神经分支往往参与舌咽神经痛的发病机制，而射频热凝术难以选择性破坏迷走神经分支，故疗效不如直视下手术来得确切。

第三节　特发性面部神经麻痹

面神经炎也称特发性面神经麻痹或 Bell 麻痹，是最常见面神经疾病，可能因茎乳孔内面神经非特异性炎症导致周围性面瘫。年发病率 23/10 万，男女发病率相近，任何年龄均可发病，无明显季节性。

一、病因病理

面神经炎病因未完全阐明。骨性面神经管仅能容纳面神经通过，面神经一旦发生缺血、水肿，必然导致面神经受压。诱发因素可为风寒、病毒感染（如带状疱疹）及自主神经功能不稳，局部神经营养血管痉挛导致神经缺血水肿。有病人面神经及膝状神经节鉴定出 HSV-Ⅰ 抗原，并在小鼠耳和舌上接种 HSV 产生面瘫。因此有学者建议，特发性面神经麻痹应称为单纯疱疹性面神经麻痹或疱疹性面神经麻痹。也有认为，糖尿病和高血压患者可能较正常人群易感。

目前资料显示，面神经炎早期病理改变为神经水肿和脱髓鞘，严重者可出现轴索变性。

二、临床表现

本病通常急性起病，约半数病例面神经麻痹在 48 h 内达到严重程度，所有病例 5 d 内达到高峰。部分患者麻痹前 1 ~ 2 d 病侧耳后持续疼痛和乳突部压痛，主要表现病侧面部表情肌瘫痪，额纹消失，不能皱额蹙眉，眼裂不能闭合或闭合不全，闭眼时眼球向上外方转动，显露白色巩膜，称为 Bell 征；鼻唇沟变浅，口角下垂，露齿时口角偏向健侧，口轮匝肌瘫痪，鼓气或吹口哨漏气，颊肌瘫痪，食物滞留于病侧齿颊间；少数患者出现三叉神经 1 ~ 2 个分支感觉减退。多为单侧性，双侧多见于 Guillain-Barre 综合征。

鼓索以上面神经病变出现同侧舌前 2/3 味觉丧失；发出镫骨肌支以上受损时出现同侧舌前 2/3 味觉丧失和听觉过敏；膝状神经节病变除周围性面瘫、舌前 2/3 味觉障碍和听觉过敏，可有患侧乳突部疼痛、耳郭和外耳道感觉减退、外耳道或鼓膜疱疹等，称 Hunt 综合征。

三、诊断

根据急性起病周围性面瘫，伴舌前 2/3 味觉障碍、听觉过敏、耳郭及外耳道感觉减退、患侧乳突部疼痛等。

四、鉴别诊断

面神经炎须注意与下列疾病鉴别：① GuiUain-Barre 综合征：多为双侧性周围性面瘫，伴四肢对称性弛缓性瘫，CSF 蛋白 – 细胞分离等；②耳源性面神经麻痹：常继发于中耳炎、迷路炎及乳突炎等，或由腮腺炎、颌面部肿瘤、下颌化脓性淋巴结炎等引起，常有明确原发病史及症状；③神经 Lyme 病：常见单侧或双侧面神经麻痹，但可累及其他脑神经；④后颅窝肿瘤或脑膜炎：周围性面瘫多起病缓慢，有原发病史及其他脑神经受损表现；⑤面神经炎周围性面瘫须与核上（中枢）性面瘫鉴别，核上性面瘫额肌和眼轮匝肌不受累或较轻，可有情感性和自主性面部运动分离，常伴肢体瘫或失语（主侧半球病变），皮质侧裂周围区发育畸形也可见双侧面瘫和咽部麻痹，见于假性球麻痹。

五、辅助检查

脑脊液检查单个核细胞（MNC）可轻度增加。Gd 增强 MRI 可显示 Bell 麻痹的面神经。肌电图检查可有效鉴别暂时神经传导障碍与病理阻断，如 10 d 后出现去神经支配证据，可预测恢复过程时间较长（平均 3 个月）。神经开始恢复常需较长的时间，且常不完全。

六、治疗

治疗原则是改善局部血液循环，减轻面神经水肿，缓解神经受压，促进神经功能恢复。

1. 急性期尽早应用皮质类固醇，如地塞米松 10 ~ 20 mg/d，7 ~ 10 d 为一疗程；或泼尼松 1 mg/(kg·d)，顿服或分 2 次口服，连续 5 d，之后在 7 ~ 10 d 内逐渐减量。

2. Hunt 综合征应在抗病毒治疗基础上联用地塞米松。可口服无环鸟苷 5 mg/kg，5 ~ 6 次 /d，或静脉滴注无环鸟苷，连续 7 ~ 10 d。

3. B 族维生素可促进神经髓鞘恢复，维生素 B_1 100 mg、维生素 B_{12} 500 μg，肌内注射。

4. 巴氯芬可减低肌张力，改善局部循环，从小剂量 5 mg 开始口服，2 ~ 3 次 /d，逐渐增量至 30 ~ 40 mg/d。个别病人不能耐受恶心、呕吐和嗜睡等副作用。

5. 急性期在茎乳孔附近可行超短波透热疗法、红外线照射或局部热敷等，以改善局部循环，消除神经水肿。恢复期可用碘离子透入疗法、针刺或电针治疗等。

6. 患侧面肌稍能活动，应尽早开始功能训练和康复治疗，对着镜子皱眉、举额、闭眼、露齿、鼓腮和吹口哨等，每日数次，每次 10 ~ 15 min，辅以面肌按摩。

7. 手术疗法适于 Bell 麻痹 2 年未恢复者，可行面神经—副神经、面神经 – 舌下神经或面神经 – 隔神经吻合术，疗效尚难肯定，只适宜严重病例，严重面瘫病人可做整容手术。

8. 病人不能闭眼、瞬目使角膜长期暴露，易发生感染，可戴眼罩防护，用左氧氟沙星眼药水及贝复舒滴眼剂等预防感染和保护眼角膜。

第四节　偏侧面肌痉挛

偏侧面肌痉挛（HFS）又称"面肌痉挛"，是面神经支配的一块或多块肌肉不自主地间断性不规则无痛性强直或阵挛性抽动。

一、病因机制

本病病因未明，以往认为特发性，少数双侧性 HFS 可为家族性。MRI，MRA 及磁共振断层血管造影（MRTA）显示，面神经或脑桥血管受压达 2/3，面神经常发现异常动脉或静脉、罕见基底动脉瘤及听神经瘤等压迫病变，偶见轴外肿块压迫面神经，脑干或脑实质梗死或多发性硬化斑等。HFS 也可为短暂性或永久性 Bell 麻痹后遗症表现。也有学者将病因归于错行血管压迫面神经根，对神经根减压可解除大部分病人面肌痉挛。

面肌痉挛病理生理机制可能是神经根受压及节段性脱髓鞘，脱髓鞘轴突可通过神经纤维间接触传递，激活邻近神经纤维；另一可能原因是损伤神经纤维产生异位兴奋。

二、临床表现

本病多在 50～60 岁发病，女性较多。最初常影响一侧眶周（眼轮匝肌），以后波及同侧面肌如皱眉肌、额肌、颧肌、笑肌、口轮匝肌，甚至面神经支配的颈阔肌。表现眶周不规则痉挛，引起眼睑闭合，下部面肌痉挛牵扯颊部、下颌或抬高嘴角，随病程进展短暂阵挛性抽搐变为持续性，闭目、睁眼、微笑等可诱发，可出现连带运动，疲劳、焦虑、应激、阅读、驾驶等可促使发作，睡眠时也可存在，偶与疼痛有关。慢性病例常出现单侧面肌无力，无神经系统体征。

肌电图（EMG）和瞬目反射有助于 HFS 与其他不自主运动鉴别，HFS 电生理标志是，与单侧扩展反应及瞬目反射等联带运动有关的特征性高频放电。

三、诊断

根据肌肉不自主地间断不规则阵挛性抽动表现。

四、鉴别诊断

1. 功能性睑痉挛

发生于老年妇女，常为双侧性，无下部面肌抽搐。

2. Meige 综合征

为睑痉挛－口下颌肌张力障碍综合征，多见于老年妇女，表现两侧睑痉挛，伴口、舌、面肌、下颌、喉和颈肌肌张力障碍。

3. 习惯性抽动症

多发生于儿童及青年，表现较明显肌收缩，与精神因素有关。

4. 药物引起面肌运动障碍

如奋乃静、三氟拉嗪、氟哌啶醇等强安定剂或胃复安等，表现口强迫性张大或闭合，不随意舌外伸或卷缩等。

五、治疗

1. 肉毒毒素 A（BTX-A）

注射是目前治疗 HFS 安全有效、简便易行的首选方法，可用于多种局限性肌张力障碍治疗，是近年来神经疾病治疗领域重要进展之一。BTX-A 经部位选择性蛋白水解被激活，裂解为重链（H）和轻链（L），H 分子量 10 000，L 为 5 000，通过 -S-S- 相连。H 羟基端先与胆碱能神经末梢突触前膜受体结合，氨基端为通道形成区域，而后 L 链移位于细胞内，通过酶效应抑制乙酰胆碱（ACh）囊泡量子性释放，使肌收缩力减弱，减少肌痉挛。剂量应个体化，在痉挛明显部位注射 BTX-A（衡力）2.5～5 U，每次注射剂量约 50 U，3～5 d 起效，疗效为 3～6 个月（平均 4 个月），长期用药疗效好。副作用为短期眼睑下垂、抬眉或眼睑闭合无力、视觉模糊、复视、泪腺分泌异常、微笑不对称和流涎等，数日可消失，曾报道妊娠期用药可发生早产。

2. 药物治疗

卡马西平 0.6 ~ 1.2 g/d 口服，约 2/3 的面肌痉挛患者有效。可试用苯二氮䓬类如氯硝安定、肌松药如巴氯芬和邻甲苯海拉明、抗癫痫药加巴喷丁等口服。

3. 手术治疗

适应汪为 BTX-A 注射疗效不满意患者。方法包括：①过去曾用周围神经切断术，合并症较多、复发率亦高；②目前多采用面神经微血管减压术（MVD），将一块棉团植入面神经进入区与邻近曲张血管（小脑前下动脉或椎动脉）间，须严密缝合硬脑膜，以防后颅窝脑脊液漏；③睑成形术和眶周肌部分切除术也可能有效。

第十章 脱髓鞘疾病

第一节 视神经脊髓炎

视神脊髓炎（NMO）是一种主要累及视神经及脊髓的免疫介导的特发性脱髓鞘和坏死性疾病，以往被认为是多发性硬化的一种特殊亚型。2004年，Lennon等在NMO病人血清中发现了视神经脊髓炎的特异性抗体（NMO-IgG），一种结合到星形胶质细胞水通道蛋白4（AQP4）的自身抗体，此后NMO作为与MS不同的独立疾病，一种以体液免疫为主的中枢神经系统自身免疫性疾病已普遍得到公认。

一、病因和发病机制

1. 病因

NMO的病因尚不十分清楚，可能与HIV、登革热、传染性单核细胞增多症、甲型肝炎等病毒感染或结核分枝杆菌感染有关，免疫接种也可诱发NMO。

2. 发病机制

NMO的确切发病机制不明，2004年Lennon等发现NMO病人中存在NMO-IgG，这种抗体选择性地与中枢内微血管、脑和脊髓的软膜、软膜下与Virchow-Robin间隙处的靶抗原AQP4结合，尤其是存在于血脑屏障和脑—脑脊液屏障处的星形胶质细胞与突触末端的AQP4结合。NMO-IgG与星形胶质细胞足板AQP4结合后介导的补体依赖的细胞毒性损伤是NMO的主要发病机制，导致包括轴索和少突胶质细胞在内的白质和灰质的损伤。

同时，遗传因素在NMO发病中也起一定作用，家族性NMO病例少见，在所有确诊NMO中少于3%。研究发现，人白细胞抗原DPBI*0501（亚洲人群）及DRBI*0301（高加索人群）与NMO易感性相关。

二、诊断与鉴别诊断

1. 临床表现

NMO多中年起病，中位数年龄39岁，女性多见，男女比例1∶5～10，NMO在中国、日本等亚洲人群的炎性脱髓鞘病中较多见，而在欧美西方人群中相对少见。一般急性或亚急性起病，起病前几日或数周内病人可有上呼吸道感染或消化道感染，之后相继或同时出现视神经炎和脊髓炎症状。病程多数为复发病程（80%～90%），少数为单相病程。NMO可伴发其他自身免疫性疾病，如系统性红斑狼疮、干燥综合征、桥本甲状腺炎、重症肌无力等。

（1）视神经炎：视力丧失可出现在截瘫之前或之后，双侧同时发生或相继快速发生的视神经炎高度提示NMO。视神经炎的其他临床特征包括眼球疼痛、严重视力损害、阳性视觉现象如运动诱导的光幻视的出现。眼底镜检查可正常，或视盘苍白伴视神经萎缩。视野检查表现为中心暗点，其他视野改变如色盲、双颞侧偏盲、中心旁暗点和视野高度缺陷也可能出现。光学相干断层扫描（OCT）检查。NMO 的视网膜纤维层明显变薄，提示 NMO 可以出现广泛的轴索损伤。

（2）脊髓炎：多数 NMO 病人出现纵向延伸的长节段横贯性脊髓炎（LETM），表现受累平面以下截瘫、感觉障碍、尿便及性功能障碍，病理征阳性等，症状多呈不完全性或不对称性。NMO 病人可出现神经根痛及痛性痉挛，高颈段受累出现急性呼吸衰竭、低血压等，顽固性呃逆可能预示急性恶化。

（3）脑部病变：部分 NMO 病人伴有颅内症状，可见脑病、癫痫发作、局灶性功能缺失及认知障碍。NMO 典型的脑部病灶多分布于室管膜周围 AQP4 高表达区域，如延髓最后区、丘脑、下丘脑、第三和第四脑室周围、脑室旁、胼胝体、大脑半球白质等。

（4）视神经脊髓炎谱系疾病（NMOSD）：自 Lennon 等（2004）发现 NMO 病人血清中 AQP4 抗体，后续 Pittock 和 Wingerchuk2007 等研究发现 NNO 相关性疾病也发现 AQP4 抗体阳性，提示这些疾病可能存在相同的发病机制，2007 年将其命名为视神经脊髓炎谱系疾病（NMOSD），包括：① NMO；② NMO 高危型，如特发性单次或多次发生的长节段横贯性脊髓炎，脊髓节段受累 ≥ 3 个椎体节段；以复发性或同时受累的视神经炎；③视神经脊髓型多发性硬化（OSMS）；④视神经炎或长节段横贯性脊髓炎伴系统性自身免疫性疾病；⑤视神经炎或长节段横贯性脊髓炎伴 NMO 的典型颅内病变。

2. 辅助检查

（1）影像学检查。

①眼部 MRI 检查：急性期可表现为视神经增粗、强化，部分伴有视神经鞘强化等。慢性期可以表现为视神经萎缩，形成双轨征。

②脊髓 MRI 检查：脊髓病变多较长，纵向延伸的脊髓长节段横贯性损害是最具特征性的影像表现，矢状位多表现连续病变，往往超过 3 个椎体节段以上. 轴位病变多累及中央灰质和部分白质，呈圆形或 H 型，脊髓后索易受累。急性期，病变可以出现明显肿胀，呈长 T_1 长 T_2 表现，增强后部分呈亮斑样或斑片样、线样强化，相应脊膜亦可强化。慢性恢复期可见脊髓萎缩、空洞，长节段病变可转变为间断、不连续长 T_2 信号（图 10-1）。

③头颅 MRI 检查：NMO 病人脑部病变 MRI 正常或呈非特异性白质损害，不符合 MS 诊断标准，MRI 异常率可达 60% ~ 80%。影像学特点是累及皮质脊髓束病灶如内囊后肢和大脑脚（44%），血管性水肿可引起广泛半球病变，T_2WI 和 FLAIR 像多呈喷墨样点状增高；类脑病表现占 29%；导水管及第三、四脑室周围病变 22%，侧脑室周围病变 40%；延髓病变多与颈髓病变相连，呈鸟嘴样或扫尾状，约占 31%；颅内病灶强化效应较少见，多呈云雾样增强（图 10-2）。

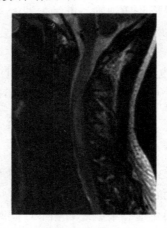

图 10-1　NMO 病人脊髓 MRI 示 C_1 ~ T_1 水平
脊髓肿胀，内示条带状长 T_2 信号影，超过 3 个椎体节段

（2）血清 AQP4 抗体：AQP4 是 NMO-IgG 作用靶点，AQP4-IgG 抗体是 NMO 特有的生物免疫标志物，对 NMO 诊断敏感性为 33% ~ 91%，特异性为 85% ~ 100%。AQP4-IgG 血清反应和滴度可预测临床转归及疾病活动性，但抗体阴性不能除外 NMO。

（3）血清其他自身免疫抗体检测：NMO病人可合并其他自身免疫抗体阳性，如血清 ANA、SSA、SSB、ENA、抗心磷脂抗体、抗甲状腺抗体，阳性率38% ~ 75%；可伴有补体 C_3、C_4 下降。

（4）脑脊液检查：压力和外观正常，脑脊液细胞数轻度升高，约1/3病人急性期脑脊液白细胞 > $50 \times 10^6/L$，但很少超过 $500 \times 10^6/L$，以中性粒细胞为主，有时可.见嗜酸粒细胞；脑脊液寡克隆区带（OB）阳性率 < 20%，脑脊液蛋白正常或轻度增高，一般小于 1 g/L，糖和氯化物正常。

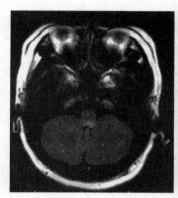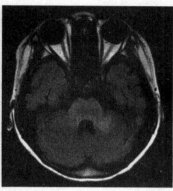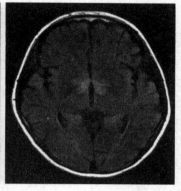

图10-2 颅脑 MRI 示延髓偏后部、双侧桥臂、左小脑半球及双侧丘脑内侧多发小片状 FLAIR 序列呈高信号影

（5）诱发电位：多数病人有视觉诱发电位异常，主要表现为P100潜伏期延长及波幅降低。少数病人脑干听觉诱发电位异常，提示脑内亚临床病灶。

3. 诊断要点

1999 年 Wingerchuk 等提出视神经脊髓炎诊断标准曾被广泛应用，由于 AQP4 抗体的发现，Wingerchuk 在 2006 年提出了修订的 NMO 诊断标准（表 10-1），要求具备 2 项必要条件和 3 项支持条件中的 2 项，即可诊断 NMO，诊断敏感度为 99%，特异度为 90%。

表 10-1 Wingerchuk 的 NMO 诊断标准

必要条件	(1) 视神经炎
	(2) 急性脊髓炎
支持条件	(1) 脊髓 MRI 病灶延伸 3 个椎体节段以上，呈连续性
	(2) 头颅 MRI 不符合 MS 诊断标准
	(3) 血清 NMO-IgG 阳性

随后研究认为，NMO 也可出现视神经及脊髓以外的 CNS 病变，包括小脑、脑干和脑白质病等，AQP4-IgG 的高度特异性进一步扩展了对 NMO 及其相关疾病的研究。Pittock 和 Wingerchuk2007 等研究发现 NNO 相关性疾病也发现 AQP4 抗体阳性，提示这些疾病可能存在相同的发病机制，2007 年将其命名为视神经脊髓炎谱系疾病（NMOSD），同时研究发现：① NMO 和 NMOSD 在生物学特性上并没有统计学差异；②部分 NMOSD 病人最终转变为 NMO；③ AQP4-IgG 阴性 NMOSD 病人还存在一定的异质性，但目前的免疫治疗策略与 NMO 是相似或相同的。基于以上原因，2015 年国际 NMO 诊断小组（IPND）制定了新的 NMOSD 诊断标准，取消了 NMO 的单独定义，将 NMO 整合人更广义的 NMOSD 疾病范畴中。自此，NMO 与 NMOSD 统一命名为 NMOSD，它是一组主要由体液免疫参与的抗原—抗体介导的 CNS 炎性脱髓鞘疾病谱，鉴于 AQP4-IgG 具有高度的特异性和较高的敏感性，NMOSD 诊断分为 AQP4-IgG 和阳性组（表 10-2、表 10-3）。

4. 鉴别诊断

（1）多发性硬化：MS 是 NMO 或 NMOSD 重要的鉴别诊断，MS 最常累及的部位为脑室周围白质、视神经、脊髓、脑干和小脑，病程缓解—复发，临床上时间多发性和空间多发性是其主要特征，恢复较好。头颅 MR 显示病灶多分布在脑室旁、近皮质、幕下，长轴垂直于脑室壁；脊髓 MRI 显示脊髓病灶通常不超过 2 个节段，非对称偏心分布。

表 10-2　成人 NMOSD 诊断标准（IPND，2015）

AQP4-IgG 阳性的 NMOSD 诊断标准：

（1）至少 1 项核心临床特征

（2）用可靠的方法检测 NMOSD 阳性（推荐 CBA 法）

（3）排除其他诊断

AQP4-IgG 阴性或 AQP4-IgG 未知状态的 NMOSD 诊断标准：

（1）在 1 次或多次临床发作中，至少 2 项核心临床特征并满足下列全部条件：①至少 1 项临床核心特征为 ON. 急性 LETM 或延髓最后区综合征；②空间多发（2 个或以上不同的临床核心特征）；③满足 MRI 附加条件

（2）用可靠的方法检测 AQP4-IgG 阴性或未检测

（3）排除其他诊断

核心临床特征：

（1）ON

（2）急性脊髓炎

（3）最后区综合征，无其他原因能解释的发作性呃逆、恶心、呕吐

（4）其他脑干综合征

（5）症状性发作性睡病、间脑综合征，脑 MRI 有 NMOSD 特征性间脑病变

（6）大脑综合征伴有 NMOSD 特征性大脑病变

AQP4-IgG 阴性或未知状态下的 NMOSD MRI 附加条件：

（1）急性 ON：需脑 MRI 有下列之一表现：①脑 MRI 正常或仅有非特异性白质病变；②视神经长 T_1 信号或 T_2 增强信号 > 1/2 视神经长度，或病变累及视交叉

（2）急性脊髓炎：长脊髓病变 > 3 个连续椎体节段，或有脊髓炎病史的病人相应脊髓萎缩 > 3 个连续椎体节段

（3）最后区综合征：延髓背侧 / 最后区病变

（4）急性脑干综合征：脑干室管膜周围病变

NMOSD. 视神经脊髓炎谱系疾病；AQP4-IgG. 水通道蛋白 4 抗体；ON. 视神经炎；LETM. 长节段横贯性脊髓炎

表 10-3　不支持 NMOSD 的表现

临床或实验室表现：

（1）临床特征和实验室结果

①进展性临床病程（神经系统症候恶化与发作无关，提示 MS 可能）

②不典型发作时间的低限：发作时间 < 4 小时（提示脊髓缺血或梗死）

③发病后持续恶化超过 4 周（提示结节病或肿瘤可能）

④部分横贯性脊髓炎，病变较短（提示 MS 可能）

⑤CSF 寡克隆区带阳性（不除外 MS）

（2）与 NMOSD 表现相似的疾病

①神经结节病：通过临床、影像和实验室检查诊断（纵隔腺病、发热、夜间出汗、血清血管紧张素转化酶或白细胞介素 -2 受体增高）

②恶性肿瘤：通过临床、影像和实验室检查排除淋巴瘤和副肿瘤综合征［脑衰蛋白 (collapsing) 反应性调节蛋白 -5 相关的视神经病和脊髓病或抗 Ma 相关的间脑综合征］

③慢性感染：通过临床、影像和实验室检查除外艾滋病、梅毒等

常规影像表现：

（1）脑

①影像特征 (MRI T2 加权像) 提示 MS 病变：侧脑室表面垂直（Dawson 指）；颞叶下部病变与侧脑室相连；近皮质病变累及皮质下 U- 纤维

②影像特征不支持 NMOSD 和 MS：病变持续性强化（> 3 个月）

（2）脊髓

支持 MS 的 MRI 表现：脊髓矢状位 T_2 加权像病变 < 3 个椎体节段；横轴位像病变主要位于脊髓周边白质（> 70%）；T_2 加权像示脊髓弥散性. 不清晰的信号改变（可见于 MS 陈旧性病变或进展型 MS）

NMOSD. 视神经脊髓炎谱系疾病；MS. 多发性硬化；CSF. 脑脊液脊髓肿胀不明显。脑脊液白细胞 < 15×10^6/L，单核细胞为主，蛋白通常不升高（< 1 g/L），脑脊液寡克隆区带（OB）常阳性，而血清 AQP4-IgG 多为阴性。

（2）急性播散性脑脊髓炎：ADEM 是广泛累及 CNS 白质急性炎症性脱髓鞘疾病，以双侧多发灶性或弥漫性脱髓鞘为主要特点，多发于感染、出疹及疫苗接种后。儿童和青壮年多见，呈急性单相自限病程，少数病例可能再发。临床表现为脑病、癫痫发作、锥体系、锥体外系及脊髓受累等症状，脊髓受累多为长节段，多与脑病同时出现。CSF 检查可见压力增高，细胞数可轻 - 中度增高，可以淋巴细胞或多形细胞为主，红细胞常见，蛋白轻 - 中度增高。脑电图可见广泛中 - 重度异常。血清 AQP4 抗体多为阴性。MRI 可见双侧脑白质弥散性多灶性大片状或斑片状 T_1WI 信号、T_2WI 高信号病变。

（3）其他疾病：与 Leber 视神经病和视网膜疾病、横贯性脊髓炎、亚急性坏死性脊髓病、脊髓亚急性联合变性、脊髓硬脊膜动静脉瘘、梅毒性视神经脊髓病、脊髓小脑性共济失调、遗传性痉挛性截瘫、脊髓肿瘤、脊髓血管病、热带痉挛性瘫痪、肝性脊髓病等相鉴别。某些结缔组织病，如系统性红斑狼疮、白塞病、干燥综合征、系统性血管炎等伴发的脊髓损伤，也应注意与 NMO 相鉴别。

三、治疗

根据临床研究及专家共识推荐，视神经脊髓炎的治疗分为急性期治疗、序贯治疗（免疫抑制治疗）、对症治疗和康复治疗。

1. 急性期治疗

目的：减轻急性期症状、缩短病程、改善残疾程度和防治并发症。

（1）糖皮质激素：大剂量甲泼尼龙冲击是 NMO 急性期首选的治疗方案，原则是：大剂量冲击，缓慢阶梯减量，小剂量长期维持。方法：甲泼尼龙 1 g 静脉滴注，每天 1 次，共 3 d；500 mg 静脉滴注，每天 1 次，共 3 d；240 mg 静脉滴注；每天 1 次，共 3 d；120 mg 静脉滴注，每天 1 次，共 3 d；泼尼松 60 mg 口服，每天 1 次，共 3 d；50 mg 口服，每天 1 次，共 3 d；顺序递减至中等剂量每天 30 ~ 40 mg 时，依据序贯治疗免疫抑制药作用时效快慢与之相衔接，逐步放缓减量速度，如每 2 周递减 5 mg，至 10 ~ 15 mg 口服，每天 1 次，长期维持。部分病人对激素有一定依赖性，在减量过程中病情再次加重，对激素依赖性病人，激素减量过程要慢，可每 1 ~ 2 周减 5 ~ 10 mg，至维持量（每天 5 ~ 15 mg）与免疫抑制药长期联合使用。长期大量应用糖皮质激素主要的不良反应有电解质紊乱、消化性溃疡、股骨头坏死、感染、库欣综合征等，应用过程中注意护胃、补钾、补钙等，同时应用活血药物改善微循环以避免股骨头坏死。甲泼尼龙浓度过高或静滴过快容易诱发心律失常，应用大剂量甲泼尼龙冲击治疗时应加以注意，使用时稀释于 500 mL 的葡萄糖或氯化钠溶液中，缓慢静滴至少 3 ~ 4 h。

（2）血浆置换：部分重症 NMO 病人尤其是 ON 或老年病人对大剂量甲基泼尼松龙冲击疗法反应差，用血浆置换治疗可能有效，对 AQP4 抗体阳性或阴性的病人均有一定疗效，特别是早期应用。建议置换 5 ~ 7 次，每次用血浆 1 ~ 2 L。

（3）免疫球蛋白静脉滴注：因 NMO 主要为体液免疫疾病，免疫球蛋白治疗可能有效，对于大剂量甲基泼尼松龙冲击疗法反应差的病人，可选用免疫球蛋白治疗。免疫球蛋白用量为 0.4 g/（kg·d），静脉滴注，连续 5 d 为 1 个疗程。

2. 缓解期治疗

目的：为预防复发，减少神经功能障碍累积，一线药物包括硫唑嘌呤、吗替麦考酚酯、甲氨蝶呤、利妥昔单抗等。二线药物包括环磷酰胺、米托蒽醌。

（1）硫唑嘌呤：通过干扰嘌呤代谢抑制 DNA、RNA 的合成，抑制 T 细胞的激活，使抗体产生减少并使循环的单核细胞及有核细胞减少，目前常用的方法是硫唑嘌呤联合小剂量泼尼松治疗。用法：按体重 2 ~ 3 mg/（kg·d）单用或联合口服泼尼松，按体重 0.75 mg/（kg·d），通常在硫唑嘌呤起效以后 4 ~ 5 个月将泼尼松渐减量至小剂量长期维持。不良反应：白细胞降低、肝功能损害、恶心呕吐等胃肠道反应，应定期监测血常规和肝功能。使用硫唑嘌呤前建议病人测定硫代嘌呤甲基转移酶（TMTP）活性或相关基因检测，避免发生严重不良反应。

（2）吗替麦考酚酯：次黄嘌呤 5 单磷酸脱氢酶的非竞争性抑制药，可以阻断鸟嘌呤核苷酸和脱氧核苷酸代谢。用法：每天 1 ~ 1.5 g 口服，其不良反应主要为胃肠道症状和增加感染机会。

（3）利妥昔单抗：是一种针对 B 细胞表面 CD_{20} 的单克隆抗体，B 细胞消减治疗能减少 NMO 的复发和减缓神经功能障碍进展。用法：按体表面积 375 mg/m^2 静脉滴注，每周 1 次，连用 4 周；或 1 000 mg 静脉滴注，共用 2 次（间隔 2 周）。国内治疗经验表明，中等或小剂量应用对预防 NMOS 仍有效，且不良反应小，花费相对较少。用法：单次 500 mg 静脉滴注，6 ~ 12 个月后重复应用；或 100 mg 静脉滴注，每周 1 次，连用 4 周，6 ~ 12 个月后重复应用。为预防静脉滴注的不良反应，治疗前可用对乙酰氨基酚、泼尼松龙。利妥昔单抗静脉滴注速度要慢，并进行监测，大部分病人治疗后可维持 B 淋巴细胞消减 6 个月，可根据 CD_{19}/CD_{20} 阳性细胞或 CD_{27} 阳性记忆细胞监测 B 淋巴细胞，若 B 淋巴细胞再募集可进行第 2 疗程治疗。

（4）米托蒽醌：是一种抗肿瘤药。通过嵌入 DNA，抑制核酸合成而导致细胞死亡，能抑制淋巴细胞迁移和减少促炎性细胞因子产生，抑制 B 细胞功能。用法：按体表面积（10 ~ 12）mg/m^2 静脉滴注，每个月 1 次，共 3 个月，后每 3 个月 1 次，再用 3 次，总量不超过 100 mg/m^2。主要不良反应为心脏毒性和治疗相关的白血病，使用时应注意监测心电图和心脏彩超，每次注射前应监测左室射血分数（LVEF），若 LVEF < 50 或较前明显下降，应停用米托蒽醌。此外，因米托蒽醌的心脏毒性有迟发效应，整个疗程结束后，也应定期监测 LVEF。

（5）甲氨蝶呤：一种叶酸还原酶抑制药，主要抑制二氢叶酸还原酶，导致 DNA 的生物合成受到抑制，甲氨蝶呤单用或与泼尼松合用能减少 NMO 复发和功能障碍进展，其耐受性和依从性较好，价格较低，适用于不能耐受硫唑嘌呤的不良反应及经济条件不能承担其他免疫抑制药的病人。用法：每周 15 mg，单用或与小剂量泼尼松合用。

（6）环磷酰胺：环磷酰胺是双功能烷化剂及细胞周期非特异性药物，环磷酰胺对减少 NMO 复发和减缓神经功能障碍进展有一定疗效，为二线药物，用于其他治疗无效。用法：600 mg 静脉滴注，每 2 周 1 次，连续 5 个月；或 600 mg 静脉滴注，每个月 1 次，共 12 个月。年总负荷剂量不超过 10 ~ 15 g。主要不良反应有恶心、呕吐、感染、脱发、性腺抑制、月经不调、停经和出血性膀胱炎。使用时监测血常规、尿常规，白细胞减少应及时减量或停用，治疗前后嘱病人多饮水。

3. 对症治疗

NMO 的对症治疗大多数治疗经验均来自对 MS 的治疗，痛性痉挛可选用卡马西平、加巴喷丁、普瑞巴林、巴氯芬等药物，慢性疼痛、感觉异常等可应用阿米替林、普瑞巴林、选择性 5- 羟色胺再摄取抑制药（SSRI）、去甲肾上腺素再摄取抑制药（SNRI）及去甲肾上腺素能与特异性 5- 羟色胺抗抑郁药物（NaSSA）。顽固性呃逆可用巴氯芬。抑郁焦虑可应用 SSRI、SNRI、NaSSA 类药物以及心理治疗。伴有呼吸循环障碍，必要时行辅助通气循环支持，对于长期卧床病人需要预防血栓形成和呼吸道、泌尿系感染等。

4. 康复治疗

对于有吞咽、肢体、语言等功能障碍应尽早进行康复训练，在专业康复医师和护士指导下制定合理的个体治疗方案，改善日常生活能力，对严重焦虑、抑郁甚至有自杀倾向病人应给予心理治疗，同时对病人及亲属进行疾病宣教、生活指导，提高治疗的依从性。

四、临床体会

（1）NMO 是独立于 MS 的中枢神经脱髓鞘疾病，血清 AQP4 抗体是其特异性的生物学指标。

（2）NMO 可出现脑部症状，颅内病灶不再作为 NMO 的排除标准。NMO 典型脑部病灶的分布与高表达 AQP4 的解剖结构一致，如室管膜、下丘脑和脑干导水管周围。

（3）NMO 可伴发其他自身免疫性疾病，如系统性红斑狼疮、干燥综合征、桥本甲状腺炎、重症肌无力等；同时副肿瘤综合征也可引起类似 NMO 或 NMOSD 的表现，在临床中应进行相关抗体检测。

（4）部分 NMO 病人对激素有一定依赖性，在减量过程中病情再次加重，治疗过程中应进行充分的病情告知，对于激素依赖性病人，激素减量过程要慢，部分病人需长期小剂量激素维持治疗。

（5）对大剂量激素治疗效果欠佳的病人，可应用免疫球蛋白治疗，临床上有时可见症状戏剧化的改善。

（6）对于生育期男性及妊娠期或者哺乳期女性的 NMO 病人，长期免疫抑制药治疗可对胎儿或新生儿产生不良影响，在药物选择上建议使用激素、丙种球蛋白、低剂量硫唑嘌呤或环孢素 A 等，并充分评估胎儿的风险。

（7）多数复发型 NMO 病人约在数周或数月内症状缓慢恢复，但恢复多不完全，NMO 病人通常在多次严重复发后遗留残疾，血清 AQP4 抗体滴度与疾病活动有关，可预测 NMO 转归。

第二节　急性播散性脑脊髓炎

急性播散性脑脊髓炎（ADEM）是一种急性起病，临床表现多样的中枢神经系统炎性脱髓鞘疾病，好发于儿童和青年，感染及疫苗接种是最重要的诱因，以发热、精神异常、意识障碍、癫痫发作及局灶性神经系统症状与体征为主要临床特点，人群中发病率相对较低。严重者往往起病急骤，病情凶险，没有及时治疗者死亡率较高。

一、病因和发病机制

1. 病因

ADEM 的病因尚不完全清楚，最新的研究认为，ADEM 是发疹性疾病和接种疫苗后的病理反应。

（1）感染：ADEM 常继发于各种病原微生物感染后，常见病原为麻疹、水痘、风疹、腮腺炎、单纯疱疹、EB 病毒、乙肝病毒、HIV、支原体、A 组 β 溶血性链球菌等。

（2）疫苗接种：ADEM 最早见于接种水痘或狂犬病疫苗后，后来发现亦可见于接种卡介苗、麻疹减毒活疫苗、乙脑疫苗、百白破疫苗、流感疫苗、人乳头瘤病毒疫苗等。有研究认为，由 CNS 组织制成的疫苗最容易引起 ADEM。

（3）病因不明：部分病人起病前找不到明确的诱因。

2. 发病机制

ADEM 发病机制尚不明确，目前的研究认为是 T 细胞激活导致针对髓鞘或其他自身抗原的免疫反应。

（1）病毒机制：病毒、病毒代谢产物、疫苗相关成分直接破坏髓鞘，病毒或被感染的髓鞘成分诱发宿主细胞的细胞或体液免疫反应。

（2）分子模拟机制：病毒或疫苗中的某些成分结构与髓鞘抗原结构相似，导致错误的免疫识别、应答而引发自身免疫反应。

（3）抗原抗体反应：ADEM 病人血清中可检测到抗髓鞘碱性蛋白（MBP）和抗髓鞘少突胶质细胞糖蛋白（MOG）抗体，经治疗后抗体可消失，也可能持续存在并演变为多发性硬化。

二、诊断与鉴别诊断

1. 临床表现

多在感染或疫苗接种后 1 ~ 2 周急性起病，少数可呈爆发式或亚急性起病，部分病人起病前无明确诱因，四季均可发病，男女发病率相等，散发病例多见。

（1）大脑弥漫性损害症状：病人往往以脑病样症状起病，急性意识障碍明显，可呈昏睡或昏迷状态；或表现为精神行为异常，精神错乱、躁动不安，上述两种表现可同时存在也可以其中一种为主要临床特点。往往伴有发热，低热比较多见，体温也可高达 39.0℃。1/3 病人有肢体抽搐，可呈典型全面或局灶性癫痫样发作，也可表现为发作性的肢体不自主痉挛、扭转样动作，有时与锥体外系的不自主运动鉴别困难。

（2）脑局灶性损害的表现：80% ~ 90% 的病人病程中出现局灶性神经功能缺损的症状，最常见的为肢体瘫痪，可表现为单瘫、偏瘫、截瘫或四肢瘫，另有一半的病人可有感觉异常、共济失调等脑实质受损的体征，其他常见的有偏盲、视力障碍等大脑皮质、脑神经受累的表现，也可见不自主震颤、舞蹈样动作等锥体外系症状。

（3）脑膜受累征：1/3 病人急性期出现头痛、呕吐等颅内压增高的表现，少数病人脑膜受累出现脑膜刺激征。

（4）脊髓损害表现：ADEM 往往累及脊髓，表现为横贯性脊髓炎，出现受损平面以下运动、感觉及括约肌功能障碍。几乎所有病人都有膀胱功能障碍，80%～90% 病人出现传导束型感觉障碍，50% 病人出现部分或完全性截瘫。

2. 辅助检查

（1）影像学检查：MRI 通常显示大脑半球、脑干、小脑、脊髓白质内的多发、大块状长 T_1、长 T_2 异常信号，FLAIR 呈高信号，DWI 呈高信号，ADC 呈低信号改变，累及范围广泛，往往双侧不对称，病灶也可累及半球深部灰质，以丘脑和基底节受累多见，约 40% 的病人出现丘脑病灶，丘脑和基底节病灶多呈对称性分布，胼胝体和脑室旁白质受累少见。大部分病灶强化明显（图 10-3），也有部分病灶完全没有强化。MR-ASL 病灶呈低灌注改变。1/2 以上的病人可见脊髓病灶，呈局灶性或节段性分布，但多数表现为较长脊髓节段（＞3 个节段）甚至全脊髓受累。疾病后期有些病灶可完全消失，而有些病灶只能部分吸收。

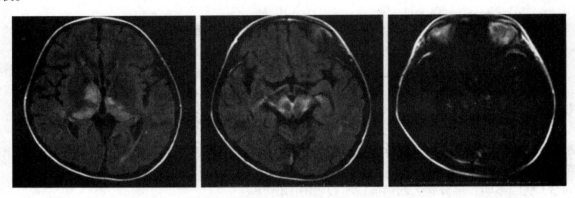

图 10-3　ADEM 病人 MRI 示右侧基底节、双侧丘脑、脑干多发病灶．FLAIR 呈高信号，增强明显强化

（2）脑脊液检查：脑脊液压力大部分增高，部分在正常范围内．CSF 细胞数轻 - 中度增高，以淋巴细胞增高为主，也可见单核细胞数增高，蛋白可轻 - 中度增高（不超过 1 g/L），以 IgG 增高为主，部分可见寡克隆区带，糖和氯化物正常。

（3）血液检查：ADEM 病人外周血白细胞数可增高，以单核和淋巴细胞增高为主；部分病人血沉增快；可出现单一或多种自身免疫性抗体异常，如抗甲状腺抗体、抗核抗体（ANA）、抗可溶性抗原（ENA）抗体、抗中性粒细胞胞浆抗体（ANCA）阳性。

（4）脑电图检查：呈中度异常脑电图改变，常见非特异性慢波，癫痫发作时可见棘波或棘 - 慢复合波。

3. 诊断要点

ADEM 目前国际上尚无统一的诊断标准，由于缺乏特异性的生物学标记物，一般根据临床表现结合影像学特点进行诊断。临床上往往具有以下特点。

（1）病人多为儿童或青壮年，以急性脑病样症状起病，意识障碍或精神行为异常明显，同时有局灶性神经功能缺损的症状和体征。

（2）发病前 1～2 周多有发热、皮疹等前驱感染史或疫苗接种史。

（3）MRI 可见大块状的脑白质 T_2、FLAIR 高信号病灶，DWI 呈高信号，ASL 呈低灌注改变，病灶多发，可累及丘脑和基底节。

（4）血液、脑脊液检查排除中枢神经系统感染和其他自身免疫性疾病。

（5）2007 年儿童 ADEM 的诊断标准（国际儿童 MS 研究组）。

①临床表现：首次发作的急性或亚急性脱髓鞘疾病，有脑病症状（行为异常或意识改变）和多部位病变的临床表现，糖皮质激素治疗后症状减轻或好转，之前无脱髓鞘特征的临床事件发生，并排除其他原因。

②影像学表现：以局灶性或多发性脑白质病灶为主，且无陈旧性白质病变。MRI表现为大的（1～2cm）、多发性的位于幕上或幕下白质、灰质、尤其是基底节和丘脑的病灶，少数表现为单发的孤立病灶，可见弥漫性脊髓内异常信号伴不同程度强化。

另外，约2/3的ADEM是单次发作，为单相型ADEM，单相型ADEM经治疗后临床症状逐渐好转；另一部分病人在原有病变的基础上复发，为复发型ADEM；还有一部分出现新病灶的复发，为多相型ADEM。一次发作病程可达3个月，在3个月内病情可出现波动。对复发型和多相型ADEM的概念一般认为：

复发型ADEM：首次ADEM事件3个月后或规范的糖皮质激素治疗1个月后，出现新的ADEM事件，新发事件只是时间上的复发，无空间的多发，症状和体征与首次相同，影像学检查仅显示旧病灶的扩大，无新病灶的出现。

多相型ADEM：首次ADEM事件3个月后或规范的糖皮质激素治疗1个月后，出现新的ADEM事件，新发事件无论在时间上还是空间上均与首次不同，因此症状、体征及影像学检查均显示有新的病灶出现。

4. 鉴别诊断

（1）多发性硬化：ADEM与首次发作的MS鉴别困难，主要从以下几点进行鉴别。

① ADEM在儿童、成人均可发病，而MS多见于20～40岁的成年人。

② ADEM病人起病前多有明确的前驱感染或疫苗接种史，而MS病人少见。

③ ADEM病人往往发热、头痛、脑膜刺激征、意识障碍，精神行为异常等弥漫性脑损害的症状突出，而MS病人全脑受损的症状不明显；如累及视神经ADEM往往为双侧性，而MS则单侧受累为主。

④绝大多数ADEM呈单相病程而大多数MS病人表现为时间上的多发性。

⑤ ADEM脑脊液单核细胞数升高明显，而在MS则轻度升高或正常。

⑥ ADEM的MRI表现常为同期广泛双侧不对称的脑白质受损，常累及深部灰质，尤其是丘脑；MS常为不同时期的局灶性损害，一般位于深部白质，很少累及丘脑；经治疗后ADEM病灶可完全消失或明显缩小，而多发性硬化即使无临床发作，MRI上也可不断出现新的无症状病灶，病灶累积达到一定程度时可再度出现临床症状。

⑦急性MS炎症细胞浸润局限于脱髓鞘病变的血管周围，正常白质内无炎性细胞浸润，而ADEM病变广泛，在正常白质内仍可见炎性细胞浸润，且炎性反应重。

（2）病毒性脑炎：两者临床上均可表现为发热、头痛、意识障碍、精神行为异常、癫痫发作等，有时鉴别困难。

① ADEM是病毒感染后诱发的自身免疫性损害，以脑白质病变为主，可有灰质损害，以丘脑和基底节为主；而病毒性脑炎则是病毒直接侵犯脑细胞引起的实质性损害，以额、颞、岛叶等皮质受累症状多见。

② ADEM仅累及中枢神经系统，而病毒性脑炎除中枢神经系统症状外还可伴有心脏、肝脏、肌肉等全身多个系统受累的表现。

③ ADEM可有脊髓、视神经及周围神经受损的表现，而病毒性脑炎少见。

④病毒性脑炎以抗病毒治疗为主，易遗留认知功能障碍，而ADEM则对大剂量糖皮质激素及免疫治疗效果好，预后多良好。

（3）其他颅内疾病，如需与视神经脊髓炎谱系疾病、脑白质营养不良、桥本脑病、线粒体脑肌病、中毒性白质脑病、大脑胶质瘤病等相鉴别。

三、治疗

1. 大剂量糖皮质激素冲击治疗

大剂量甲泼尼龙冲击治疗：成人用量1 000 mg + 5%GS或0.9%NS 500 mL，缓慢静脉滴注，连用3～5d；冲击后改为口服泼尼松每天50 mg或甲泼尼龙每天40 mg早晨顿服，逐渐减量至停药，共4～6周。儿童用量按公斤体重计算，体重在30 kg以下者10～30 mg/（kg·d），30 kg以上者每天500～1 000 mg，缓慢静脉滴注，连用3～5d；冲击治疗后改为口服泼尼松或甲泼尼龙0.5～1 mg/（kg·d）。部分大剂量甲强龙治疗后症状缓解不明显者可在甲泼尼龙减量5～7d后再次冲击治疗一个疗程。甲泼尼龙浓度过高或静脉滴注过快容易诱发心律失常，应用大剂量甲泼尼龙冲击治疗时应加以注意，使用时稀释于 500 mL 的葡萄糖或氯化钠溶液中，缓慢静脉滴注至少 3 ~ 4 h。在应用激素的同时需注意护胃、补钾、补钙，同时应用活血药物改善微循环以避免股骨头坏死。

2. 大剂量免疫球蛋白静脉输注（IVIG）

IVIG 用量为 0.4 g/（kg·d），连用 3 ~ 5 天。免疫球蛋白的生物半衰期为 16 ~ 24 d，因此对有需要的病人可在 2 ~ 3 周后再次应用免疫球蛋白治疗。

3. 血浆交换

对于大剂量甲泼尼龙治疗无效的病人可考虑应用血浆置换治疗，目前被认为是 ADEM 激素治疗的替代疗法，但应用的效果尚需进一步的临床证实。

4. 免疫抑制治疗

对复发型和多相型 ADEM 可给予免疫抑制药治疗，如应用环磷酰胺等。

5. 对症支持治疗

高热、昏迷病人采用物理降温；颅内压较高者应用脱水治疗；有癫痫发作和锥体外系症状者应用抗癫痫药物和锥体外系药物控制发作；神志不清、卧床者需注意控制肺部感染，维持内环境稳定；

四、临床体会

（1）ADEM 大多起病急骤，儿童病人发病前多有明确的感染或预防接种诱因，部分病人病因不明，而在成人病人发病前诱因往往并不明显。

（2）ADEM 急性期与多发性硬化鉴别困难，有些病例需在病程的演变过程中逐渐明确诊断，因此对早期考虑为 ADEM 或诊断为 ADEM 的病人治疗后仍需长期随诊，观察其病情变化，必要时调整诊断及治疗方案。

（3）ADEM 是单相型病程，但也有一部分会复发，对 ADEM 病人需注意避免疫苗接种及其他可能导致体内免疫紊乱的诱因，以免诱发症状加重或病情复发。

（4）早期足量的糖皮质激素治疗对减轻炎症反应、促进疾病恢复有重要的作用，甲泼尼龙为成人 ADEM 的首选用药。对于一个疗程的激素冲击治疗症状不能完全缓解者可在激素减量后再次冲击治疗一个疗程。在应用激素时需注意其不良反应。

（5）儿童 ADEM 病人为避免大剂量皮质激素的不良反应可首选 IVIG 治疗，对 IVIG 治疗无效者再应用甲泼尼龙冲击治疗。大部分患儿 IVIG 治疗后临床症状可得到很好的改善，复查颅内病灶可部分或完全消失。

（6）对儿童病人在应用大剂量激素治疗前需充分评估治疗的风险与利弊，尤其是对生长发育的影响，考虑到 ADEM 是单相病程且有自愈倾向，建议大剂量皮质激素仅用于重症 ADEM 或临床上有明显的神经功能障碍以及对免疫球蛋白治疗效果欠佳者。

（7）对于疗效不佳的病人可考虑 IVIG 与大剂量皮质激素交替或联合应用；也有推荐 IVIG 与大剂量甲泼尼龙联合用于儿童重症 ADEM 的治疗。

（8）若在发病前有病毒感染史或不能排除病毒性脑炎，可在激素治疗的同时加用抗病毒治疗。

（9）在疾病的急性期，病人往往临床症状较重，有些甚至需进行气管切开及机械通气治疗，但一般起病 2 ~ 3 周后开始逐渐恢复，大部分病人预后较好，有些可完全恢复正常，部分起病较重者遗留运动、认知功能障碍等后遗症。

第三节 渗透性脱髓鞘综合征

渗透性脱髓鞘疾病是一种少见的脑组织代谢障碍性脱髓鞘疾病，根据病变的部位分为脑桥中央髓鞘溶解症（CPM）和脑桥外髓鞘溶解症（EPM）。脑桥中央髓鞘溶解症以脑桥基底部对称性脱髓鞘为主要病理特点，脑桥外髓鞘溶解症病变位于脑桥外的基底节、丘脑、小脑、皮质下白质等部位。临床上病情进展迅速，死亡率高，存活者往往遗留痉挛性瘫痪等严重的神经功能障碍。

一、病因和发病机制

1. 病因

本病的确切病因尚未完全明确。临床发现绝大多数病人存在严重的基础疾病，往往与基础疾病伴发或在疾病的治疗过程中突然起病。

（1）脱水和电解质紊乱：严重低钠血症补钠治疗血钠纠正速度过快，或脱水病人补液量过多过快。

（2）伴发严重的基础疾病：如慢性酒精中毒、严重烧伤、肝移植术后、慢性肾衰透析治疗后、肝功能衰竭、严重创伤、癌症晚期、败血症等重大疾病。

（3）与其他多种内科疾病相关：如糖尿病、营养不良、胰腺炎、多发性神经病、妊娠呕吐、急性卟啉病、化疗后、放疗后等。

2. 发病机制

（1）一般认为与脑内渗透压平衡失调有关，推测低钠血症时脑组织处于低渗状态，快速补充高渗盐水可使血浆渗透压快速升高而导致脑组织脱水和髓鞘破坏。

（2）也有认为基础疾病导致血浆渗透压升高，渗透压升高及营养不良、维生素 B1、维生素 B_{12} 代谢障碍导致髓鞘变性、脱失。

（3）髓鞘脱失不伴有炎症反应是其显著的病理学特点，而脑桥基底部及脑桥外基底节部位是对代谢紊乱异常敏感的区域。

二、诊断与鉴别诊断

1. 临床表现

本病均为散发，可发生于任何年龄，成人多见，儿童亦可发病，无性别差异。

（1）脑桥中央髓鞘溶解症：常在原发疾病引起脑部症状或治疗好转的基础上，突然出现假性延髓麻痹、中枢性四肢瘫痪等不同程度的脑干功能障碍，病人表现为声音嘶哑和发音困难，逐渐发展至沉默不语，不能讲话，不能吞咽，严重者四肢不能活动，可伴意识障碍。感觉和理解力相对正常，仅能通过眼球活动示意。数日后四肢腱反射变得活跃，疼痛刺激可引起肌强直和肢体伸性姿势。还可出现眼球震颤，眼球协调运动、眼球凝视障碍等。

（2）脑桥外髓鞘溶解症：临床上比脑桥中央髓鞘溶解症少见，可单独出现也可与脑桥中央髓鞘溶解症并发，占渗透性脱髓鞘病例的 10% 左右。常见的为运动障碍，病人表现为四肢震颤、行动迟缓等帕金森病的特点，也可表现为手足徐动、舞蹈样动作或全身肌张力障碍，部分病人可有共济失调、行为异常、视野缺损等小脑、皮质下白质受损的特点。也可合并言语不清、吞咽困难、四肢腱反射活跃等脑干症状。

（3）少数病人症状不典型，仅表现为意识模糊或木僵状态，可不伴有皮质脊髓束或皮质延髓束的体征，仅在头颅 MRI 上发现皮质下白质大片对称性病灶，也有部分病人病灶较小而无明显的临床症状。

2. 辅助检查

（1）影像学检查：CT 可显示脑桥中央及脑桥外双侧对称性低密度病灶，但检出率较低，结果并不可靠。目前认为 MRI 是具有诊断价值的检查方法。可显示脑桥基底部对称性的长 T_1 长 T_2 异常信号，在发病后 1～2 周病灶清晰，增强后无强化。病灶在 MRI 轴位上呈三角形或蝴蝶形，冠状位上呈特征性的蝙蝠翅样。弥散加权成像（DWI）呈高信号，表观弥散系数（ADC）呈低信号（图 10-4，图 10-5）。有时临床症状好转而影像学异常可持续几个月或更长。

（2）脑电图检查：可见弥漫性低波幅慢波，与意识状态有关，无特征性。

（3）神经电生理检查：脑干听觉诱发电位（BAEP）可提示脑桥被盖部病变，典型表现为 I～V 波或 III～V 波间潜伏期的异常延长。

（4）脑脊液检查：蛋白及髓鞘碱性蛋白可增高，偶见脑脊液黄变。部分脑脊液压力增高，白细胞数可增高。

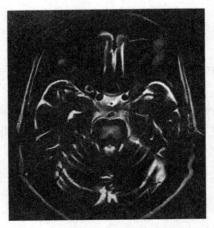

图 10-4　MRI 显示脑桥中央髓鞘溶解症病人
特征性脑桥基底部对称性 T_2 高信号病灶

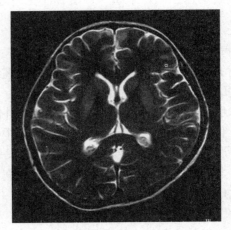

图 10-5　脑桥外髓鞘溶解症病人典型双侧基
底节显示对称性 T_2 高信号病灶

3. 诊断要点

渗透性脱髓鞘疾病仅靠临床表现诊断困难，随着头颅 MRI 的广泛应用，早期诊断率逐渐提高。

（1）病人往往有低钠血症的病史，在补液纠正低血钠的过程中起病；或有其他疾病，如慢性酒精中毒、糖尿病、肝衰竭、肾衰竭、癌症晚期、多发性神经病等各种基础疾病，与疾病相伴发或在疾病的治疗过程中起病。

（2）临床表现为突发的四肢瘫痪、假性球麻痹、意识障碍等皮质脊髓束和皮质脑干束受损的症状，或急性帕金森综合征、肌张力障碍等锥体外系症状，或出现意识模糊、木僵状态等反常的精神行为。

（3）头颅 MRI 显示脑桥基底部或双侧基底节对称性 T_1 低信号、T_2 高信号病灶，DWI 呈高信号，ADC 图为低信号改变。

4. 鉴别诊断

（1）可逆性后部白质脑病综合征（RPLS）。

① RPLS 病因主要由高血压脑病、肾功能不全、妊娠子痫、应用免疫抑制药或细胞毒性药物诱发；而髓鞘溶解综合征大部分是与低钠血症补钠速度过快或慢性酒精中毒、其他严重疾病相关。

② RPLS 病变部位主要位于大脑半球后部白质，呈大片状水肿病灶，双侧顶枕叶为主，也可累及脑桥，病灶亦呈片状分布，脑桥基底部及被盖部均受影响；髓鞘溶解综合征病灶主要累及脑桥基底部或脑桥外基底节部位，呈特征性的脑桥蝙蝠翅样改变或双侧基底节对称性病灶。

③ RPLS 发生的机制为血管源性水肿，MRI 检查 T_1 为等或低信号病灶，T_2 呈高信号，DWI 为等或略高信号改变，ADC 图为高信号改变；髓鞘溶解综合征为细胞毒性水肿，MRI 检查为 T_1 低信号，T_2 高信号病灶，DWI 呈高信号，ADC 图为低信号改变。

④ RPLS 经控制血压或积极治疗原发病，病灶可消失，临床症状很快好转；髓鞘溶解综合征往往治疗困难，预后较差。

（2）闭锁综合征：①闭锁综合征为脑桥基底部双侧梗死，病人往往有脑血管病的高危因素，起病表现为真性球麻痹、四肢迟缓性瘫痪；髓鞘溶解综合征则为脑桥基底部的脱髓鞘病变，临床表现为假性球麻痹及四肢迟缓性瘫痪，数日后发展为痉挛性瘫痪。②闭锁综合征由基底动脉或基底动脉双侧脑桥分支闭塞引起，MRA 检查可见明显脑血管病变，基底动脉严重狭窄或闭塞；髓鞘溶解综合征则由电解质紊乱、血浆渗透压改变所致，颅脑血管检查往往无异常。

三、治疗

目前尚无有效的治疗方法，以对症和支持治疗为主，积极处理原发病和预防并发症。

（1）临床纠正低钠血症速度要缓慢，需注意使用高渗盐水补钠的浓度和控制补液的速度，避免血钠浓度上升过快，以控制在每小时升高血钠 1 mmol/L，24 h 内血钠升高不超过 10 mmol/L，可采用口服浓氯化钠补充治疗或使用生理盐水逐渐纠正。

（2）急性期可给予甘露醇、呋塞米等脱水药控制脑水肿，早期应用大剂量皮质激素冲击治疗对控制病情的发展、促进神经功能康复可能有一定的作用。

（3）慢性酒精中毒病人应戒酒并给予维生素 B_1，有营养不良者可适当补充营养，有感染者可应用抗生素等对症、支持治疗。

（4）可给予高压氧和免疫球蛋白、血浆置换等治疗。

四、临床体会

1. 桥外髓鞘溶解症

在临床上并不少见，多于低钠血症反复或快速纠正低钠后出现，以缓慢出现的帕金森症状为常见临床特点，重症者影像学上可见双侧基底节对称性异常信号，轻症者异常信号不明显，对美多巴治疗反应欠佳，纠正低血钠可改善症状。

2. 渗透性脱髓鞘疾病

临床诊断较易，但治疗困难，大部分病人预后较差，遗留严重的神经功能障碍，因此提高对这一类疾病的认识，早期预防非常重要。

3. 对低钠血症病人

需注意补钠的方法，并严格控制每小时、每日补钠量和补钠的速度，避免因治疗不当诱发渗透性脱髓鞘疾病的出现。

4. 对患有严重系统性疾病的病人

需严密监测生命体征及血浆电解质、渗透压的情况，注意维持内环境的稳定；对长期大量饮酒或慢性酒精中毒者，建议其补充 B 族维生素。

第四节 脱髓鞘性假瘤

脱髓鞘性假瘤又称瘤样炎性脱髓鞘病（TIDD），是一种由免疫介导的中枢神经系统炎性脱髓鞘疾病，影像学上病灶常孤立或多发，占位效应明显，临床症状相对较轻，以缓慢进展的言语不清、肢体无力、感觉异常为主要表现，可伴反应迟钝、记忆力减退、肢体抽搐等症状，类似肿瘤而又不是肿瘤。

一、病因和发病机制

目前病因尚未完全明确，目前认为是多发性硬化（MS）的一种变异型，其发病机制与 MS、视神经脊髓炎（NMO）、急性播散性脑脊髓炎（ADEM）相似，也是中枢神经系统的一种炎症性脱髓鞘病变。

二、诊断与鉴别诊断

1. 临床表现

（1）多为亚急性或慢性起病，起病前常无明显诱因，个别病人有疫苗接种或感冒史。本病可发生于任何年龄阶段，以中青年多见，平均发病年龄为 34 ~ 37 岁，无明显性别差异。

（2）早期可表现为情感淡漠，反应迟钝，精神异常，记忆力减退等脑功能减退的症状，但往往不被重视。头痛、呕吐等颅内压增高的症状常为病人最初就诊的原因，大约见于 1/3 的病人，部分以视力下降、癫痫发作为首发症状。

（3）随着病情的发展逐渐出现头痛、肢体麻木、乏力、言语不清、饮水呛咳、吞咽困难、视力下降等局灶性神经功能缺损的表现。

（4）病灶可累及下丘脑出现闭经、水钠潴留等电解质紊乱的症状，累及脑神经出现眼肌麻痹、周围性面瘫，累及大脑皮质出现偏盲、失语、意识障碍、尿便失禁等临床表现。

（5）病程中常有认知功能障碍，大部分病人为轻－中度，可表现为记忆力减退、反应迟钝、重复语言等；少数病人出现重度认知功能障碍，并伴有淡漠、少语、烦躁等精神、情感障碍。

（6）少部分病人脊髓受累，出现损害平面以下束带感及运动、感觉和大小便障碍。脊髓损害与急性脊髓炎相比常起病缓慢，临床症状相对较轻，但影像学检查往往可见较明显的病灶，亦表现为病灶重、临床症状轻的特点。

2. 辅助检查

（1）MRI 检查：头颅 MRI 常表现为皮质下白质或累及皮质的单一或多发病灶，大脑半球多见，也可累及脑干、小脑，脊髓受累少见，呈长 T_1、长 T_2 异常信号，FLAIR 高信号，DWI 呈高信号，病灶往往边界较清楚，周围水肿明显，增强大部分可见异常强化，急性期多为斑片状或团块样强化，亚急性期约一半病人呈"C"形强化，即周围不连续的花边样、半环或开环形强化，也可为闭合环形强化（图 10-6），慢性期强化往往不明显，因此 MRI 增强对 TIDD 早期诊断有重要的意义。

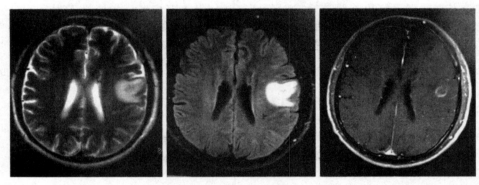

图 10-6　TIDD 病人 MRI 示颅内异常病灶，呈长 T_2 改变，FLAIR 高信号，增强呈"C"形强化

（2）CT 检查：头颅 CT 可见病变区边界清楚或模糊的低或等密度病灶，增强无明显强化或呈轻度强化。

（3）脑脊液检查：脑脊液压力多轻度升高，CSF 白细胞数正常或轻度升高，蛋白水平正常或轻、中度增高，寡克隆带可呈阳性，髓鞘碱性蛋白多明显增高。

（4）脑电图检查：可为轻－中度异常，常为非特异性改变。

（5）诱发电位检查：视觉诱发电位、体感诱发电位、脑干听觉诱发电位可有异常，可作为确定疾病受累部位与范围的亚临床证据。

3. 诊断要点

TIDD 目前尚无统一的诊断标准，临床上常根据以下特点进行诊断。

（1）中青年病人亚急性或慢性起病，影像学检查可见类似肿瘤和有明显占位效应的病灶，MRI 显示 T_1 低信号，T_2 高信号的单发或多发异常病灶，增强明显强化，而临床症状相对较轻，与影像学表现不相符。

（2）多为单相病程，激素治疗有效，预后相对较好。

4. 鉴别诊断

（1）脑肿瘤：TIDD 与脑肿瘤临床上鉴别困难，尤其是与胶质瘤及淋巴瘤容易混淆，主要从以下几点进行鉴别。

①TIDD 平均发病年龄为 35 岁；而脑肿瘤及淋巴瘤的发病年龄相对较大。

②TIDD 多呈亚急性或慢性起病，少数急性起病；脑肿瘤多隐匿起病，进展相对缓慢。

③TIDD 临床上可出现偏瘫、言语欠清等局灶性肢体功能缺损的表现，但相对 MS 或 NMO 症状较轻；而脑肿瘤上述表现并不明显或仅在继发卒中后出现。

④TIDD 早期智能障碍明显；而脑肿瘤一般早期不出现智能障碍或仅在晚期出现。

⑤小便障碍在 TIDD 中比较常见；而脑肿瘤很少有尿便障碍。

⑥CT 检查：TIDD 头颅 CT 绝大多数为低密度病灶，强化不明显，若头颅 CT 呈高密度可基本排除；

脑肿瘤半数左右为高密度或混杂密度，部分可强化。

⑦MRI 检查：TIDD 多为长 T_1、长 T_2 异常信号，边界较清楚，呈"C形"或环形增强；脑肿瘤多为长 T_1、长 T_2 异常信号，边界较模糊，强化明显，呈中心或团块状强化；反应组织代谢的 MRS 对于两者的鉴别也有一定的意义。

⑧激素试验性治疗：TIDD 治疗后病灶可缩小，有的甚至消失，临床症状持续改善，一般无严重的后遗症；脑肿瘤应用激素治疗后早期症状可一过性减轻，胶质瘤病灶不会缩小，多数淋巴瘤病灶明显缩小或消失，但以后又会出现。

（2）脑脓肿：病程中常有发热，颅内压增高明显，且多有体内其他部位的原发感染灶，头颅 CT 可见高密度环形强化，头颅 MRI 为闭合环形强化；而 TIDD 很少有发热，头颅 CT 强化不明显，头颅 MRI 多为"C"形强化。

三、治疗

1. 大剂量糖皮质激素冲击治疗

常规用法从每天 1 g 开始，静脉滴注 3 ~ 4 h，共 3 d；然后剂量减半，每天 500 mg，应用 2 ~ 3 天后再减半；此后每隔 3 ~ 5 d 激素剂量再减半，直到每天 40 mg；然后改为泼尼松龙每天 32 mg 或泼尼松每天 40 mg 口服，每周半量递减，直至前者每天 8 mg 或后者每天 10 mg 维持治疗 1 周后停药。大部分病人激素治疗可有效控制症状，部分病人激素减量过快出现症状反弹，可再次给予大剂量皮质激素冲击治疗，并避免减量过快。长期大量应用糖皮质激素主要的不良反应有电解质紊乱、消化性溃疡、股骨头坏死、感染、库欣综合征等，应用过程中注意护胃、补钾、补钙等，同时应用活血药物改善微循环以避免股骨头坏死。甲泼尼龙浓度过高或静滴过快容易诱发心律失常，应用大剂量甲泼尼龙冲击治疗时应加以注意，使用时稀释于 500 mL 的葡萄糖或氯化钠溶液中，缓慢静滴至少 3 ~ 4 h。

2. 静脉注射大剂量免疫球蛋白

可在一定程度上起到增强免疫力、缓解病情进展、减少复发的作用，临床中常作为激素冲击的辅助治疗。

3. 免疫抑制药

部分使用激素治疗效果不理想的病人可试用免疫抑制药如环磷酰胺等。

4. 血浆置换

对不宜使用激素或对激素有禁忌证的病人采用血浆置换可取得一定的疗效。

四、临床体会

（1）TIDD 一般预后良好，部分可向其他类型的中枢神经系统炎性脱髓鞘疾病转化，如 MS、NMO 等。

（2）头颅 CT 在 TIDD 与肿瘤性疾病的鉴别中有重要的作用。

（3）对 TIDD 的治疗，应首选甲泼尼龙冲击治疗，大多效果较好，但需注意避免激素减量过快，否则容易出现病情反复。

第十一章 脊髓疾病

第一节 脊髓空洞症

　　脊髓空洞症就是脊髓内有空洞形成，是一种缓慢进展的脊髓退行性病变。其病理特征是脊髓灰质内的空洞形成及胶质增生导致其正常的功能如感觉传导、运动传导、躯体营养反射活动等发生明显的障碍。临床表现为受损节段内的浅感觉分离、下运动神经元瘫痪和自主神经功能障碍，以及受损节段平面以下的长束体征。如病变位于延髓者，称延髓空洞症；如病变同时波及脊髓和延髓者，称球脊髓空洞症。脊髓空洞症多在 20 ~ 30 岁发病，偶可起病于童年或成年以后，女多于男。起病隐袭，病程进行缓慢，常因手部小肌肉萎缩无力或感觉迟钝而引起注意。临床症状因空洞的部位和范围不同而异。在科学发达的今天，由于检诊技术的进步，脊髓空洞症已是神经外科医生经常遇到的病种。

一、病因机制

　　本病确切病因尚不清楚，可分为先天发育异常和继发性脊髓空洞症两类，后者罕见，是指继发于脊髓肿瘤、外伤、炎症等的脊髓中央组织的软化和囊性变，这一类脊髓空洞症的病理和临床均与前者有所不同。

　　1. 先天发育异常

　　（1）先天性脊髓神经管闭锁不全：本病常伴有脊柱裂，颈肋、脊柱侧弯，环枕部畸形等先天性异常。

　　（2）胚胎细胞增殖：脊髓灰质内残存的胚胎细胞团缓慢增殖，中心坏死液化形成空洞。

　　（3）机械因素：因先天性因素致第四脑室出口梗阻，脑脊液从第四脑室流向蛛网膜下腔受阻，脑脊液搏动波向下冲击脊髓中央管，致使中央管少数扩大，并冲破中央管壁形成空洞。

　　2. 继发性脊髓空洞症

　　（1）脑脊液搏动传递学说：当存在导致枕骨大孔区梗阻的病变（如慢性小脑扁桃体下疝、颅颈区畸形及颅底蛛网膜炎与粘连等）时，颅内压升高将使下疝的小脑扁桃体从后方压迫椎管蛛网膜下腔，使得脑脊液的出颅受到阻碍，这使得颅内压进一步升高。等颅压达到一定的程度，第四脑室内脑脊液的搏动冲击作用，使脊髓上端中央管开口扩大，脑脊液进入原本退化的脊髓中央管。如果单纯使脊髓中央管形成扩张性空洞，称为脊髓积水。如使室管膜受损破坏、撕裂，室管膜下脊髓组织受压水肿，靠近室管膜的血管周围间隙也被迫扩大，中央管的液体一方面向外搏动扩张中央管，形成中央空洞，同时沿破裂的室管膜进入其下的血管周围间隙及邻近的细胞间隙形成一些细胞间的小池，这些小池贯通、汇集就形成了中央管外的空洞，称为脊髓空洞性积水。

　　（2）压迫学说：后颅窝及枕骨大孔处拥挤压迫下脑干及上颈髓造成脑脊液分离。由于颅内压的作用形成一种球瓣效应，使脑脊液向颅侧流动而阻止其逆向流动，在坐起或用力屏气时，瞬时的压力增加，抽吸脑积液进入中央管，并形成空洞，空洞形成后，硬脊膜周静脉压改变可离心空洞液并产生新的空洞。

（3）粘连学说：Dall Dayan 认为用力屏气时，静脉压升高并传递到脊髓硬膜周静脉丛，但由于枕骨大孔处的阻塞不能使脑脊液向颅侧流动，而是经 Virochow-Robin 间隙进入脊髓实质，故空洞可不与第四脑室或中央管相通，水溶性造影剂 Amipaque 可延迟进入空洞。

二、病理

空洞部位的脊髓外观可正常，或呈梭形膨大，或显著萎缩。空洞腔内充满液体，通常与中央管相通，洞壁由胶质细胞和胶质纤维构成。空洞常位于脊髓下颈段及上胸段的前后灰质连合及一侧或两侧后角基底部，. 空洞可限于几个节段、也可上及延髓下达脊髓全长，横切面上空洞大小不一，形状也可不规则。在空洞及其周围的胶质增生发展过程中，首先损害灰质中前角、侧角、后角，和灰白质前连合，其后再影响白质中的长束，使相应神经组织发生变性、坏死和缺失。延髓空洞症大多由颈髓扩展而来，通常位于延髓后外侧部分的三叉神经脊束核和疑核部位，以后才影响周围的长束，使之继发变性。

三、临床表现

多在 20 ~ 30 岁发病，偶可起病于童年或成年以后，男多于女。起病隐袭，病程进行缓慢，常因手部小肌肉萎缩无力或感觉迟钝而引起注意。临床症状因空洞的部位和范围不同而异。

1. 感觉障碍

本病可见两种类型的感觉障碍，即由空洞部位脊髓支配的节段性浅感觉分离性感觉障碍和病变以下的束性感觉障碍。节段性浅感觉分离性感觉障碍，为本病最突出的临床体征。因空洞常始发于下颈、上胸段脊髓，故多因手部不知冷热，被刀切割时不知疼痛而引起注意，并常伴有手、臂的自发性疼痛、麻木、蚁走等感觉异常。检查时可见按脊髓节段性分布的一侧或双侧的痛觉和温度觉明显迟钝或消失，而触觉保留或轻度受损，其范围通常上及颈部、下至胸部，呈披肩或短上衣样分布。如空洞波及上颈髓三叉神经感觉束时，面部也可出现痛温觉障碍。若空洞起始于腰骶段，则下肢和会阴部出现分离性浅感觉障碍。若空洞波及后根入口处，则受损节段的一切深浅感觉均可丧失，束性感觉障碍。当空洞扩展损害一侧或双侧脊髓丘脑束时，产生损害以下对侧或双侧躯体的束性浅感觉障碍。脊髓后索常最后受损，此时则出现损害平面以下的同侧或双侧躯体的深感觉障碍。因空洞的形状和分布常不规则，节段性和束性感觉障碍多混合存在，故需仔细检查，方能确定其范围和性质。

2. 运动障碍

出现下运动神经元性瘫痪。当脊髓颈、胸段空洞波及前角时，出现手部鱼际肌、骨间肌以及前臂诸肌无力、萎缩和肌束震颤。手肌严重萎缩可呈爪状手。随病变发展，可逐渐波及上臂、肩带及部分肋间肌，引起瘫痪。腰骶部的空洞则表现为下肢和足部的肌肉萎缩。当病变压迫锥体束时，可出现损害平面以下一侧或双侧的上运动神经元性瘫痪体征。

3. 自主神经功能障碍

自主神经功能障碍常较明显，由于病变波及侧角所致，常见上肢营养障碍，皮肤增厚，烧伤瘢痕或顽固性溃疡，发绀发凉，多汗或少汗。下颈髓侧角损害可见霍纳征。约 20% 的病人骨关节损害，常为多发性，上肢多见，关节肿胀，关节部位的骨质萎缩、脱钙、被磨损破坏，但无痛感，这种神经源性关节病称为夏科关节。

4. 其他症状

常合并脊柱侧弯、后弯，脊柱裂，弓形足，扁平颅底，脑积水及先天性延髓下疝等畸形。

5. 延髓空洞症

其空洞常从脊髓延伸而来，也可为疾病的首发部位。因常侵及延髓疑核、舌下神经核和三叉神经脊束核而出现吞咽困难，发音不清，舌肌萎缩及震颤甚至伸舌不能，面部痛温觉减退但触觉存在。如空洞波及前庭小脑通路时可引起眼球震颤、眩晕、步态不稳。当损害脑桥面神经核时可出现周围性面瘫。

四、诊断

本病多在中青年发病，病程缓慢。症状为节段性分离性浅感觉障碍，肌肉萎缩无力，皮肤关节营养障碍，常伴有脊柱畸形、弓形足等。脑脊液检查压力及成分大多正常，空洞大时也可致椎管梗阻，脑脊液蛋白含量增高。X 线摄片可证实所伴有的骨骼畸形，脊髓碘油造影可见脊髓增宽。延迟脊髓造影 CT 扫描及脊髓磁共振可显示空洞的部位、形态与范围，尤以后者为理想的检测方法。辅助检查可见：

1. 脑脊液检查

多正常，空洞较大造成脊髓腔部分梗阻时 CSF 蛋白可增高。

2. X 线检查

可以发现夏科（Charcoc）关节、颈枕区畸形、脊柱畸形等。

3. 延迟脊髓 CT 扫描（DMCT）

将水溶性造影剂注入蛛网膜下腔后，延迟一定时间，如注射后 6 h、12 h、18 h 和 24 h 分别进行脊髓 CT 检查，可清晰显示高密度的空洞影像。

4. MRI

诊断本病最准确的方法，能多平面、多节段获得全脊髓轮廓，可在纵、横段面上清楚显示出空洞的位置及大小、累计范围与脊髓的对应关系等，以及是否合并 Arnold-Chiari 畸形。

五、鉴别诊断

1. 脊髓内肿瘤和脑干肿瘤

前者临床表现与脊髓空洞症相似，但脊髓内肿瘤一般病变节段较短，早期出现括约肌症状，椎管梗阻现象常较明显；后者好发于儿童和少年，多有明显的交叉性麻痹，病程短，发展快，晚期可有颅压增高现象。

2. 颈椎病

虽可有上肢的肌萎缩及节段性感觉障碍，但无浅感觉分离，根性疼痛多见，肌萎缩常较轻，一般无营养障碍，颈椎 X 片可见骨质增生及椎间孔变窄等征象。

3. 麻风

可引起手及前臂的痛触觉分离、肌萎缩及皮肤溃疡。但感觉障碍范围不符合节段性分布，体表皮肤可有散在脱屑和色素斑，受累神经变粗，并有麻风接触史，皮肤、黏膜及神经活检可查见麻风杆菌。

六、治疗

本病进展缓慢，常迁延数十年之久，目前尚无特效疗法。

1. 手术治疗

较大空洞伴椎管梗阻可行上颈段椎板切除减压术，合并颈枕区畸形及小脑扁桃体下疝可行枕骨下减压。手术矫治颅骨和神经组织畸形，继发于创伤、感染的脊髓空洞以及张力性空洞可行脊髓切开及空洞-蛛网膜下腔分流术。合并 Arnold-Chiari 畸形的患者应先考虑脑脊液分流，部分患者术后症状可有所改善，脊髓内肿瘤所致空洞可行肿瘤切除术，囊性空洞行减压术后压力可暂时解除，但常见复发。

2. 放射治疗

试用放射性同位素 [131] 碘疗法（口服或椎管注射），但疗效不肯定。

3. 对症处理

可给予镇痛剂、B 族维生素、ATP、辅酶 A、肌苷等，痛觉消失者应防止外伤、烫伤及冻伤，防止关节挛缩，辅助按摩等。

第二节 脊髓亚急性联合变性

脊髓亚急性联合变性（SCD）是由于维生素 B_{12} 缺乏影响机体造血机能及神经系统的代谢而发生的贫血和神经系统变性。维生素 B_{12} 缺乏通常是与内分泌的先天性缺陷有关，也可能因各种原因造成维生素 B_{12} 吸收不良。本病病变主要在周围神经以及脊髓后索与侧索。多于中年发病，起病呈急性或慢性。临床症状有贫血、深感觉缺失、感觉性共济失调及痉挛性瘫痪，常伴有周围性感觉障碍。本病如能在发病后 3 个月内积极用维生素 B_{12} 治疗，常可获得完全恢复。若不经对症治疗，常在发病 2～3 年后进展，甚至危及生命。因此早期诊断、及时治疗是决定本病预后的关键。

一、病因机制

本病与维生素 B_{12} 缺乏有关，维生素 B_{12} 是正常血细胞生成、核酸及核蛋白合成与髓鞘形成等生化代谢中必需的辅酶，维生素 B_{12} 缺乏引起核糖核酸合成障碍，影响神经系统代谢及髓鞘合成，神经轴索代谢障碍可导致神经变性，产生的中间代谢产物毒性作用也可造成神经纤维脱髓鞘。维生素 B_{12} 还参与血红蛋白的合成. 患者常伴有恶性贫血。正常人维生素 B_{12} 每天需求量仅 1～2 μg，从食物摄取游离维生素 B_{12} 必须与胃底腺壁细胞中内质网微粒体分泌的内因子结合成稳定复合物，才不被肠道细菌利用，在回肠远端与黏膜受体结合，吸收入黏膜细胞。先天性内因子分泌缺陷、萎缩性胃炎、胃大部切除术后、小肠原发性吸收不良、回肠切除、血液中运钴胺蛋白缺乏等是导致维生素 B_{12} 吸收不良的常见病因。由于叶酸代谢与维生素 B_{12} 的代谢有关，叶酸缺乏也可产生相应症状和体征。

二、病理

病变主要在脊髓后索及锥体束，严重时大脑白质、视神经和周围神经可不同程度受累。脊髓切面可见白质脱髓鞘，镜下髓鞘肿胀、空泡形成及轴突变性。起初病变散在分布，以后融合成海绵状坏死灶，伴不同程度胶质细胞增生。大脑轻度萎缩，常见周围神经脱髓鞘及轴突变性。

三、临床表现

多在中年以上起病，男女无明显差异，慢性或亚急性起病，缓慢进展。出现神经症状前多有苍白、倦怠、腹泻和舌炎等，伴血清维生素 B_{12} 降低，常在神经症状前出现。早期症状为双下肢无力、发硬和手动作笨拙，行走不稳，踩棉花感，步态蹒跚、基底增宽。足趾、手指末端持续对称性刺痛、麻木和烧灼感等，双下肢振动、位置觉障碍，远端明显. Romberg 征（＋），肢端感觉客观检查多正常，少数有手套、袜子样感觉减退。有些病人屈颈时出现 Lhermitte 征（由脊背向下肢放射的针刺感）。极少数患者脊髓后、侧索损害典型，但血清维生素 B_{12} 含量正常（不伴维生素 B_{12} 缺乏的亚急性联合变性）。

可出现双下肢不完全痉挛性瘫，肌张力增高、腱反射亢进和病理征。周围神经病变较重可见肌张力减低、腱反射减弱，但病理征常为阳性。少数患者视神经萎缩及中心暗点，提示大脑白质及视神经广泛受累，很少波及其他脑神经。晚期可出现括约肌功能障碍。

常见精神症状：易激惹、抑郁、幻觉、精神混乱和类偏执狂倾向，认知功能减退，甚至痴呆。

四、辅助检查

（1）血液检查周围血象及骨髓涂片显示巨细胞低色素性贫血，网织红细胞数减少，诊断试验：注射维生素 B_{12} 1 000 μg/d，10 d 后网织红细胞增多有助于诊断。血清维生素 B_{12} 含量降低（正常值 220～940 pg/mL），血清维生素 B_1：正常者，应做 Schilling 试验（口服放射性核素 57 钴标记的维生素 B_{12}，测定尿、粪中排泄量），可发现维生素 B_{12} 吸收障碍。

（2）脑脊液正常，少数蛋白轻度增高。

（3）注射组织胺作胃液分析，可发现抗组胺性胃酸缺乏。

（4）MRI 示病变部位脊髓呈条形点片状，T_1WI 低信号、$T_{12}WI$ 高信号，多有强化。

五、诊断

中年以后发病，脊髓后索、锥体束及周围神经受损症状和体征，血清中维生素 B_{12} 缺乏，合并恶性贫血，维生素 B_{12} 治疗后神经症状改善可确诊。

六、鉴别诊断

1. 非恶性贫血型联合系统变性

非恶性贫血型联合系统变性是一种累及脊髓后索和侧束的内生性脊髓疾病，与恶性贫血无关。本综合征与亚急性联合变性的区别在于整个病程中皮质脊髓束的损害较后索损害出现早且明显，进展缓慢，有关其病理和病因所知甚少。

2. 脊髓压迫症

脊髓压迫症多有神经根痛和感觉障碍平面。脑脊液动力学试验呈部分梗阻或完全梗阻，脑脊液蛋白升高，椎管造影及 MRI 检查可作鉴别。

3. 多发性硬化

起病较急，可有明显的缓解复发交替的病史，一般不伴有对称性周围神经损害。首发症状多为视力减退，可有眼球震颤、小脑体征、锥体束征等。MRI、脑感诱发电位有助于鉴别。

4. 周围神经病

可类似脊髓亚急性联合变性中的周围神经损害，但无病理征，也无后索或侧索的损害的表现，无贫血及维生素 B_{12} 缺乏的证据。

七、治疗

1. 病因治疗

纠正或治疗导致维生素 B_{12} 缺乏的原发病因和疾病，如纠正营养不良，改善膳食结构，给予富含B族维生素的食物，如粗粮、蔬菜和动物肝脏，并戒酒，治疗肠炎、胃炎等导致的吸收障碍的疾病。萎缩性胃炎患者胃液缺乏游离胃酸，可服胃蛋白酶合剂或饭前服稀盐酸合剂 10 mL，3 次 /d。

2. 药物治疗

（1）一旦确诊或拟诊本病应立即给予大剂量维生素 B_{12} 治疗，以防不可逆性神经损害，常用剂量为维生素 B_{12} 500 ~ 1 000 μg/d，肌肉注射，连续 2 ~ 4 周，以后相同剂量，2 ~ 3 次 / 周，2 ~ 3 个月后维生素 B_{12} 500 μg 口服，2 次 /d，总疗程 6 个月。维生素 B_{12} 吸收障碍者需终身用药，合用维生素 B_1、维生素 B_6 等效果更佳，无需加大维生素 B_{12} 的剂量，因并不能加快神经的恢复。

（2）贫血病人用硫酸亚铁 0.3 ~ 0.6 g，口服，3 次 /d，或 10% 枸橼酸铁铵溶液 10 mL，口服，3 次 /d，有恶性贫血者，建议叶酸每次 5 ~ 10 mg 与维生素 B_{12} 共同使用，3 次 /d。不宜单用叶酸，否则可导致症状加重。

3. 康复疗法

加强瘫痪肢体功能锻炼，辅以针刺、理疗等。

第十二章 椎体外系疾病

第一节 风湿性舞蹈病

风湿性舞蹈病又称小舞蹈病或 Sydenham 舞蹈病，该病是风湿热在神经系统的常见表现。近年来随着风湿热的有效控制发病逐渐减少。

一、病因及发病机制

自 1780 年 Slott 提出本病与风湿热有关以来，已有大量研究证实多数病人于病前有发热、关节痛、扁桃体肿大，甚至咽拭子培养 A 族溶血性链球菌阳性。血清抗链球菌溶血素 "O" 滴定度和血清黏蛋白量增高。约 1/3 病人可伴有风湿性心脏病史。用免疫荧光检验技术可发现病人具有与丘脑底核及尾状核神经元起反应的抗体，该抗体也能与 A 组溶血性链球菌菌膜所具有的抗原起反应。经神经元染色也证实，在 A 族链球菌菌膜与神经元胞浆内的抗原之间也存在着交叉反应。

二、病理

主要在黑质、纹状体、丘脑底部及大脑皮层等处有可逆性的炎性改变，如充血、水肿、炎性细胞浸润及神经细胞的弥漫性变性。有的病例出现散在的小动脉炎、点片状脑出血或梗死。尸检中可发现风湿性心脏病的病理改变。

三、临床表现

发病年龄大多在 5 ~ 15 岁，3 岁以下少见，男女比例为 2 ~ 3∶1。起病可为急性、亚急性或慢性。病人早期可有发热、贫血、虚弱、易动、注意力不集中、学习成绩下降，以后逐渐出现不自主舞蹈样运动。舞蹈样动作常表现为多变、急促而不能控制的挤眉、弄眼、吐舌、耸肩、伸臂、踢腿等，一般双侧对称。不自主运动在情绪紧张时加剧，睡眠时消失。同时常伴有精神症状，如情绪不稳、哭笑无常、幻觉等。个别病例可有癫痫发作。如病变累及小脑可出现肌张力降低、共济失调。累及大脑皮质可出现单肢或偏侧无力，因肌力减弱和肌张力低下，当两臂向前伸出时，手腕弯曲而手指背伸，称为舞蹈病手（Wamer 征）。部分病人尚可有风湿热的表现或既往史，如关节痛、红斑、风湿性心脏病等。

四、实验室检查

多数病人可发现血沉增快、血清黏蛋白和抗 "O" 滴定度增高、C 反应蛋白阳性等风湿感染佐证，心电图、胸部 X 光片可有风湿性心脏病的相应改变。脑电图异常率为 25% ~ 85%，多为顶枕区阵发性 3 Hz 复形慢波，头颅 CT 可有尾状核区低密度灶和水肿，MRI 可显示尾状核、壳核、苍白球和双侧黑质异常高信号。

五、诊断与鉴别诊断

根据起病年龄、典型的舞蹈样动作、肌张力降低、肌力减退等症状，诊断一般并不困难，如同时有急性风湿病的其他表现则诊断更为肯定。个别病人还可由脑炎、猩红热、白喉、甲状腺功能减退、血钙过低、红斑狼疮和一氧化碳中毒等引起。有些病人病前尚有惊恐、激动或烦恼病史，这些因素对本病发生的作用尚待进一步证实。

需与下列疾病鉴别：①围生期新生儿窒息引起的舞蹈运动，特点是有围生期窒息史，舞蹈样异常运动较小舞蹈病的起病年龄早，舞蹈样动作的速度较慢，多数病人尚伴有其他不自主运动，如手足徐动，或伴更多的神经系统受损的体征；②轻度脑功能失调（MBD），病儿有时可有舞蹈样运动，与小舞蹈病鉴别有时有一定困难，特别是在非风湿活动期，而且小舞蹈病患儿也常有先期存在的学习和个性问题。对此病例，除考虑有无风湿热可供鉴别外，应及时给予 MRI、PET、EEG 检查可能有所帮助，在轻度脑功能失调的病儿，这类检查无异常；③遗传性舞蹈病，又称 Huntington 病（HD），该病多在成人后发病，但对儿童期起病的 HD 也易被误认为小舞蹈病；④药物性舞蹈样运动，特别是氟哌啶醇、异烟肼、利血平、胃复安、苯妥英钠或吩噻嗪类，如氯丙嗪、奋乃静等也可引起舞蹈样运动。

六、治疗

（一）一般治疗

卧床休息，保持安静，预防外伤。宜食用高热量、易消化、富含维生素食物，同时注意补充锌制剂。

（二）对症处理

1. 西泮类

可首选安定 2.5 ～ 5 mg 口服，每日 2 ～ 3 次，对舞蹈症状严重者可选用氯硝西泮或硝基西泮。

2. 氟哌啶醇

开始以小剂量 0.5 ～ 1 mg/ 次，渐增至合适剂量。

3. 抗痫类药物

可选用卡马西平 0.05 ～ 0.1 g 口服，每日 2 ～ 3 次，或丙戊酸钠 0.2 g，每日 3 次，后者较前者常用。

4. 氯氮平

氯氮平 25 mg，开始以小剂量 12.5 mg/ 次，渐增至合适剂量。

（三）抗风湿治疗

常规给予青霉素肌内注射或静脉滴注，同时可给予小剂量肾上腺皮质激素，如氢考或地塞米松。对反复发病者或时有风湿活动者，可选用血浆置换或人血免疫球蛋白静脉滴注治疗。该方法对重症舞蹈者或久治不愈者已取得成功。

第二节　慢性进行性舞蹈病

一、概述

亨廷顿病（HD）是一种以不自主运动、精神异常和进行性痴呆为主要临床特点的显性遗传性神经系统变性病。属于基因动态突变病或多谷酰胺重复病的范畴。因亨廷顿病以舞蹈症状为突出的临床症状，曾将本病命名为大舞蹈病、亨廷顿舞蹈病、慢性进行性舞蹈病或遗传性舞蹈病。

此病在 1872 年由美国内科医师。Huntington 对临床症状首先进行了描述，1911 年 Alzheimer 对病理改变作了观察，1993 年确定其致病基因位于第 4 对常染色体短臂 63 位点，此基因编码的蛋白，命名为亨廷素。病理改变特点是纹状体和大脑皮层的神经细胞脱失，最近发现在大脑皮层存在泛素阳性神经细胞核内包涵体和营养不良神经突起。

此病患病率从 0.5/10 万人至 7.8/10 万人不等，在欧美发病率高，在非洲和亚洲发病率低，国内虽然没有流行病学的调查资料，但报道的临床病例有 100 多个家族，分布在全国各地不同的民族，多数发病年龄在 25 ～ 40 岁，平均发病年龄在 40 岁，此病持续 5 ～ 30 年，平均 14 年。5% ～ 10% 的病人发病年龄在 10 ～ 20 岁之间，1% 的病人发病年龄在儿童期，个别病人的发病年龄在 80 岁以后。

二、病因和发病机制

致病基因位于第 4 对常染色体短臂 16.3 的亨廷素基因，该基因正常编码的蛋白为亨廷素，一种可溶性细胞质和细胞膜结合蛋白，NH_2 端含有 6 ～ 36 个谷酰胺重复序列，其功能不清，出现在细胞质、树突和神经细胞的轴突，在纹状体亨廷素出现在中等大小的神经细胞，结合到突触小泡膜和微管，可能和突触小泡的运输相关。在病人此基因发生动态突变，在基因的近端翻译区出现 CAG（A- 腺嘌呤）三核苷酸串联重复序列发生不稳定地异常扩展，导致亨廷素出现一个加长的 NH_2 多谷酰胺链，正常人扩展的数目在 11 ～ 35 之间。36 ～ 39 之间可能发病，超过 40 肯定发病，成年人一般在 40 ～ 55 之间，在儿童亨廷顿舞蹈病超过 70，个别病人超过 100。亨廷顿舞蹈病发病呈现出逐代加重和发病年龄提前的趋势，称为遗传早发现象，同样的情况也普遍见于其他三核苷酸重叠病，这是三核苷酸重复序列逐代加长的结果。通常而言，重叠的数目和发病年龄以及死亡的年龄相关，三核苷酸重复序列越长，临床发病越早，症状也越严重。

虽然基因突变点已经明确，但亨廷顿病发病机制还是不明确，有关发病机制的主要理论是脂质过氧化导致能量代谢的异常，后者进一步引起细胞的兴奋毒性和凋亡。在病人亨廷素和泛素一起出现在纹状体和皮质的神经细胞内包涵体和营养不良的轴突内，但亨廷素和这些发病因素存在什么关系以及通过什么途径导致神经细胞凋亡还不明确。其可能的途径是：①通过亨廷素的细胞毒性导致不同部位的神经细胞变性；②亨廷素和甘油醛 3. 磷酸脱氢酶结合导致能量代谢异常，出现尾状核线粒体呼吸链酶复合体 Ⅱ / Ⅲ 活性降低，后者进一步导致选择性神经细胞凋亡；③亨廷素相关蛋白结合到亨廷素的多谷酰胺链也影响其功能，进一步改变了细胞功能，包括基因翻译的调控、蛋白的相互反应、细胞内和核内蛋白运输以及突触小泡的运输。

三、病理改变

亨廷顿病的病理改变特点是纹状体和大脑皮层的神经细胞脱失。大体改变发现 80% 的病人出现额叶皮层萎缩，平均脑重 1 067 g，冠状切面显示对称性的纹状体萎缩，其他区域正常或出现不同程度的萎缩，显著脑萎缩提示合并其他疾病，如合并 Alzheimer 病。计量分析显示大脑皮层面积下降 21% ～ 29%，丘脑下降 28%，尾状核下降 57%，壳核下降 64%，白质面积下降 2 g% ～ 34%。

纹状体是唯一出现神经细胞脱失伴随星形胶质细胞和小胶质细胞增生的部位，一般小神经细胞显著脱失，而中、大神经细胞仅出现轻度减少，在疾病晚期表现为海绵样状态，其他区域没有胶质细胞增生和炎细胞浸润。根据纹状体的大体和微观改变，纹状体病变分 5 级，0 级占 1%，仅在纹状体头部 30% ～ 40% 的神经细胞脱失，无胶质细胞反应。1 级占 4%，尾状核头和尾部萎缩，尾状核头部神经细胞脱失达 50%，在尾状核尾部出现神经细胞脱失和星形胶质细胞增生。2 级占 16%，3 级占 54%，在 2 级纹状体轻、中度萎缩，在 3 级为严重萎缩，显微镜改变在 2 和 3 级的改变程度大于 1 级，小于 4 级。4 级占 25%，纹状体严重萎缩，神经细胞脱失达 95%。在纹状体萎缩达 3 ～ 4 级可见苍白球轻度萎缩。

中枢神经系统的其他部位也存在神经细胞的明显脱失。在丘脑腹外侧核也有小神经元丧失。下丘脑也显示神经元丧失，特别是外侧部和中间部分。黑质网状结构可见神经元丧失。在少年病人小脑可见浦肯野细胞和前状核细胞丧失。橄榄体、薄束核和楔束核有神经元丧失，并伴有脊髓后柱胶质细胞增生。此外前额叶皮层的 Ⅲ、Ⅴ 和 Ⅵ 层的锥体神经细胞和小神经元脱失，没有胶质细胞增生。病变也累及到白质和间脑核。亨廷顿病的主要免疫病理改变为大脑皮层神经细胞出现泛素和亨廷素阳性的核内包涵体和营养不良的轴突，电镜检查证实由颗粒和丝状物聚集而成，丝状物平行或随机排列。三核苷酸重复数目与核内包涵体出现频率成正比，与发病年龄成反比。在青少年型亨廷顿病，包涵体在神经元核内的出现频率为38%～52%，而成年发病者仅有3%～6%，成年发病的亨廷顿病相对具有较多的营养不良性轴突。免疫组织化学检查发现泛素与突变的亨廷素共存于亨廷顿病的神经细胞核内包涵体以及营养不良的轴突，主要分布在额叶、顶叶和扣带回的大脑皮层，和精神异常以及痴呆的出现有关，蛋白内的多谷氨酰重复序列是包涵体形成的主要因素。在晚发型的动物模型中发现即使CAG重复序列附着于非致病基因上也出现泛素阳性的核内包涵体，当突变的蛋白聚集以后，可引起其他突变或正常蛋白的继发聚集形成不可溶的丝状物。

四、临床表现

亨廷顿病为常染色体显性遗传。子女的发病概率是50%。父系遗传占优势者发病较早，而母系遗传占优势者发病较晚。但如母亲已发病，在妊娠过程中，由于母体与胎儿的相互作用，大部分胎儿流产。而由父系遗传的小孩多能存活。和其他多谷酰胺重复病一样，亨廷顿病的遗传呈现遗传早发现象，即一代比一代发病早，且一代比一代症状重。由于三核苷酸串联重复数目不同，病人的临床表现程度也存在很大的差异。亨廷顿病的临床症状包括三方面，即运动障碍、认知障碍和精神障碍，这些临床表现均可以作为首发症状出现。

（一）运动障碍

进行性发展的运动障碍表现为四肢、面、躯干的突然、快速地跳动或抽动，这些运动不可预先知道，也可以表现为不能控制的缓慢运动。查体发现舞蹈样不自主运动和肌张力不全。舞蹈样不自主运动是本病最突出特征，大多开始表现为短暂的不能控制的装鬼脸、点头和手指屈伸运动，类似无痛性的抽搐，但较慢且非刻板式。随病情发展，不随意的运动进行性加重，出现典型的抬眉毛和头屈曲，当注视物体时头部跟着转动，病人行走时出现不稳，腾越步态，加上不断变换手的姿势，全身动作像舞蹈。在疾病后期病人因全身不自主运动而不能站立和行走。即使坐着也不稳，身体扭动，突然站起又突然坐下，卧床后躯干和肢体仍不停地扭动。当病情发展时，随意运动受损愈益明显，动作笨拙、迟缓、僵直，不能维持复杂的随意运动，出现吞咽困难、讲话吞吞吐吐和构音障碍。出现不正常的眼球活动异常。在病的晚期随意运动减慢，呈现出四肢不能活动的木僵状态。多数病人腱反射和感觉正常。

舞蹈样运动障碍是成年型亨廷顿病的典型运动障碍。在20岁前起病的少年型病人（占亨廷顿病的5%～10%）中，以不动性肌强直为主要运动障碍。表现为肌强直、肌阵挛，至晚期则呈角弓反张。此外与成人病人不同，约50%的少年型亨廷顿病者有全身性癫痫发作。

（二）认知障碍

进行性痴呆是亨廷顿病病人另一个特征。痴呆在早期具有皮质下痴呆的特征，后期表现为皮层和皮层下混合性痴呆。

认知障碍在亨廷顿病的早期即可出现。开始表现为日常生活和工作中的记忆和计算能力下降，病人记住新信息仅有轻度损害，但信息作修饰以便有效储存有明显困难，回忆也有显著缺陷。由于词的流利性、视空间功能及对社会和人际关系的判断能力下降，病人变地比较混乱，出现人格的改变。

言语的改变，包括口语流利性测验不良，轻度找词困难和构音障碍。口语流利性损害是亨廷顿病最早能计量查出的认知功能不正常之一。在病的中期和晚期，病人不能完成需要组织、连续和语言学精心加工的语言测验，也不能完成需回忆不常用词的命名测试。但这些测试还需要记忆和认识能力，超出了语言范围。没有典型的错语和失语症，但构音和韵律障碍为本病病人的突出特征。舞蹈样运动障碍常累及舌和唇，破坏了发音的韵律和敏捷性，妨碍了言语的量。速度、节律和短语的长度，使口语呈现一种暴发性质。由于病人仍保留词的识别记忆及对手的识别和对物的命名能力，亨廷顿病病人能继续与人交流。

随病情发展，集中力和判断力进行性受损。病人缺乏启动解决问题的行为。在需要计划和连续安排信息的作业上感到特别困难。视空间能力下降，对结构的判断有困难。在需要连续安排运动的额叶系统测验上如手的连续变换动作有困难。

（三）精神障碍

首先出现的精神状态变化为人格行为改变，包括焦虑、紧张、兴奋易怒或闷闷不乐或不整洁以及兴趣减退，出现反社会行为、精神分裂症、偏执狂和幻觉。情感障碍是最多见的精神症状，且多出现在运动障碍发生之前。由于情感障碍出现在病人的运动障碍出现之前，或了解其家族疾病特点之前，所以不是反应性障碍。此外抑郁症状的发生率也很高，对病人的重度抑郁症状如能早期发现并及时治疗，可预防自杀。亨廷顿病病人的神经和精神性障碍进行性衰退，最后病人处于呆傻、缄默状态。

五、辅助检查

（一）脑脊液检查
脑脊液可发现 γ–氨基丁酸水平下降。

（二）电生理检查
脑电图表现为主要为低波幅快波，尤其额叶明显，异常率占 88.9%。d 活动减少或无，波幅降低。视觉诱发电位波幅降低，但首波部分潜伏期正常。病人 P100 不正常，检测 P300 可能作为本病早期智能障碍的客观指标。

（三）影像学检查
头部 CT 或 MRI 对于诊断亨廷顿病具有重要的临床价值，典型的影像学特点是双侧尾状核萎缩，导致侧脑室额角外侧面向外膨起。SPECT 检查发现尾状核和豆状核区血流明显下降。额叶和顶叶血流也有下降，与病人这些部位的病理改变有关。PEI 表现尾状核区葡萄糖代谢明显降低，尾状核区的代谢活性下降可出现在尾状核萎缩前。

（四）基因检查
发现亨廷素基因（IT15）三核苷酸串联重复序列不稳定地异常扩展在 36 ~ 39 之间可能为发病者，超过 40 肯定为病人，基因检查对该病的早期诊断和产前诊断是可靠的方法。

六、诊断和鉴别诊断

亨廷顿病的临床诊断标准是：①典型 HD 的家族史；②非其他因素导致的进行性运动异常伴舞蹈和僵直；③非其他因素导致的精神障碍伴随进行性痴呆。影像学检查发现对称性尾状核萎缩可以进一步支持亨廷顿病的诊断。在有症状的亨廷顿病病人中，已知左旋多巴可以使舞蹈样动作增加，左旋多巴可引起舞蹈样动作的病人比不引起舞蹈样动学者更可能发生本病，可以诱发处于亚临床状态的病人出现临床表现，用于早期诊断，该试验存在一定的假阴性反应，阴性结果不能完全除外发病的可能性。PET 检查发现尾状核部位的葡萄糖代谢减低，也可以出现在亚临床状态的病人，可用作超早期诊断。在亚临床病人如果基因检查发现亨廷素基因（IT15）三核苷酸串联重复序列异常扩展超过 40 可以进一步确定诊断。由于亨廷顿病具有完全外显的常染色体显性遗传特点，因此亨廷顿病的早期基因诊断具有重要意义，为产前诊断和遗传咨询提供可靠的依据。

多数亨廷顿病病人有家族史，但通过基因检查手段也发现一些散发病人，所以需与其他类型的遗传性和散发性舞蹈病进行鉴别。在家族性疾病中齿状核–红核–苍白球–丘脑下核萎缩、良性遗传性舞蹈病和家族性棘红细胞增多症具有类似的临床特点。散发性舞蹈病主要包括药物性、妊娠性、血管疾病、甲状腺功能亢进型、红斑性狼疮、狼疮抗凝固综合征、红细胞增多症、艾滋病和风湿性舞蹈病。对病人进行详细的临床检查和必要的辅助检查有助于亨廷顿病的鉴别诊断。

（一）良性家族性舞蹈症
一种常染色体显性、隐性和性连锁的中枢神经系统疾病，分为婴儿早期、儿童期和少年早期 3 种类型，典型临床症状为非进行性的舞蹈表现，和亨廷顿病不同之处在于智能和精神均正常，影像学检查均无明显异常改变，基因检查发现早期发病者的基因位于常染色体 14q 可以采用多巴胺受体拮抗剂进行治疗，近来此病是否为一个独立的疾病还是一个疾病综合征受到疑问。

（二）风湿性舞蹈病
一种散发的良性自限性疾病，病理改变主要表现为基底节炎性病变，主要发病时间在 5 ~ 15 岁，11 岁后女性较多。起病多有精神异常，而后隐匿出现不自主的运动，多涉及面部，可伴有构音障碍和吞咽困难，不自主运动更为唐突、暴发，跳动样和抽动样，与亨廷顿病的舞蹈样运动、非刻板模式不同，有些儿童出现肌张力低下，痴呆则罕见。首次发病后持续时间不超过 6 个月，但 25% 的病人在发病 2 年后有复发。部分病人可以伴随出现风湿热、心肌炎和关节炎，血沉快或抗链球菌溶血亲"O"滴度可增高。影像学检查无异常改变。早期可以应用青霉素和激素治疗治疗，但不能缩短舞蹈病的自然病程。

（三）神经棘红细胞病

一种伴随中枢神经系统和周围神经损害的隐性遗传性疾病，其特征为进行性神经退行性变伴舞蹈样动作及棘形红细胞增多。根据遗传方式分为常染色体隐性或显性遗传的舞蹈病－棘形红细胞增多症以及 X 连锁 Mcleod 综合征两种类型。临床表现与亨廷顿病有许多共同特点。此症多于 15 ～ 35 岁、以肢体和躯干的舞蹈以及口面运动障碍开始发病，也可以出现肌张力不全和帕金森综合征的表现，常合并周围神经病。运动障碍持续进行导致病残，于 50 ～ 70 岁死亡。病人可以出现严重的行为障碍和情绪改变，但痴呆不明显。头颅 CT 检查显示纹状体萎缩，特别是尾状核头部萎缩最明显。血涂片检查发现外周血的红细胞为棘红细胞。血清肌酸磷酸激酶和乳酸脱氢酶含量可增高。肌电图和肌肉活检有神经源性肌萎缩。神经病理检查和亨廷顿病相似，尾状核和壳核萎缩，小细胞消失、大神经元保存，但没有泛素和亨廷素阳性的神经细胞核内包涵体。临床上，神经棘红细胞增多症与亨廷顿病的区别是：隐性遗传、无明显痴呆、有周围神经病和神经元性肌萎缩、棘红细胞增多、病理改变没有亨廷素阳性的神经细胞核内包涵体。

（四）其他类型的舞蹈病

药物性迟发性运动障碍出现在精神病病人长期应用精神阻滞剂后，最显著的动作累及口和舌，但手、腿、躯干和呼吸肌也可发生舞蹈手足徐动症，智能障碍仅出现在部分病人的晚期。此病的诊断主要依靠长期应用精神阻滞剂的药物史。妊娠性、血管疾病、甲状腺功能亢进、红斑性狼疮、狼疮抗凝固综合征、红细胞增多症可以出现舞蹈症表现，这些疾病均存在相应的内科表现，注意观察相关的内科症状其鉴别诊断不困难。

七、治疗

目前没有任何药物可以改变亨廷顿病的自然病程，但可以采取措施改善临床症状、减少舞蹈样动作。亨廷顿病病人脑内 GABA 减少，胆碱能活动受抑制，而多巴胺活动过度，可选用对抗多巴胺能药物或多巴胺受体抑制剂。

1. 对抗多巴胺能药物或多巴胺受体抑制剂

丁酰苯类药物中的氟哌啶醇和酚塞唤类药物氯丙秦、奋乃静等是主要治疗药物，可以阻滞多巴胺受体。苯酰胺类药物如泰必利有抗多巴胺能的作用，每日 3 次，每次 100 mg。

2. 提高胆碱的含量

毒扁豆碱抑制中枢胆碱脂酶的活性，阻止胆碱的降解，可改善舞蹈样运动。

3. 增加中枢神经系统的 GABA 含量

异烟肼是 γ－氨基丁酸转移酶的抑制剂，可能使中枢的 GABA 含量升高，使有些病人有轻到中度的进步。一般剂量为 10 ～ 20 mg/kg，每 1 疗程用药时间 4 个月到 1 年；同时应用维生素 B6 效果更好。

4. 痴呆症状目前还没有很好的药物进行治疗

但精神症状通过药物治疗可以获得改善。可用阿米替林、多虑平改善病人的抑郁症状。对暴躁和愤怒暴发时可用氟哌啶醇和碳酸锂联合治疗。

5. 神经细胞移植或胚胎纹状体组织的移植

尚处于探索之中，是否有效还不能确定。

6. 其他治疗

可配合应用神经系统促代谢药物、维生素类和能量合剂等。抗自由基治疗、抗氧化和抗细胞兴奋毒性治疗可能也具有一定的疗效。此外加强肢体功能训练和进行心理治疗也可以获得良好的疗效。

第三节　特发性震颤

特发性震颤又称原发性震颤或家族性震颤。其临床特点是双手、头、下颌或四肢出现不自主颤抖，情绪紧张时明显，睡眠时消失。多数病人可有家族史。

一、病因与发病机制

本病是一种常染色体显性遗传性疾病，各家族的外显率不一。至今病因不明，病理研究未发现有异常改变。近期利用 PET 和功能性磁共振显像（FMRI）检查显示病人的小脑齿状核、下橄榄核、苍白球、丘脑和红核活动增强。故推测该病的发生可能是由于红核 – 橄榄 – 小脑红核环内单胺递质平衡障碍所致。

二、临床表现

任何年龄均可发病，但多起始于成年人，起病缓慢。患病率随年龄增加而增加，男性多于女性。部分病人有家族史。震颤为唯一表现，多数病人由上肢、手开始，一侧明显，以后可逐渐累及头、下颌、舌和下肢，部分病人可先累及头部，表现为细小点头样或摇头动作。震颤频率为 6 ~ 12 Hz，震幅小到中等，当肢体处于某个位置时明显，静止位和睡眠时消失，疲劳、情绪激动时加重，饮酒后震颤可暂时减轻或完全消失。无其他神经系统阳性体征，自发性联合运动正常。一般进展缓慢，预后良好。

三、诊断与鉴别诊断

主要根据震颤是唯一症状以及震颤的特征，如有阳性家族史则诊断更明确。临床上需与帕金森病、甲亢、肝豆状核变性、慢性酒精中毒等引起的震颤及小脑性震颤相鉴别。关于本病与帕金森病（PD）的关系，部分学者认为本病是 PD 的早期表现，至少部分病人有发展为 PD 的可能，但大部分学者认为本病是不同于 PD 的独立疾病单元，只不过部分 PD 状预后良好。重要的是鉴别诊断，因为帕金森病多在中老年期发病，此时也是特发性震颤的好发年龄，故易相混淆。

附：特发性震颤诊断参考标准

（一）特发性震颤的确诊标准

1. 双手或双前臂

肉眼可见的、持续的姿位性震颤或伴有动作性震颤和其他部位的震颤。双侧震颤基本对称，一般持续的震颤幅度较大且可有波动。震颤可影响生活和工作。

2. 病程

必须超过 3 年。

3. 明确诊断

必须排除下列情况。

（1）存在除震颤外的其他神经系统异常体征。

（2）应用可导致震颤的药物或药物戒断状态和疾病。

（3）震颤发生前 3 个月内有明确的神经系统外伤，包括头部外伤与周围神经外伤分布部位相一致的震颤。

（4）存在可引起震颤的明显心理因素。

（5）震颤突然发生或迅速进行性恶化。

（二）可能是特发性震颤的拟诊标准

1. 与"确诊标准"相同的震颤特征

但震颤并非在好发部位，包括头部和腿部的姿位性震颤。

2. 病程

超过 3 年。

（三）排除特发性震颤的诊断

1. 与"确诊标准"相同的排除标准。

2. 原发性直立性震颤（直立时双下肢有 8 ~ 18 Hz 震颤）。

3. 局限性发音震颤（因临床无法把单独累及发声的特发性震颤与舌咽肌张力障碍和其他发声器官肌张力障碍导致的言语障碍分开）。

4. 局限性特异性姿位性震颤，包括职业性震颤和原发性书写震颤在内的特异性任务性震颤。

5. 局限型舌震颤或下颌震颤。

6. 头部的异常姿势可能提示头部肌张力障碍性震颤。

四、治疗

（一）药物治疗

1. 肾上腺素能受体阻滞剂

常用的有心得安，从小剂量开始，逐渐增量，有效剂量一般在 20 ~ 90 mg/d，对心率缓慢、心功能不全、慢性气道阻塞性疾病时慎用或禁用。也有报道采用倍他乐克治疗原发性震颤也可有效。

2. 安定类药物

常用的有佳乐定 0.4 ~ 0.8 mg、安定 2.5 ~ 5 mg、氯硝西泮 1 ~ 2 mg，每日 2 ~ 3 次。

3. 扑米酮

125 ~ 250 mg，每日 2 ~ 3 次，约 70% 病人有效。

4. 其他药物

氯氮平 12.5 ~ 25 mg，每日 2 ~ 3 次，约 50% 病人有效。此处，适量饮酒也有一定疗效。但对有饮酒嗜好者应禁止饮酒，因为酒后可以加重症状。

（二）非药物治疗

1. A 型肉毒素局部注射

对 60% 以上病人有效，特别是手部或头颈部颤抖者效果更为明显。

2. 脑立体定向术

对严重者可选择手术治疗，靶点多为丘脑腹中间核或丘脑底核。

参考文献

［1］刘明. 临床神经内科疾病诊疗［M］. 武汉：湖北科学技术出版社，2018.

［2］崔艳艳. 临床神经内科疾病诊疗精粹［M］. 长春：吉林科学技术出版社，2019.

［3］宋立华. 神经内科疾病临床诊疗学［M］. 长春：吉林科学技术出版社，2019.

［4］王璇. 神经内科诊断与治疗学［M］. 西安：西安交通大学出版社，2018.

［5］张立霞，刘文婷，谢江波. 神经内科疾病临床诊疗［M］. 天津：天津科学技术出版社，2018.

［6］韩杰，李明. 当代神经系统疾病概论［M］. 沈阳：辽宁科学技术出版社，2014.

［7］鲁岩，郭春莉，周绍华. 神经系统疾病临证心得［M］. 北京：北京科学技术出版社，2016.

［8］关雪莲. 神经内科疾病诊断与治疗［M］. 长春：吉林科学技术出版社，2019.

［9］董为伟. 神经系统与全身性疾病［M］. 北京：科学出版社，2015.

［10］黄如训. 神经系统疾病临床诊断基础［M］. 北京：人民卫生出版社，2015.

［11］张广智，邹玉安. 神经系统少见疑难误诊病例分析［M］. 北京：化学工业出版社，2015.

［12］李小龙，张旭. 神经系统疾病的检验诊断［M］. 北京：人民卫生出版社，2016.

［13］闫剑群. 中枢神经系统与感觉器官［M］. 北京：人民卫生出版社，2015.

［14］王拥军. 哈里森内科学神经系统疾病分册［M］. 北京：北京大学医学出版社，2016.

［15］郭起浩，洪震. 神经心理评估［M］. 上海：上海科学技术出版社，2016.

［16］黄建平，朱文宗. 帕金森病诊疗与康复［M］. 北京：人民军医出版社，2015.

［17］郎志谨. MRI 新技术及在中枢神经系统肿瘤的应用［M］. 上海：上海科学技术出版社，2015.

［18］励建安，刘元标，万桂芳等. 康复治疗技术新进展［M］. 北京：人民军医出版社，2015.

［19］徐守宇. 脑卒中的现代康复［M］. 杭州：浙江大学出版社，2016.

［20］闫剑群. 中枢神经系统与感觉器官［M］. 北京：人民卫生出版社，2015.